副甲状腺機能亢進症の外科

編集
冨永芳博
名古屋第二赤十字病院移植・内分泌外科

Surgery for Hyperpara-thyroidism

東京医学社

執筆者一覧 (執筆順)

冨永芳博	名古屋第二赤十字病院 移植・内分泌外科
佐藤哲彦	増子記念病院 糖尿病・内分泌内科／元 名古屋第二赤十字病院 移植・内分泌外科
都築豊徳	愛知医科大学 病理診断科／元 名古屋第二赤十字病院 病理診断科
辻田　誠	名古屋第二赤十字病院 移植・内分泌外科
平光高久	名古屋第二赤十字病院 移植・内分泌外科
矢島愛治	Indiana University, School of Medicine, Department of Anatomy and Cell Biology
土谷　健	東京女子医科大学 第四内科
谷澤龍彦	谷澤整形外科クリニック
伊藤明美	伊藤骨形態計測研究所
新田孝作	東京女子医科大学 第四内科
長坂隆治	豊橋市民病院 移植外科／元 名古屋第二赤十字病院 移植・内分泌外科
稲熊大城	藤田保健衛生大学医学部 腎内科学／元 名古屋第二赤十字病院 腎臓内科
田中元子	松下会あけぼのクリニック 腎臓内科
高木茂樹	名古屋第二赤十字病院 医療技術部臨床工学科
藤井智章	名古屋第二赤十字病院 麻酔・集中治療部
杉本憲治	名古屋第二赤十字病院 麻酔・集中治療部
岡田　学	名古屋第二赤十字病院 移植・内分泌外科
松岡　慎	医療法人マイルストーン まつおかクリニック／元 名古屋第二赤十字病院 移植・内分泌外科
宇野暢晃	医療法人宇野医院（内科・外科），医療法人社団三杏会 仁医会病院／元 名古屋第二赤十字病院 移植・内分泌外科
山本貴之	名古屋第二赤十字病院 移植・内分泌外科

序　文

名古屋大学名誉教授
高木　弘

　私たちは1973年頃より，慢性腎臓病に合併する腎性副甲状腺機能亢進症の主に外科治療に携わってきた。当時認知度が低く，めずらしい疾患であったが，透析療法の進歩に伴い，透析患者にとって重大な合併症の一つと認識されるようになった。私たちの本疾患に対する副甲状腺摘出術（PTx）症例も3,000例を超すまでになった。私たちは1993年3月，『腎性上皮小体機能亢進症の外科』と題して，それまでの私たちの業績を中心に発刊いたしたが，近年，病態，内科的治療，外科的治療などにも大きな変革が認められる。3,000例を機に再度，いままでの私たちの仕事をまとめ，またこの分野のupdateな情報を提供したいということで本書を上梓することにした。また，私たちのグループは腎移植にも力を入れており，腎移植後の副甲状腺機能亢進症である三次性副甲状腺機能亢進症，最近症例数が増加している原発性副甲状腺機能亢進症に対する外科治療にも言及したため，『副甲状腺機能亢進症の外科』と題した。

　私は，1972（昭和47）年に腎移植の臨床を開始しているが，私自身としては大きな透析センターを持たないで，外部の多数の透析センターから腎移植患者を紹介していただくというシステムをとった。そこで当然のことながら，透析センターへのサービスとして透析患者の外科的合併症の面倒をみることになったわけである。数多くの腹部外科の緊急手術も含めて，手術は対象症例が透析患者であるためにそれだけの苦労があり，よい勉強にもなった。その中でこの副甲状腺摘出術は楽しいものであった。なぜなら私が米国でのレジデント生活中にBuffaloのRoswell Park Memorial Instituteにおいて，頭頸部外科を前後2回にわたって6か月間研修したことが，この副甲状腺手術に対してかなりの自信をもたせてくれていたからである。

　1977（昭和52）年の東京における日本外科学会において，一般演題として採用された「腎性上皮小体機能亢進症に対する上皮小体亜全摘出術8例の経験」を発表し，大きな反響があったことが最初の刺激となった。そして，その後1980年から3年間厚生省循環器病研究委託費による研究班（腎循環不全時の治療大系に関する研究，班長：大阪大学泌尿器科，園田孝夫教授）に加えていただき「腎性上皮小体機能亢進症の診断と外科的治療」というテーマについて研究発表させていただいたことは，この仕事を学問的に深める意味でたいへん役に立ったものと感謝している次第である。その後こつこつと症例数を重ね現在では全症例数3,000例を超えている。これは，わが国ではもちろん世界的にも最も多い症例数であると自負している。

　二次性副甲状腺機能亢進症（SHPT）の術前診断としては，血清カルシウム，リン，alkaline phosphatase（ALP），parathyroid hormone（PTH）を測定し，骨X線写真を撮影するのが通例である。しかしながら，PTHについては最近でこそその精度が上がり，C－

序文

PTH，1-84PTH，intact PTH などと分けて別々に測ることが可能となっているが，当時ではその精度が悪く，また測定方法により大きなばらつきがあった。透析患者の骨障害は，栄養障害や，副腎皮質ホルモン使用による骨粗鬆症（osteoporosis），活性型ビタミンD欠乏による骨軟化症（osteomalasia），PTH関与による ostitis fibrosa の三者が，程度の差こそあれ混在しているために，骨X線像だけから判断することは困難であった。さらにアルミニウム沈着症がこれに加わり，その鑑別をさらに難しくしたわけである。ここで画像診断を導入し computed tomography（CT），ultrasonography（US）と，201TICl と 99mTcO4 ﹣のdouble scanning から subtraction scintigraphy，MIBI scintigraphy を行う非侵襲性の画像診断に力を入れた。明らかに腫大した副甲状腺を画像診断することは HPT のまぎれもない確診であるとともに，手術時において副甲状腺の検索に，時折困難を感じる副甲状腺の部位診断に，大きな助けとなった。この画像診断の成績をまとめて Journal of Computer Assisted Tomography に "Preoperative diagnosis of secondary hyperparathyroidism using computed tomography" として 1982 年に発表したところ，予想以上に多数の別冊請求があった。これに意を強くしてさらに仕事を進め，その翌年の 1983 年に Annals of Surgery に "Image diagnosis of parathyroid glands in chronic renal failure" と題する論文を連載することができた。

手術術式については最初，亜全摘出術を行っていた。すなわち3腺と残る1腺の1/2を摘出するという術式である。この術式は副甲状腺が無機能の期間がなく，術後の低カルシウム血症がコントロールしやすいとされた。しかしながら腎不全患者が透析療法を継続する限り副甲状腺に対する刺激は持続するわけであり，残した副甲状腺が予想以上の短期間に再び腫大して再手術を余儀なくされる症例に遭遇した。重要な血管や神経が密接に走る頸部の瘢痕内の再手術はまことに危険なものであり，患者自身も頸部の手術創を気にする。このため私たちは第20症例以降 Dr.Wells によって提唱された手術，すなわち副甲状腺の4腺を全摘出し，そのうちの1腺を細切して前腕の筋肉内に移植する手術に切り替えた。副甲状腺の自家移植術は，腎不全のない甲状腺癌の手術においてはさらにその生着は間違いないものである。その生着の確認は，移植側と非移植側の肘静脈から採血を行い PTH の濃度差により容易に確認できる。この際 1-84PTH の測定のほうが感度がよいことも報告している。透析を続けているうちに再発の徴候をきたせば移植腺の腫大は触診においても可能であり，その摘出は局所麻酔下において安全に行うことができる。

術後管理のポイントとして経時的に血清カルシウム値を測定し，7.0 mg/dL 以下にするまでカルシウム製剤の補給をしないことにしている。これは，取り残した副甲状腺のないことを確認するために，血清カルシウム値の低下速度が参考になるからである。つまり4腺全摘出したのに血清カルシウム値の低下が悪い場合は，どこかに第5腺目を残した可能性があるということである。

副甲状腺の摘出重量は予想以上に大きなものがあり，4腺で10gを超える症例も多数ある。原発性副甲状腺機能亢進症の専門家たちは，副甲状腺の病理をそのまま腫瘍として受け止められるが，私たちは明らかに腎不全になってから副甲状腺が肥大してきた二次性の疾患であるという立場に立っている。そこで4腺存在するという副甲状腺が一様に腫大するのは当然であると考えられる。しかしながらここで興味のあることは，確かに60％近く

の症例においてはほぼ均等な腫大を認めるが，意外にも残る40％の症例は，2腺腫大して残る2腺は非常に小さかったり，1腺のみが腫大して残る3腺は抑制されたような症例であったりする事実である。さらにまた，弱拡大の組織像においてその過形成像はびまん性と結節性とに明らかに区分される。そこで4腺とも結節性であったり，あるいはびまん性であったりする症例は納得ができるが，1腺のみ，あるいは2腺が結節性で残りがびまん性であるというような症例をみるとき，非常に大きな驚きを感じる。これらの所見はたいへん興味ある点であり大きな関心を持つところである。現在，新しい分子生物学的手法で検討を開始している。

　さて。私たちはこれまでに腎移植1,630例（生体腎移植1,330例，献腎移植300例）を施行してきた。腎不全の根治手術である腎移植を，中等度までのSHPTに行うとどうなるのかは，また大いに興味がある事項である。結論的にはPTxと同じ程度に確実に症状は改善される。しかしながら，その速度はPTxに比して遅く時間がかかる。そして画像診断で腫大した副甲状腺を注意深く追跡しても，著明な縮小を示すことはない。ここで警戒しなければならないことは，移植腎が拒絶反応などで腎機能を低下させていくと，HPTが予想以上の速さで再発することである。

　これまでに，この分野の仕事で海外の一流雑誌に数多くの論文が発表できた。そして1992年6月，オーストリアのウィーンで副甲状腺についての国際シンポジウムが開催されたが，東京女子医科大学の藤本吉秀・小原孝男先生のグループとともに，わが国の代表として指名され出席してきた。

　このたび3,000例に達した記念として，これまでの実績をもとに本書を出版することにした次第である。

　おわりに，これらの患者を紹介してくださった病院に深く感謝の意を表す。

目 次 Contents

序　文 …………………………………………………………………………… 高木　弘　*iii*
略語一覧 ……………………………………………………………………………………… *ix*

はじめに ………………………………………………………………………… 冨永芳博　*1*
副甲状腺か上皮小体か ………………………………………………………… 冨永芳博　*4*

第1章　副甲状腺の基礎 …………………………………………………………… *5*

1. 副甲状腺の歴史 …………………………………………………………… 冨永芳博　*6*
2. 副甲状腺の発生と解剖 …………………………………………………… 冨永芳博　*10*
3. 副甲状腺腫大の機序 ……………………………………………………… 佐藤哲彦　*12*
4. 副甲状腺の病理組織像 …………………………………………………… 都築豊徳　*15*

第2章　副甲状腺機能亢進症 …………………………………………………… *21*

1. 副甲状腺機能亢進症の定義・概念 ……………………………………… 冨永芳博　*22*
2. 副甲状腺機能亢進症の病因と病態生理
   1) カルシウム・リン，ホメオスターシス ……………………………… 辻田　誠　*23*
   2) 二次性副甲状腺機能亢進症の発生機序 ……………………………… 辻田　誠　*28*
3. 副甲状腺機能亢進症の臨床
   1) 臨床像，検査 …………………………………………………………… 冨永芳博　*31*
   2) PTH 測定 ………………………………………………………………… 平光高久　*35*
   3) 骨所見：SHPT の骨組織の特徴と PTx 後の変化
      ……………………… 矢島愛治・土谷　健・冨永芳博・谷澤龍彦・伊藤明美・新田孝作　*37*
4. 副甲状腺の画像診断 ……………………………………………………… 長坂隆治　*41*

第3章　二次性副甲状腺機能亢進症の治療 ……………………………… *53*

1. 内科的治療
   1) 内科的治療の変遷 ……………………………………………………… 稲熊大城　*54*
   2) 内科的治療の実際 ……………………………………………………… 稲熊大城　*59*
   3) 副甲状腺インターベンション（PEIT）………………………………… 田中元子　*65*

2．外科的治療の適応
- 1）二次性副甲状腺機能亢進症の手術適応とその変遷　冨永芳博　69
- 2）二次性副甲状腺機能亢進症の発生背景　冨永芳博　74
- 3）手術前検査，処置　高木茂樹・冨永芳博　80
- 4）副甲状腺摘出術における麻酔　藤井智章・杉本憲治　83

3．副甲状腺摘出術（PTx）
- 1）二次性副甲状腺機能亢進症に対する術式の特徴　冨永芳博　87
- 2）手術の実際　冨永芳博　89
- 3）周術期管理　冨永芳博　95

4．副甲状腺摘出術の利点・欠点　冨永芳博　97

5．手術後のさまざまな二次性副甲状腺機能亢進症
- 1）移植副甲状腺の機能検査　冨永芳博　104
- 2）手術後再発　冨永芳博　106
- 3）残存副甲状腺の診断　冨永芳博　109
- 4）持続性再発性副甲状腺機能亢進症に対する再手術　岡田　学　110
- 5）副甲状腺の数と位置異常　松岡　慎・宇野暢晃・冨永芳博　113
- 6）Parathyromatosis　冨永芳博　119
- 7）副甲状腺癌　冨永芳博　122
- 8）Spontaneous remission（副甲状腺の梗塞，出血）　冨永芳博　126

6．外科治療のトピックス
- 1）術中 intact PTH モニタリング　平光高久　128
- 2）術中神経モニタリング　平光高久　130
- 3）Surgical devices　山本貴之　133

7．外科治療の将来　冨永芳博　136

第4章　三次性副甲状腺機能亢進症（THPT）の治療　139

1．病態および発症のリスク因子　山本貴之　140
2．内科的治療　山本貴之　144
3．手術適応　山本貴之　147
4．手術術式　山本貴之　149
5．治療効果（内科的治療 vs 外科的治療も含む）　山本貴之　152
6．THPT に対する PTx の周術期管理のコツと合併症　山本貴之　154
7．THPT 治療の今後の展望　冨永芳博　157

第5章 原発性副甲状腺機能亢進症（PHPT）の治療 ……… 159

 1．定義，診断 …………………………………………………… 冨永芳博 *160*
 2．治療の概要 …………………………………………………… 冨永芳博 *164*
 3．術式の選択と実際 …………………………………………… 冨永芳博 *167*
 4．PHPTの内科的治療 ………………………………………… 冨永芳博 *170*

付　章 副甲状腺に関する業績 …………………………………… *171*

 英語論文 ………………………………………………………………… *172*
 日本語論文 ……………………………………………………………… *182*

編集後記 ………………………………………………………………… 冨永芳博 *194*
索　引 …………………………………………………………………………… *195*

略語一覧 abbreviation

●本書独自の用語説明

Era 1	活性型ビタミン D 製剤登場前	～1981 年
Era 2	経口用活性型ビタミン D 製剤登場後	1981 年～
Era 3	静注用活性型ビタミン D 製剤登場後	2000 年～
Era 4	シナカルセト塩酸塩（cinacalcet HCl）登場後	2008 年～

●英文略語

AS	aortic valve stenosis	大動脈弁狭窄症
AVR	aortic valve replacement	大動脈弁形成術
BMC	bone mineral content	骨塩量
BMD	bone mineral density	骨密度
CABG	coronary artery bypass grafting	冠動脈バイパス移植術
CAG	coronary angiography	冠動脈造影
CaSR	calcium sensing receptor	カルシウム感知受容体
CKD	chronic kidney disease	慢性腎臓病
CKD-MBD	CKD-mineral and bone disorder	
CT	computed tomography	
DCM	diastolic cardiomyopathy	拡張型心筋症
DOPPS	Dialysis Outcomes and Practice Patterns Study	
DM	diabetes mellitus	糖尿病
ESA	erythropoietin stimulating agent	赤血球造血刺激因子製剤
FGF23	fibroblast growth factor 23	線維芽細胞増殖因子 23
FHH	familial hypocalciuric hypercalcemia	家族性低カルシウム尿性高カルシウム血症
FIHPT	familial isolated hyperparathyroidism	家族性孤発性副甲状腺機能亢進症
FNAB	fine needle aspiration biopsy	穿刺吸引細胞診
HD	hemodialysis	血液透析
HPT	hyperparathyroidism	副甲状腺機能亢進症
HPT-JT	hyperparathyroidism-jaw tumor syndrome	副甲状腺機能亢進症顎腫瘍症候群
IHD	ischemic heart disease	虚血性心疾患

略語一覧

IO-PTH	intra-operative PTH monitoring	術中PTHモニタリング
IONM	intra-operative nerve monitoring	術中神経モニタリング
JSDT	The Japan Society for Dialysis Therapy	日本透析医学会
KDOQI	Kidney Disease Outcomes Quality Initiative	
MEN	multiple endocrine neoplasia	多発性内分泌腫瘍症
MIBI	methoxy isobutyl isonitrile	
min PTH	minimum PTH	
MRI	magnetic resonance imaging	核磁気共鳴画像法
NIM	nerve integrity monitor	術中神経刺激装置
NSHPT	neonatal severe hyperparathyroidism	新生児重症副甲状腺機能亢進症
OCT	maxacalcitol	マキサカルシトール
OPG	osteoprotegerin	オステオプロテジェリン
PAD	peripheral arterial disease	末梢動脈疾患
PCI	percutaneous coronary intervention	経皮的冠動脈形成術
PD	peritoneal dialysis	腹膜透析
PEIT	percutaneous ethanol injection therapy	経皮的副甲状腺エタノール注入療法
PHPT	primary hyperparathyroidism	原発性副甲状腺機能亢進症
PSSJ	Parathyroide Surgeon's Society of Japan	二次性副甲状腺機能亢進症に対するPTx研究会
PTG	parathyroid gland	副甲状腺
PTH	parathyroid hormone	副甲状腺ホルモン
PTH1R	parathyroid hormone 1 receptor	副甲状腺ホルモン1受容体
PTx	parathyroidectomy	副甲状腺摘出術
RANKL	receptor activator of nuclear factor κB ligand	
RLN	recurrent laryngeal nerve	反回神経
ROD	renal osteodystrophy	腎性骨異栄養症
SHPT	secondary hyperparathyroidism	二次性副甲状腺機能亢進症
THPT	tertiary hyperparathyroidism	三次性副甲状腺機能亢進症
US	ultrasonography	超音波検査(エコー)
VDR	vitamin D receptor	ビタミンD受容体
VDRA	vitamin D receptor activator	ビタミンD受容体作動薬

はじめに

冨永芳博

　このたび本書「副甲状腺機能亢進症の外科」を東京医学社より上梓することができて，たいへん嬉しく感じている．まずは，本書の出版に携わっていただいた多くの方々に感謝したい．

　1993年3月15日，医歯薬出版より恩師 高木弘先生と共著で「腎性上皮小体機能亢進症の外科」を出版した[1]．残念ながら，同誌は絶版となって入手不可能である．また多くの方々に同誌を教科書として愛読しているとの励ましのお言葉をいただいた．改訂版の出版を期待される声も大きく，また海外の先生方からは English version の出版を希望される声も耳にしている．

　われわれ名古屋第二赤十字病院のSHPT，THPTに対するPTx症例も2013年6月には3,000例に至り，われわれの業績をまとめる意味でも改訂版を出版する意義は十分あると考えた．

　「腎性上皮小体機能亢進症の外科」を出版した1993年当時のわが国の維持透析患者は約124,000人，われわれSHPT，THPTに対するPTx施行症例は計約300例，PHPTに対するPTx症例は約20例であった．2014年末のわが国の維持透析患者は約32万人（図1），われわれのSHPT，THPTに対するPTx症例は約3,000例，PHPTに対する手術症例は約300例に達した（図2）．過去約20年で維持透析患者数は約2倍，PTx症例は約10倍になったことになる[2]．

　その改訂版として本書を書き進めるにつれ，大きな変革が透析医療，Ca，リン代謝障害，副甲状腺の病態生理などに認められることを実感した．われわれの手術によって得られた情報は，患者に還元するとともに，副甲状腺機能の病態生理の解明に寄与できたと自負している．もちろん，副甲状腺の手術の魅力に感動している．しかしながら，高木先生より与えられた副甲状腺腫大の不均衡性などは解明できないでいる．

　本書では，今までに確立され報告されていること以外に，われわれの方法と結果についても言及した．また，われわれのグループは腎移植を施行しており，THPTは腎移植後の重大な合併症の1つであるため，THPTについても詳しく述べた．

　またPHPTについても，われわれの外科治療の方法と成績についてページを割いた．われわれは高木先生の指導の下，積極的に学会発表し，論文化してきた．その一覧を巻末に示した．

　PTx 3,000例はとてつもない数に思えるが，一瞬の出来事で1例，1例興味深く楽しく手術ができた．多くの先生方にご指導いただいた．高木弘先生はもちろんのこと Sweden の Uppsala 大学 Henry Johansson 教授，Goran Åkerström 教授，Larus Grimerius 教授ほか Uppsala group の方々，国内外の腎臓内科，内分泌内科，内分泌外科，移植外科，病理学などの多くの友人，そして一緒に働いた多くの同僚，スタッフの方々に感謝したい．

　なお，われわれの3,000例のPTxの記録をギネス世界記録に載せようと全国のこの領域の友人が動いてくださったのだが，ギネス世界記録は手術件数は受けつけないとのことで却下されてしまった．ただ，記念のインドサイのオブジェ（図3）をいただき，たいへん感激している．PTxの外科的分野のみだけでなくCa，リン代謝障害に関係する分野のますますの発展を期待するとともに，われわれの仕事がそのお役に立てば幸いである．

　出版にあたり，東京医学社の方々にはたいへんお世話になり，感謝している．

　秘書の伊藤さよ子さんには尽力いただいた．心から感謝したい．また副甲状腺に出会い，楽しい日々を過ごせたことを back up してくれた家族，妻 冨永明美に感謝したい．

はじめに

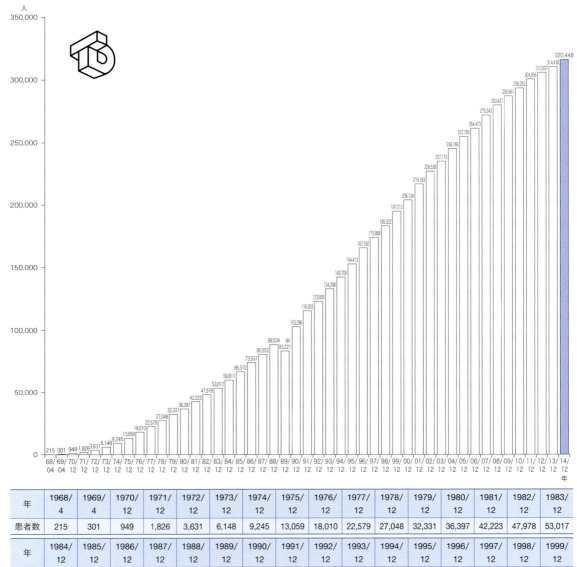

年	1968/4	1969/4	1970/12	1971/12	1972/12	1973/12	1974/12	1975/12	1976/12	1977/12	1978/12	1979/12	1980/12	1981/12	1982/12	1983/12
患者数	215	301	949	1,826	3,631	6,148	9,245	13,059	18,010	22,579	27,048	32,331	36,397	42,223	47,978	53,017

年	1984/12	1985/12	1986/12	1987/12	1988/12	1989/12	1990/12	1991/12	1992/12	1993/12	1994/12	1995/12	1996/12	1997/12	1998/12	1999/12
患者数	59,811	66,310	73,537	80,553	88,534	83,221	103,296	116,303	123,926	134,298	143,709	154,413	167,192	175,988	185,322	197,213

年	2000/12	2001/12	2002/12	2003/12	2004/12	2005/12	2006/12	2007/12	2008/12	2009/12	2010/12	2011/12	2012/12	2013/12	2014/12
患者数	206,134	219,183	229,538	237,710	248,166	257,765	264,473	275,242	283,421	290,661	298,252	304,856	310,007	314,438	320,448

施設調査による集計

図1 わが国の慢性透析患者数の推移

2011年末に初めて30万人を超えたわが国の慢性透析患者数は2014年末には320,448人となった。この数は，前年より6,010人の増加である。2005年頃まで年間約1万人ずつ増加していたが，近年慢性透析患者数の増加が鈍ってきている。
※1989年の患者数の減少は，アンケート回収率が86%と例外的に低かったことによるみかけ上の影響である。

（文献2）より引用）

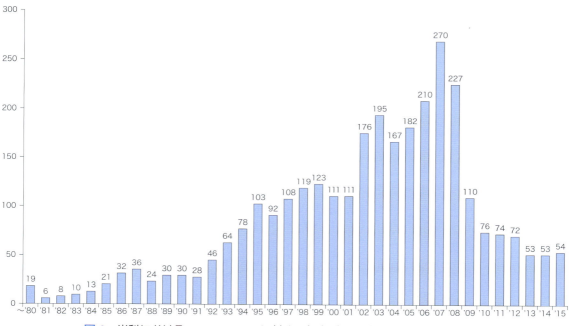

図2 当科におけるSHPT，THPTに対する年次別PTx症例の推移（n＝3,131）

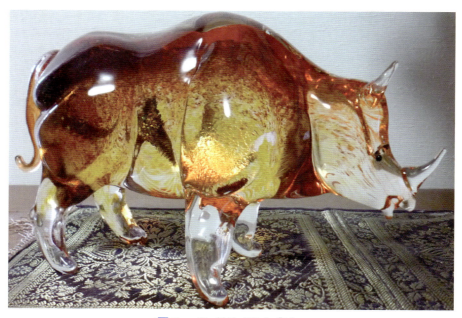

図3 インドサイのオブジェ

文　献

1) 高木　弘, 冨永芳博：腎性上皮小体機能亢進症の外科, 医歯薬出版, 東京, 1993
2) 日本透析医学会：わが国の慢性透析療法の現況2014年12月31日現在, 2015

副甲状腺か上皮小体か

冨永芳博

　1993年発刊のわれわれの本ではPTG（parathyroid gland）を上皮小体と表記したが，本書では副甲状腺と表記することにした。

　最初にPTGを発見したIvar SandströmはPTGを「glandulae parathyroideae」と表記し，英語でparathyroid glandとなり，どなたか先人が「副甲状腺」と日本語に訳したと推測する。

　PTGのドイツ語の由来は不明のようだが，Rudolf Virchow先生だろうか，「Epihelkoperchen」とドイツ語で表記し，これを日本語に訳して「上皮小体」となったと考えられる。その後PTGを，内科系は副甲状腺と，外科系は上皮小体と表記してきた。しかしながら1937年9月25日，日本で最初にPTxに成功した長崎医科大学 中谷隼男先生は，PTGのことを日本外科学会誌で「副甲状腺」と表記されているのは興味深い（図）。

　1976年6月4日発刊の藤本吉秀先生の「上皮小体の臨床」のなかに，この問題についての秘話が記載されている[1]。藤本先生が，1973年の甲状腺外科検討会でPTGを副甲状腺という表現で発表されると，信州大学の丸田公雄先生から「副甲状腺はglandulae thyroideae accessariaeを表現する言葉で，PTGと混同するのはよくない」と指摘を受けたそうだ。日本の解剖書も上皮小体と表記しており，それ以後藤本先生は上皮小体という表記に統一されたそうである。

　副甲状腺も，上皮小体も，PTGを表す日本語としてはすっきりしないのだが，外科系の本，論文を含め，ほとんどの日本語表記は副甲状腺と記されるようになったので，本書も副甲状腺で統一した。

　ちなみにドイツでは，現在PTGをEpihelkoperchenと表記することはないそうである。

　中国語ではPTGは甲状旁腺と表されるようだ。こちらのほうがPTGの本質をよく現していると考える。PTGは決して甲状腺の補助的な仕事をしているのではないことを，本書を読んで理解していただければ幸いである。

図　日本最初の副甲状腺摘出術に関する日本外科学会雑誌抄録（1937年）（日本外科学会雑誌に掲載された中谷隼男氏『汎発性繊維性骨炎ノ一例』抄録の一部より）
「副甲状腺」と記載されている。

文　献
1) 藤本吉秀，福光正行：上皮小体の臨床，中外医学社，東京，1976

第 1 章
副甲状腺の基礎

第1章 副甲状腺の基礎

1. 副甲状腺の歴史

冨永芳博

はじめに

副甲状腺は人体で最も小さな臓器といって過言ではなく，その歴史は浅い。その機能が認識されたのはさらに遅く，まして機能亢進症に対する対応が確立してきたのも最近のことである[1,2]。

HPT の外科を述べるとき，忘れてはならない2人の患者がいる。

Albert Jahne，当時34歳，ウイーンのトローリーの車掌であった。著しい骨型 PHPT で，1925年 Felix Mandl（図1）が世界で初めて PHPT に対する手術に成功した。PTx 後，症状は著しく改善したが，6年後に再発した。副甲状腺癌の可能性が高いと考えられている。

Captain Chares Martell（図2），米国の船長。著しい骨型 PHPT で，Mayo Clinic で6回頸部開創術を施行するも，病的副甲状腺を発見できず，

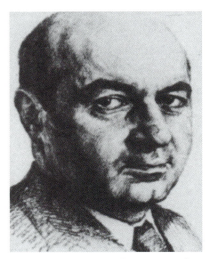

図1　Felix Mandl（1892～1957）

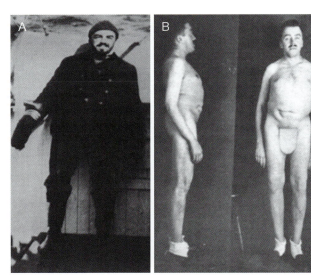

図2　Captain Charles Martell, PHPT 罹病前（A）と罹病後（B）
典型的な shrinking man syndrome を示す。

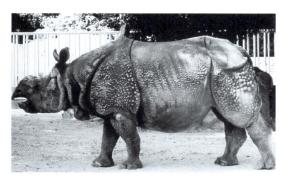

図3 インドサイ（名古屋市東山動物園）
絶滅に瀕した貴重な動物である。

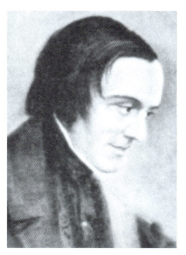

図4 Richard Owen（1804〜1892）

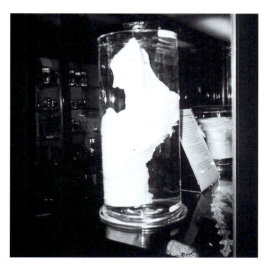

図5 Owen が解剖したインドサイの標本（Hunterian Museum, Royal College of Surgeons, London 所蔵）

表 副甲状腺の歴史

1862年	Richard Owen がロンドン動物園のインドサイの剖検時甲状腺近傍の小結節を発見し，報告（Owen's gland）した（図3〜5）。
1878年	Ivar Sandström（Sweden, Uppsala 大学の当時，学生であった），ヒトで副甲状腺を最初に発見，報告（「Ivar Sandström 物語」参照）。
1909年	William Halsted，イヌでの副甲状腺の自家移植を報告。
1925年	Felix Mandl（Vienna 大学），ヒトで最初に PHPT に対する副甲状腺の手術に成功。
1926年	Frank Lahey，ヒトで甲状腺手術に際し，副甲状腺を胸鎖乳突筋に自家移植したことを報告。
1934年	Albright，腎臓病に続発して HPT が発生することを報告。
1937年 9月25日	中谷隼男（長崎医科大学外科），わが国で最初に PHPT に対する手術に成功し，報告。

1932年5月最後に Churcill and Cope らが縦隔内副甲状腺を切除し PHPT は改善した。

われわれが現在抱えている副甲状腺癌，異所性副甲状腺といった問題を，最初の症例が見事に具現している。副甲状腺の外科の歴史は浅く，船出も決して容易ではなかった。さらに，まだまだ解明すべき問題が多々存在する。

副甲状腺やその外科にまつわる歴史の概要を表に示す。

1960年	William Nicholson，腎不全に続発するSHPTに対し初めて副甲状腺亜全摘出術を施行。
1965年	Felts，SHPTに対し，副甲状腺全摘出術を施行。
1969年	Alveryd，腎不全に合併するSHPTに対し副甲状腺全摘出後自家移植術を報告。
1973年7月	高木弘が，われわれのグループ最初のTHPTに対する副甲状腺摘出術を施行。
1975年	Wells，腎不全に合併するSHPTに対して，副甲状腺全摘出後前腕筋肉内自家移植術を提唱。
1981年3月	われわれのSHPTに対する術式を，亜全摘出術から全摘出後前腕筋肉内自家移植術に変更。
2013年6月	われわれのSHPT，THPTに対する副甲状腺摘出術が3,000例に達した。

ヒトで最初に副甲状腺を発見したIvar Sandström（図6）は数奇な一生を送り，SwedenのUppsala大学Henry Johansson先生が彼の一生を詳細に記述されているので，Sweden語から英訳されたabstractを和訳し，Ivar Sandström物語として以下に掲載する[3]。

Ivar Sandström物語

ヒトで最後に確認された臓器（副甲状腺：PTG）を発見した解剖学者[3]。Sandström以前にPTGの存在に触れたのは，英国の比較動物学者Richard Owenである。彼は1850年ロンドン動物園でインドサイが死亡した際に剖検で偶然，甲状腺両側に存在する，小さな黄色いコンパクトな結節を見つけ，Owen's glandと称した。その結果が報告されたのは1862年であった。Owenの報告は1例報告で，しかもインドサイであった。これから述べるSandströmの報告は，いくつかの動物での解剖の後，50体のヒトの解剖で，肉眼的，組織学的所見

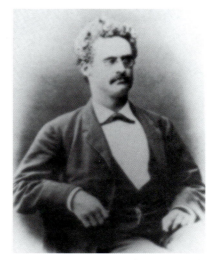

図6 Ivar Sandström（1852〜1889）

の詳細について報告した。このことより，PTGをヒトで最初に発見したのはIvar Sandströmと認識されている。Sandströmは，彼の発見した小さなこの結節をglandulae parathyroideaeと名づけた。

Sandströmは1852年，SwedenのStockholmで生まれた。1872年，彼はUppsala大学医学部で学び始めた。経済的な理由から，彼は1879〜1880年，Uppsala大学医学部解剖学教室で助手として勤務した。その後，組織学の講師を経て，1886年医師免許証を獲得した。Sandströmは解剖学教室で働いているとき，イヌの解剖で甲状腺に付着する小さな結節を偶然みつけた。そしてウサギ，ネコ，ウマでも同様な結節を発見した。最後にヒト50体でも発見し，詳細な肉眼的，組織学的考察をまとめ「On New Gland in Man and Several Animals」と題して，当時最も医学分野で質が高いと評価されていたRudolf Virshowの主催する雑誌に投稿したが，論文が長いという理由で却下されてしまった。その論文は，Uppsala大学誌Upsala Lakareforenings ForhandlingarにSweden語で投稿された（図7, 8）。彼の指導教官がドイツ語でabstractを記載したことが，後にSandströmの論文がPTGに関わる重大な発見であることを世界に知らしめた。

彼は1880年Natural Sciences in Stockholmの

UPSALA LÄKAREFÖRENINGS
FÖRHANDLINGAR

Band. XV. 1879—1880. N:r 7 & 8.

Fredagen den 5 Mars.

SANDSTRÖM, Glandulæ parathyreoideæ. — BLIX, Myograf. — SANDSTRÖM, Prostatapreparat. — WIDE, Lefverpreparat. — HOLMGREN, Retinaströmmen. — Svar till *H. Cohn* om färgblindheten. — Föreningens yttrande mot *K. Wicksells* föredrag om dryckenskap.

1. Om en ny körtel hos menniskan och åtskilliga däggdjur

af

IVAR SANDSTRÖM.

För snart tre år sedan påträffade jag å sköldkörteln af en hund en liten, knappt hampfröstor bildning, som låg innesluten

Första sidan i Sandströms originalarbete.

Medicinhistoriska Museet i Uppsala 5

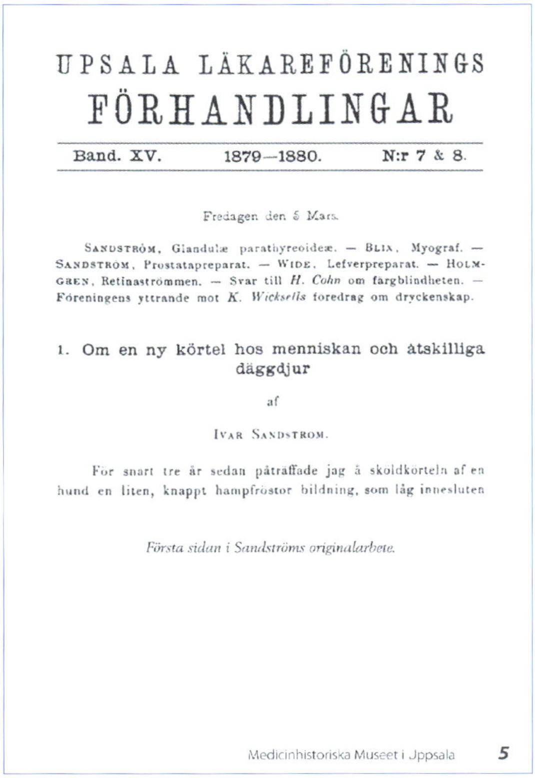

図 7　Ivar Sandström のヒトで最初に報告された副甲状腺について記載された医学雑誌

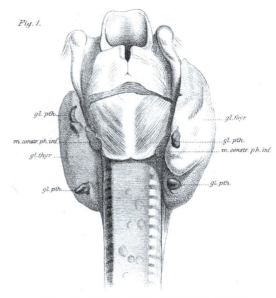

図 8　図 7 雑誌におけるその詳細な解剖図

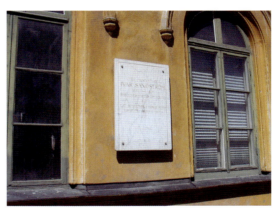

図 9　Ivar Sandström の業績をたたえるプレート（Uppsala University 解剖学教室，Sweden）

meeting に招聘され，特別講演で彼の発見した PTG を講演する機会を得たが，聴衆の評価は低かった。彼は失望した。もともと精神疾患を罹患していたらしい。

1889 年彼は自分の手で 37 年の一生を終焉させた。この世を去る前日，彼は兄弟家族に，教授になって名声が得られたらよいのに，と話したそうだ。

現在，PTG がどんなに重要な働きをしているのかが分かれば，彼は驚くかもしれない。

Uppsala 大学の解剖学教室の壁に Sandström の業績を讃える小さなプレートがはめ込まれている（図 9）。彼の業績はもっと大きいと思うのだが。

文　献

1）Nordenstrom J：The Hunt for the Parathyroids, Wiley-Blackwell, New Jersey, 2012
2）Johansson H：History of parathyroid operation and reoperation. Current Controversy in Parathyroid Operation and Reoperation (Akerstrom G eds), pp1–7, RG Landes Company, Austin, 1994
3）Johansson H：The Uppsala anatomist Ivar Sandström and the parathyroid gland. Usp J Med Sci 120：72–77, 2015

第1章 副甲状腺の基礎

2. 副甲状腺の発生と解剖

冨永芳博

　副甲状腺の位置，位置異常を理解するためには，副甲状腺の発生を理解する必要がある。

　ヒトの副甲状腺は胎生5～12週の間に第3，第4咽頭嚢（鰓嚢：PⅢ，PⅣ）から発生する（図1）。さらに，胎生期後脳から由来する神経堤細胞も副甲状腺の発生に関与している。ヒトの副甲状腺は左右上下1腺ずつ計4腺存在するが，左右の上腺は第4咽頭嚢の内胚葉細胞から，左右下の副甲状腺は胸腺と起源が同一の第3咽頭嚢（PⅢ）の内胚葉細胞から発生する。発生の過程で下腺は胸腺と離れ，甲状腺の尾側に位置する。咽頭嚢の内胚葉細胞とともに，後脳の菱脳節（rhombomeres）6および7の神経堤細胞も外胚葉から内胚葉に移動し，副甲状腺の原基を誘導する。菱脳節6の神経堤細胞は第3咽頭嚢，菱脳節7のそれは主に第4咽頭嚢に移動する。

　副甲状腺発生，原基から副甲状腺形成，甲状腺近隣への移動，PTH産生細胞への分化・成熟の過程を経る。これらの発生段階に関与する数多くの遺伝子が，遺伝子欠損マウスや遺伝子変異疾患の検討から明らかにされている。Gcm2遺伝子は副甲状腺のみに発現しているため，副甲状腺の発生を選択的に制御する遺伝子と考えられている。

　PⅣはmigrationすることは稀で，RLN（反回神経）と下甲状腺動脈の交差部位より約1cm頭側を中心にした半径2cm内に落ちつく。一方，PⅢは胸腺とともに下降するため，胸腺と一緒に下降することもあれば，胸腺とともに下降しない（下降不全：undescended）こともあり，carotid artery bifurcation付近に存在することが多い。PⅣが存在する部位としては，甲状腺上極より頭側，retropharyngeal, retroesophagialも念頭に置く必要がある。上の腺は80％で左右の腺がsymmetricに存在するため，探索の手助けになる。

　下の腺は70％がsymmetricと報告されている。下の腺は広範囲に存在する可能性が高いので，探索が困難なことがある。甲状腺内完全埋没腺は下の腺のほうが高頻度である[1～3]（第3章5-5）の項参照）。

　正常な副甲状腺は，剖検の検討では通常4腺，

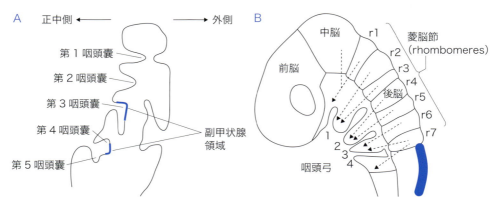

図1 ヒト胎児の咽頭部横断面と副甲状腺発生領域（A）とマウス胎仔咽頭部矢状断面（胚生10.5日）（B）（文献1）より引用）

A：ヒトでは第3および第4咽頭嚢に副甲状腺発生領域が存在し，マウスでは第3咽頭嚢に存在する。
B：後脳菱脳節の神経堤細胞が咽頭弓に向かって移動する（矢印）。

2. 副甲状腺の発生と解剖

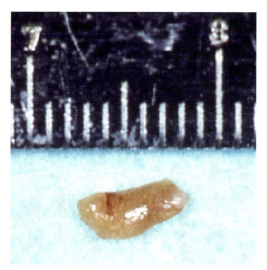

図2 正常な副甲状腺

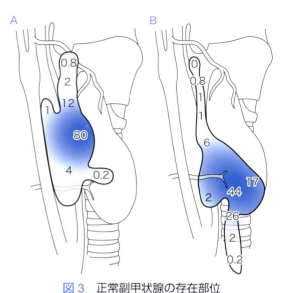

図3 正常副甲状腺の存在部位
上の腺（A）と下の腺（B）（文献4）より引用）。

3～6%で3腺以下，5腺以上の過剰副甲状腺（supernumerary gland）が2.5～6.7%で存在する。supernumerary glandを重量5 mg以上で固有の腺より離れている腺（proper type）と定義すると，supernumerary glandは13%に達する。下の過剰副甲状腺の多くは胸腺内に存在する。

正常の副甲状腺の大きさは米粒大（4～6 mm大），重量は10～60 mg（実質重量が60 mg以上は病的），色は黄土色，が適切な表現か（図2）。

副甲状腺への血行は下甲状腺動脈の分枝が主だが，存在部位によっては上甲状腺動脈の分枝と下甲状腺動脈分枝が叢を形成し，胸腺内の腺に関しては胸腺動脈が支配することがある。

正常な副甲状腺の存在位置（図3）はmigrationの有無により変化するが，上の腺は位置異常に乏しい。典型的な上の腺の存在位置は，crico thyroidal cartilage junction（輪状軟骨甲状軟骨連結部）の位置で，下甲状腺動脈とRLNの交差部より1 cm頭側の周囲1 cmの範囲内に存在する。正常な下の腺は上記のとおり，存在部位は広範である。甲状腺下極，尾側，側後面1 cmの範囲に高頻度に存在する。次に高頻度に存在する部位はthyrothymic ligament内である[4,5]。

文献

1) 溝渕正英，池田美紗：副甲状腺の発生と進化．腎と骨代謝 26：257-261，2013
2) 亀山香織：副甲状腺の発生・解剖．副甲状腺・骨代謝疾患診療マニュアル，平田結喜緒（監修），pp8-9，診断と治療社，東京，2013
3) Agarwal A, Mishra AK, Lombardi C, et al：Applied embryology of thyroid and parathyroid glands Surgery of the Thyroid and Parathyroid Glands (Randolf GW, 2nd ed), pp15-24, Elsevier, Philadelphia, 2013
4) Akerstrom G, Stlberg P：Surgical management of multiglanddular Parathyroid disease Surgery of the Thyroid and Parathyroid Glands (Randolf GW, 2nd ed), pp620-638, Elsevier, Philadelphia, 2013
5) 日比八束：甲状腺全摘術における副甲状腺同定・温存のtips and pitfalls. 日外会誌 116：331-333，2015

第1章 副甲状腺の基礎

3. 副甲状腺腫大の機序

佐藤哲彦

　副甲状腺の腫大メカニズムは，原発性副甲状腺機能亢進症（PHPT）の病態からのアプローチと，長期透析患者に合併する二次性副甲状腺機能亢進症（SHPT）からのアプローチという，主に2つの疾患に関する病態研究から歴史的に解明されてきた。

小さな臓器，副甲状腺の研究とその変遷

　副甲状腺とミネラル代謝異常は，古くは1970年代に活性型ビタミンD〔$1,25(OH)_2$-vitamin D_3〕の合成，製剤化成功とともに副甲状腺機能の亢進を抑制する積極的な治療介入がSHPTにおいてなされることにより，ビタミンDを中心として主に副甲状腺の過形成の進展抑制が大きな臨床上の重要課題となった。一方，PHPTに関しては古くから多発性内分泌腫瘍症（MEN）1の原因遺伝子である第11番染色体の転座逆位のほか，いくつかの異常から生ずる副甲状腺の腫瘍化が研究の主体となり，現在までさまざまな遺伝子の変異が認められ，それぞれに対して特有の疾患が同定されているエビデンスも蓄積されている。以上より，副甲状腺機能亢進症の主たる病態である副甲状腺腫大のメカニズムは多岐にわたり研究が進んでいるが，研究にあたり根本的に非常に大きな障壁がまだ解決されていない。それは，安定した副甲状腺機能を有する細胞系が存在しないことである。むろん，この30年，副甲状腺組織からの初代培養や一部動物モデルが登場し飛躍的な進歩を遂げている領域ではあるが，安定して細胞レベルの *in vitro* の実験が可能となる細胞系が樹立されていないため，こと副甲状腺の腫大化についての研究においてはきわめて厳しい状況のなかで，きわめて多くの成果が発表されたことを強調しておきたい。

　本稿では，特にここ30年余りのさまざまな研究におけるエビデンスを通して，人体の臓器の大きさとしてはtinyであるが，そのミネラル代謝に対する影響力はenormousである，このユニークな臓器である副甲状腺の腫大化メカニズムを概説する。

　まず，内分泌臓器としての副甲状腺の機能亢進症状態に関して，内分泌科医として特に注意すべきことは，PHPTの患者のうち，稀（10％未満）であるが浸透率の高い常染色体優性遺伝疾患である多発性内分泌腫瘍症1型（MEN1），2型（MEN2）による初発症状であるということである。特に血清カルシウム（Ca）濃度が正常上限近で発見される場合があり，家族集積を疑う場合，ごく軽度の副甲状腺機能異常に注意が必要であり，副甲状腺機能異常を的確に診断することが肝要であることはいうまでもない。

　副甲状腺機能亢進症，特にPHPTの腫大化のメカニズムがmonoclonalな増殖であることが最初に論文発表されたのは1988年であろう[1]。その後，腫大化とmonoclonalityは並行するという考え方が主流となり，高PTH血症と高Ca血症に関連づけられるメカニズムが明らかとなった。そもそも正常副甲状腺細胞の増殖能は非常に低いものであるが，先に述べたmonoclonalな増殖が起こるとすれば，当然癌細胞と同様のoncogeneが関連しているであろうと予想され，これまでにいくつかのoncogeneの異常が報告されている。

　まず，染色体11q13領域に存在し，その逆位による過剰発現が示されたcyclin D1は，PTH遺伝子のプロモーター領域において転写促進の重要なcell cycle regulatorである[2]ことが発表され，副甲状腺は癌細胞と同様の腫瘍化の機序をもつという認識を定着させた。その後cyclin D1自身の

translocationのような異常により，その過剰発現がPHPTにおける腺腫内の細胞増殖[3]や，SHPTにおける結節性過形成[4]にも認められるとの報告が相次いだ。また，このcyclin D1の過剰発現と副甲状腺機能亢進との関係において，当時画期的ともいえるtransgenic mouseを用いたcyclin D1過剰発現モデルがPHPTのフェノタイプである[5]ことが実証され，in vivoにおけるcyclin D1の重要性がますます高まった。副甲状腺組織において，cyclin D1と関連して癌組織において細胞増殖の主翼を担うepidermal growth factor receptor（EGFR）のチロシンキナーゼ（TKI）によるチロシンリン酸化がSHPT進展の重要なカスケードである[6]ことは興味深い。

$1,25(OH)_2$-vitamin D_3は，ビタミンD受容体（VDR）を介して副甲状腺細胞のPTH遺伝子の転写活性を抑制するが，SHPTのより増殖能の高い結節性過形成ではVDRの蛋白発現が低下していることが，世界で初めてわが国から明らかにされた[7]。これにより，少なくともSHPTにおいてはVDRの発現低下が副甲状腺腫大，過形成のメカニズムとして大きな役割を果たしていると認識され，ビタミンD抵抗性という概念が定着した。

また，カルシウム感知受容体（CaSR）のクローニング[8]によって，相次いでPHPTおよびSHPTにおいてCaSRの発現低下が病態に関与しているという報告がなされた[9,10]。カルシウムPTH曲線の右上方へのシフトがCaSRの異常であることが示されたといえる。

MEN1における遺伝子異常とPHPTの関係についてのbreakthroughは，MEN1遺伝子が欠失したマウスで副甲状腺の腫大化，腫瘍化を認めたという論文である[11]。また，同じく遺伝性の疾患で，副甲状腺癌のリスクが高くなる家族性副甲状腺機能亢進症の一種，副甲状腺機能亢進症-顎腫瘍（HPT-JT）症候群において，HRPT2の不活性型生殖細胞系変異が発見された[12]。これは，非常に稀な副甲状腺癌との関連性で注目されている。

さて，2000年以降で副甲状腺異常と骨ミネラル代謝での大きな転機となったmoleculeは，fibroblast growth factor 23（FGF23）と後にその共役受容体であると実証されたklothoであり，副甲状腺組織におけるklothoの蛋白レベルでの発現低下が細胞増殖に関与すると発表されたことは特筆すべきである[13]。特にFGF23はリン利尿ホルモンと呼ばれ，SHPTにおける高リン血症との密接な関係は副甲状腺腫大化に非常に重要で，FGF23[14]もklotho[15]もわが国の研究者によって打ち立てられたエビデンスであることは感慨深い。

このように，常に副甲状腺腫大化のメカニズムに対する探索は，ここ30年余りでみても目まぐるしく活発になされ，副甲状腺細胞系が樹立されていないハンディをものともしない研究の賜物のおかげで今日があることはいうまでもない。

文　献

1) Arnold A, Staunton CE, Kim HG, et al：Monoclonality and abnormal parathyroid hormone genes in parathyroid adenomas. N Engl J Med 318：658-662, 1988
2) Arnold A, Kim HG, Gaz RD, et al：Molecular cloning and chromosomal mapping of DNA rearranged with the parathyroid hormone gene in a parathyroid adenoma. J Clin Invest 83：2034-2040, 1989
3) Arnold A：Genetic basis of endocrine disease 5. Molecular genetics of parathyroid gland neoplasia. J Clin Endocrinol Metab 77：1108-1112, 1993
4) Tominaga Y, Kohara S, Namii Y, et al：Clonal analysis of nodular parathyroid hyperplasia in renal hyperparathyroidism. World J Surg 20：744-750；discussion 50-52, 1996
5) Imanishi Y, Hosokawa Y, Yoshimoto K, et al：Primary hyperparathyroidism caused by parathyroid-targeted overexpression of cyclin D1 in transgenic mice. J Clin Invest 107：1093-1102, 2001
6) Arcidiacono MV, Sato T, Alvarez-Hernandez D, et al：EGFR activation increases parathyroid hyperplasia and calcitriol resistance in kidney disease. J Am Soc Nephrol 19：310-320, 2008
7) Fukuda N, Tanaka H, Tominaga Y, et al：Decreased 1,25-dihydroxyvitamin D3 receptor density is associated with a more severe form of parathyroid hyperplasia in chronic uremic patients. J Clin Invest 92：1436-1443, 1993
8) Brown EM, Gamba G, Riccardi D, et al：Cloning and characterization of an extracellular Ca^{2+}-sensing receptor from bovine parathyroid. Nature 366：575-580, 1993
9) Farnebo F, Enberg U, Grimelius L, et al：Tumor-

specific decreased expression of calcium sensing receptor messenger ribonucleic acid in sporadic primary hyperparathyroidism. J Clin Endocrinol Metab 82 : 3481-3486, 1997

10) Gogusev J, Duchambon P, Hory B, et al : Depressed expression of calcium receptor in parathyroid gland tissue of patients with hyperparathyroidism. Kidney Int 51 : 328-336, 1997

11) Libutti SK, Crabtree JS, Lorang D, et al : Parathyroid gland-specific deletion of the mouse MEN1 gene results in parathyroid neoplasia and hypercalcemic hyperparathyroidism. Cancer Res 63 : 8022-8028, 2003

12) Carpten JD, Robbins CM, Villablanca A, et al : HRPT2, encoding parafibromin, is mutated in hyperparathyroidism-jaw tumor syndrome. Nat Genet 32 : 676-680, 2002

13) Komaba H, Goto S, Fujii H, et al : Depressed expression of Klotho and FGF receptor 1 in hyperplastic parathyroid glands from uremic patients. Kidney Int 77 : 232-238, 2010

14) Shimada T, Mizutani S, Muto T, et al : Cloning and characterization of FGF23 as a causative factor of tumor-induced osteomalacia. Proc Natl Acad Sci USA 98 : 6500-6505, 2001

15) Kuro-o M, Matsumura Y, Aizawa H, et al : Mutation of the mouse klotho gene leads to a syndrome resembling ageing. Nature 390 : 45-51, 1997

第1章 副甲状腺の基礎

4. 副甲状腺の病理組織像

都築豊徳

はじめに

副甲状腺機能亢進のさまざまな病態は，病理組織像と密接な関係があることが多い．しかしながら副甲状腺の病理所見は，ほかの臓器とは異なる所見を呈することも少なくないのが現状である．そのため病理組織所見が正しく解釈されずに，誤った診断がなされることも少なくない．本稿では，副甲状腺診療に携わる者が知っておくべき副甲状腺の基本的な病理所見の読み方を示す．

Ⅰ．正常組織

副甲状腺は周囲を比較的薄い線維性結合織により被覆され，軽度の分葉状構造を呈する．副甲状腺細胞は胞巣状に配列し，その周囲は繊細な血管結合織により取り囲まれている．副甲状腺は，主細胞（chief cell）および好酸性細胞（oxyphil cell）の2種類の細胞により構成される．前者では核は小型で淡明な胞体を有するのに対し，後者では核はやや大型で好酸性の胞体を有するのが特徴である．一般的に後者のほうが細胞径は大きい（図1）．稀に主細胞が豊富な胞体を有することがあるが（water clear cell），出現は稀である．

出生時から小児期では，副甲状腺は主細胞で密に構成されている．成人になると，副甲状腺内に脂肪細胞の混在や膠原線維の存在を認めるようになる（図2）．ただし，脂肪化の程度と年齢や副甲状腺の機能とは無関係とされている[1]．また，好酸性細胞が出現し，ときに小結節性増生を示す．

組織学的に副甲状腺と甲状腺との鑑別が困難な場合がある（図3）．副甲状腺の診断に，特殊染色ではグリメリウス染色が，免疫染色ではクロモグラニンA，シナプトフィジン，副甲状腺ホルモン（PTH）が用いられる．最近の検討では，副甲状

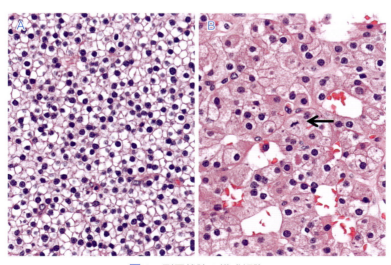

図1　副甲状腺の構成細胞
A：主細胞．淡明な胞体および小型円形核からなる．
B：好酸性細胞．好酸性の胞体および円形核からなる．一般的に主細胞より大型で，ときに核小体を認める．過形成，腺腫，癌の症例では核分裂像（矢印）を認めることがある．核分裂像は悪性の所見ではない．

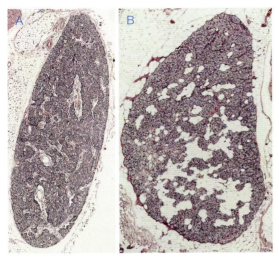

図2　正常の副甲状腺
A：新生児の副甲状腺。主細胞成分のみが充実性に存在する。
B：56歳の副甲状腺。副甲状腺内に脂肪織の混在を認める。

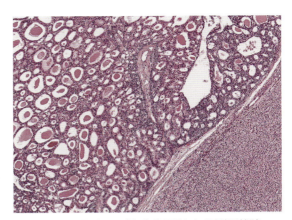

図3　甲状腺との鑑別が問題となる副甲状腺
濾胞形成およびコロイド様物質の存在より，甲状腺組織との鑑別が問題となる。

表　副甲状腺過形成を示す遺伝子疾患

- 多発性内分泌腫瘍症（multiple endocrine neoplasia：MEN），type 1 および 2a
- 副甲状腺機能亢進症−顎腫瘍症候群〔hyperparathyrodism-jaw tumor syndrome（HPT-JT）〕
- 家族性低カルシウム尿性高カルシウム血症〔familial (benign) hypocalciuric hypercalcaemia（FHH or FBHH）〕
- Neonatal severe primary hyperparathyroidism（NSHIPT）
- Familial isolated hyperparathyroidism（FIH）

腺の同定にはGATA3による免疫染色が非常に有用であると報告されている[2]。

Ⅱ．副甲状腺機能亢進症

副甲状腺機能亢進症には原発性，二次性，三次性の3つの病態が存在する。原発性の原因として過形成，腺腫，癌が，二次性および三次性の原因として過形成が挙げられる。

1．過形成

一般的には複数の腺組織において生じることが多い。古典的には4腺すべてが過形成となるが，実際には変化を示さない腺組織が存在することが多い。腺組織内で多発性結節を生じることも多い。実際的には過形成と，後述する腺腫との鑑別は困難な場合が多い。

1）原発性副甲状腺機能亢進症に関連した過形成

原発性副甲状腺機能亢進症の約5％程度が遺伝子疾患に関係し，そのような症例の20〜30％程度は複数の腺組織に所見を認める[3]。主な遺伝子疾患を表に記す。遺伝子異常に特異的な病理所見の報告はない。

2）二次性副甲状腺機能亢進症に関連した過形成

血液透析により血中カルシウム（Ca）濃度が低下し，PTHが過剰産生されることにより生じる。びまん性および結節性過形成の2種類の増生パターンがある。結節性増生は多結節性のことが多いが，ときに単結節性も認める（図4）。結節は主細胞もしくは好酸性細胞の単一成分で構成されることが多いが，ときに混在する場合もある。ときに構成細胞が軽度の細胞異型を示したり，核分裂像を示す場合があるが，限局的にとどまる。また，結節もしくは副甲状腺周囲の線維化を認める場合もある。これらは後述する副甲状腺癌との鑑別が問題となる場合があるので，診断には注意が必要である。

おのおのの結節を構成する細胞のクローンが異

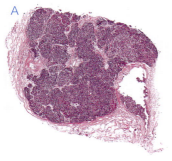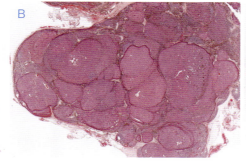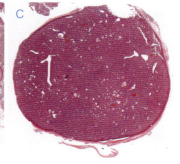

図4　二次性副甲状腺機能亢進症の副甲状腺
A：びまん性の増生パターン。主細胞がびまん性に増生する。
B：多結節性の増生パターン。主細胞および好酸性細胞が多結節性に増生する。
C：単結節性の増生パターン。好酸性細胞が単結節性に増生する。

なることが知られている[4]。このことから，びまん性過形成を初期像とし，それらが多発性に結節性過形成へと進行し，最終的に単結節性過形成になる過程が推測されている。

治療法としては，副甲状腺摘出術が以前は主流であったが，近年ではシナカルセト（レグパラ®）が有効であることが示され，広く用いられている[5]。心血管障害に対するシナカルセトの有効性を疑問視する報告がなされ，今後治療方針が変更される可能性もある[6]。シナカルセト使用後の副甲状腺は，未服用の症例に比してさまざまな形態学的な違いが存在する。Sumidaらは，好酸性細胞の増加およびヘモジデリンの沈着のみがシナカルセトによる影響と報告しているが[7]，われわれの経験では囊胞性変化，線維化，梗塞の出現，ヘモジデリンの沈着（図5）などが挙げられる。線維化の出現により，シナカルセト投与患者では副甲状腺が周囲組織に癒着傾向を示す。シナカルセト投与により細胞異型が生じたり，核分裂数が増加することはない。

3）三次性副甲状腺機能亢進症に関連した過形成

三次性副甲状腺機能亢進症は腎移植に引き続き，副甲状腺機能が亢進した病状が持続する病態である。治療法としては副甲状腺摘出術が一般的である。腎移植前に多くの患者は，程度の差こそあれ，二次性副甲状腺機能亢進症の病態を経過している。このため，二次性と三次性副甲状腺機能亢進症の副甲状腺はほぼ同一所見を呈していると思われる。

2．副甲状腺腫

一次性副甲状腺機能亢進症の原因として最も多いのが腺腫である。通常は単一結節から形成される。稀に複数の結節から形成される腺腫症例もある（double adenoma, multiple adenoma）。腺腫症例のほとんどは高Ca血症を示すとされている（無症候性症例は未治療で経過するため，その存在が過小評価されている可能性はある）。

通常の腺腫は，1腺のみに薄い被膜を伴った単結節状の病変を形成する（図6）。結節内は主細胞もしくは好酸性細胞の単一細胞で構成されることが多いが，稀に混在する症例もある。腺腫成分に接して，脂肪成分を含んだ正常の副甲状腺組織を認める。この成分はnormal rimと呼ばれ，腺腫の診断には最も重要な所見の1つである。Normal rimがみつからない場合には，腺腫の確定診断が困難な場合がある。腫瘍内では核の大小不同などの細胞異型が目立つことや核分裂像を認めることがある（図6B）。これらの所見を，後述する副甲状腺癌と誤認しないことが重要である。

腺腫の診断に，cyclin D1, p27, p53, bcl-2, Ki-67染色が有用との報告があるが[8〜10]，例外も少なくないのが現状である。現状ではHE染色により腺腫の診断が決定される。

腺腫は単一クローンから構成されていると考え

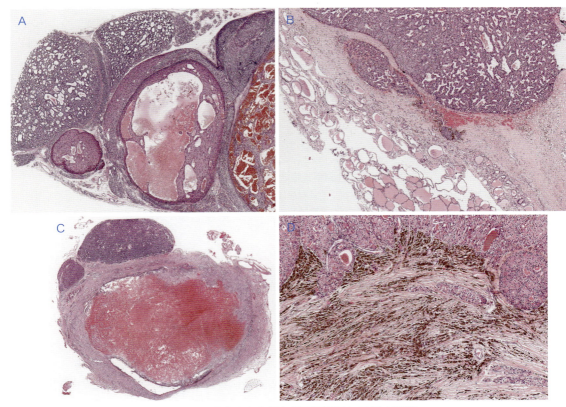

図5 シナカルセト投与が副甲状腺に及ぼす影響
A：囊胞性変化。内部の細胞成分が消失している。
B：顕著な線維化。隣接した甲状腺まで線維化が及ぶ。
C：梗塞。内部に広範な梗塞を認める。
D：ヘモジデリンの沈着。結合織を中心に，ヘモジデリンの沈着が目立つ。

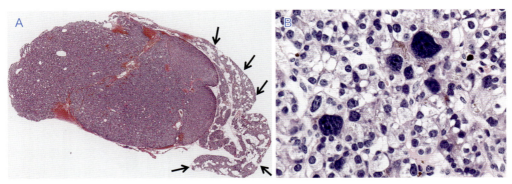

図6 副甲状腺腺腫の組織像
A：充実性の単結節性病変を認める。それに接して，正常の副甲状腺組織（normal rim，矢印）を認める。
B：腺腫内に出現した巨大異型細胞。

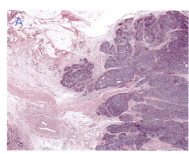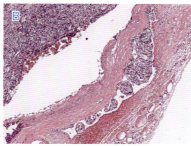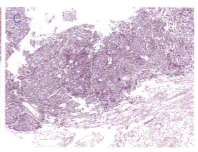

図7　副甲状腺癌の組織像
A：周囲脂肪織への腫瘍浸潤　B：腫瘍細胞の脈管侵襲　C：肺への遠隔転移

られてきたが，最近の検討では多クローンから構成されている可能性が示された[11]。

3. 副甲状腺癌

非常に稀な病態で，発生頻度は0.5〜5％と報告されている。日本とイタリアでは発生頻度が約5％と高いが，その理由は定かではない[12]。ときに遺伝的背景を有する場合がある[13]。

副甲状腺癌では，通常の癌の診断基準である細胞異型および核分裂像が顕著でない症例が多く，確立した診断基準がないのが現状である。したがって，過形成や腺腫との鑑別が問題となる。Castlemanらが提唱した定義（肥厚した線維性被膜，核分裂像，被膜浸潤，脈管侵襲）[14]が有名であるが，脈管侵襲以外は癌以外でも認められることから，最近ではこの定義は重要視されない。最も厳密な定義として遠隔転移，他臓器（もしくは組織）への浸潤，脈管侵襲，神経周囲侵襲が挙げられる（図7）。しかしながら，これらの条件を満たさない症例も存在する[12]。Rb，p53，HRPT-2，BRCA2などの遺伝子異常やcyclin D1，PGP9.5，galectin 3，parafibrominが副甲状腺癌の診断に有用との報告があるが[10,15,16]，例外も多く[17]，いまだ定まったマーカーはない。

III. 異所性副甲状腺

甲状腺内および胸腺内に，異所性の副甲状腺組織を認めることがある。通常は小型で肉眼により認識することは困難で，顕微鏡的に偶然発見される。組織学的には，正常の副甲状腺と同一所見を呈する。二次性副甲状腺機能亢進症に対する副甲状腺摘出後に異所性副甲状腺が増生し，再び二次性副甲状腺機能亢進症を生じることがある。その多くは主細胞，もしくは好酸性細胞の結節状増生からなる。

IV. 移植腺

副甲状腺を切除した際，切除した副甲状腺を前腕の骨格筋内に移植することが行われる。二次性副甲状腺機能亢進症に対する移植症例では，ときに移植腺が増殖し，再び副甲状腺機能亢進が生じることがある。その際に骨格筋とともに副甲状腺組織が採取される。組織学的には異型の乏しい副甲状腺組織が結節状に骨格筋内で増殖するのが特徴である（図8）。増殖する細胞は主細胞もしくは好酸性細胞のどちらか一方であることが多い。ときに，移植された副甲状腺組織が脂肪化生を示すことがある。副甲状腺組織が浸潤性増殖所見を示す場合が少なからずあるが，必ずしもこの浸潤形式は悪性の可能性を示唆する所見ではない。また，移植腺が悪性化したとの報告はない。しかしながら，移植腺の知識の乏しい病理医には，移植腺が"副甲状腺癌の転移"と誤認される可能性がある[18]。そのような症例に遭遇した場合には，病理医に移植腺である可能性を伝え，十分に所見を討議する必要がある。

V. 術中迅速診断

副甲状腺の手術の際に術中迅速診断が行われることがある。その主な目的は，採取検体が副甲状腺か否かである[3,19]。検索方法としては，凍結切片

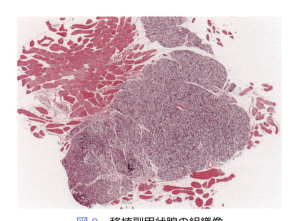

図8 移植副甲状腺の組織像
骨格筋内に副甲状腺組織の増殖を認める。

の作製による術中迅速組織診断と，捺印標本による術中迅速細胞診断の2種類がある[19,20]。どちらもほぼ同等の正診率とされている。副甲状腺の主な鑑別対象としては甲状腺，リンパ節，胸腺などが挙げられる。術中迅速診断の正診率は98%程度とされている[21]。

術中迅速診断では病態の全貌を検討することは困難であり，正常組織，過形成，腺腫，癌などの質的診断を行うべきではない。

文　献

1) Dufour DR, Wilkerson SY：The normal parathyroid revisited：percentage of stromal fat. Hum Pathol 13：717-721, 1982
2) Ordóñez NG：Value of GATA3 immunostaining in tumor diagnosis：a review. Adv Anat Pathol 20：352-360, 2013
3) Johnson SJ：Changing clinicopathological practice in parathyroid disease. Histopathology 56：835-851, 2010
4) Tominaga Y, Tsuzuki T, Uchida K, et al：Expression of PRAD1/cyclin D1, retinoblastoma gene products, and Ki67 in parathyroid hyperplasia caused by chronic renal failure versus primary adenoma. Kidney Int 55：1375-1383, 1999
5) Block GA, Martin KJ, de Francisco AL, et al：Cinacalcet for secondary hyperparathyroidism in patients receiving hemodialysis. N Engl J Med 350：1516-1525, 2004
6) Chertow GM, Block GA, Correa-Rotter R, et al：Effect of cinacalcet on cardiovascular disease in patients undergoing dialysis. N Engl J Med 367：2482-2494, 2012
7) Sumida K, Nakamura M, Ubara Y, et al：Histopathological alterations of the parathyroid glands in haemodialysis patients with secondary hyperparathyroidism refractory to cinacalcet hydrochloride. J Clin Pathol 64：756-760, 2011
8) Tominaga Y, Tsuzuki T, Uchida K, et al：Expression of PRAD1/cyclin D1, retinoblastoma gene products, and Ki67 in parathyroid hyperplasia caused by chronic renal failure versus primary adenoma. Kidney Int 55：1375-1383, 1999
9) Erickson LA, Jin L, Wollan P, et al：Parathyroid hyperplasia, adenomas, and carcinomas：differential expression of p27Kip1 protein. Am J Surg Pathol 23：288-295, 1999
10) Hadar T, Shvero J, Yaniv E, et al：Expression of p53, Ki-67 and Bcl-2 in parathyroid adenoma and residual normal tissue. Pathol Oncol Res 11：45-49, 2005
11) Shi Y, Hogue J, Dixit D, et al：Functional and genetic studies of isolated cells from parathyroid tumors reveal the complex pathogenesis of parathyroid neoplasia. Proc Natl Acad Sci U S A 111：3092-3097, 2014
12) Mohebati A, Shaha A, Shah J：Parathyroid carcinoma：challenges in diagnosis and treatment. Hematol Oncol Clin North Am 26：1221-1238, 2012
13) Shattuck TM, Valimaki S, Obara T, et al：Somatic and germ-line mutations of the HRPT2 gene in sporadic parathyroid carcinoma. N Engl J Med 349：1722-1729, 2003
14) Schantz A, Castleman B：Parathyroid carcinoma. A study of 70 cases. Cancer 31：600-605, 1973
15) Truran PP, Johnson SJ, Bliss RD, et al：Parafibromin, galectin-3, PGP9.5, Ki67, and cyclin D1：using an immunohistochemical panel to aid in the diagnosis of parathyroid cancer. World J Surg 38：2845-2854, 2014
16) Agarwal A, Pradhan R, Kumari N, et al：Molecular Characteristics of Large Parathyroid Adenomas. World J Surg 40：607-614, 2016
17) Tominaga Y, Tsuzuki T, Matsuoka S, et al：Expression of parafibromin in distant metastatic parathyroid tumors in patients with advanced secondary hyperparathyroidism due to chronic kidney disease. World J Surg 32：815-821, 2008
18) Padgett SN, Walsh SN, Santa Cruz DJ：Parathyroid hyperplasia of auto-transplanted tissue in forearm skin. J Cutan Pathol 38：232-235, 2011
19) Osamura RY, Hunt JL：Current practices in performing frozen sections for thyroid and parathyroid pathology. Virchows Arch 453：433-440, 2008
20) Geelhoed GW, Silverberg SG：Intraoperative imprints for the identification of parathyroid tissue. Surgery 96：1124-1131, 1984
21) Westra WH, Pritchett DD, Udelsman R：Intraoperative confirmation of parathyroid tissue during parathyroid exploration：a retrospective evaluation of the frozen section. Am J Surg Pathol 22：538-544, 1998

第2章 副甲状腺機能亢進症

第2章 副甲状腺機能亢進症

1. 副甲状腺機能亢進症の定義・概念

冨永芳博

　副甲状腺機能亢進症（hyperparathyroidism：HPT）は，過剰に副甲状腺ホルモン（parathyroid hormone：PTH）が副甲状腺細胞より分泌されている病態と定義される．さらに病態により3種類に分類される．つまり，原発性（primary：P），二次性（secondary：S），三次性（tertiary：T）HPT（表）である[1]．

　PHPTは副甲状腺細胞に対する明らかな刺激が存在しないにもかかわらず，何らかの遺伝子学的異常により副甲状腺が腫瘍化し，PTHを過剰に分泌することにより発生すると考えられている．また，ある遺伝子学的異常を生まれながらに有しており，その後，対側の遺伝子異常が起こり，腫瘍化する機序も存在する（第3章5-7参照）．

　SHPTは副甲状腺細胞に対する刺激が存在し，そのためにPTHの分泌が亢進する病態で，刺激が長時間持続すれば副甲状腺細胞の数が増加する（過形成）．最も臨床の場で高頻度に遭遇するのは，慢性腎臓病（chronic kidney disease：CKD）によるSHPTである．ほかにリチウムの長期間投与，25（OH）ビタミンDの欠乏，short bowel syndromeなどが挙げられるが，その頻度はきわめて低い（第2章2項2）参照）[2]．

　THPTの定義は必ずしも容易でない．1963年St. Goarは，腎移植後にカルシウム・リン代謝が改善したにもかかわらずHPTが持続する症例に気づき，副甲状腺細胞が自律性を獲得したと考え，THPTと提唱した．その後，PTHの分泌の自律性の獲得というより，Ca-PTHのsigmoid curveの偏位と考えられ，腎移植後SHPTと名付けられたが，現在ではTHPTと呼称するのが一般的で，本書でも腎移植後も持続するSHPTをTHPTと定義する．

表　HPTの臨床的分類

1）原発性（PHPT）
　　骨型（bone type）
　　腎結石型（renal stone type）
　　無症候型（asymptomatic）
　　・神経筋・精神症状（neuro-muscular psychiatric）
　　・消化器症状（GI symptoms）
　　・心血管系（cardiovascular）
2）二次性（続発性）（SHPT）
　　・慢性腎臓症（CKD）
　　・慢性リチウム投与
　　・ビタミンD欠乏症（short bowel syndromeなど）
3）三次性（THPT）
　　腎移植後も持続するSHPT

文　献

1) 近藤剛史，遠藤逸郎，松本俊夫：副甲状腺関連疾患　内科から．副甲状腺・骨代謝疾患診療マニュアル，平田結喜緒監修，pp26-29，診断と治療社，東京，2013
2) Saunders BD, Saunders EF, Gauger PG：Lithium therapy and hyperparathyroidism：an evidence-based assessment. World J Surg 33：2314-2323, 2009

第2章 副甲状腺機能亢進症

2. 副甲状腺機能亢進症の病因と病態生理

1) カルシウム・リン, ホメオスターシス

辻田　誠

はじめに

　カルシウム（Ca）は、生体にとってきわめて大切な物質である。そのほとんどは骨や歯などの硬組織に沈着している。生命維持で重要な役割を担っているカルシウムイオン（Ca^{2+}）は微量であり、骨組織などの硬組織と血漿内濃度のバランスおよび細胞内外の濃度の維持によって生体内のカルシウムホメオスタシスは保持され、血漿中のカルシウムイオンは非常に狭い範囲に維持されている。一方、無機リン酸（P：リン）もまた生体に必須であり、大部分は骨の構成成分として存在し、さまざまなエネルギー代謝に関わっている。細胞外液中には、全体の約1％が存在する。その維持に重要なホルモンは、副甲状腺ホルモン（parathyroid hormone：PTH）、活性型ビタミンD〔$1,25(OH)_2D$：1,25-dihydroxyvitamin D〕、カルシトニン（calcitonin：CT）など従来のホルモンの調節に加え、FGF23（fibroblast growth factor 23）-Klotho系による新たな調節機構が解明されつつある。また、ホメオスタシスの破綻は骨病変を引き起こすのみならず、ミネラル異常を介して血管石灰化や生命予後に重大な合併症を引き起こすことが知られている[1]。

I. Ca・リン, ホメオスターシス

1. Caの調節機構

　ナトリウムやCaが豊富な海を離れ陸上で生きる脊椎動物は、リン酸カルシウムにより強固な骨格を形成し、Caを体内に蓄積することが可能となった。骨と血中Ca濃度は約1万倍の濃度差があるが、これをコントロールしているのがPTHである。Caバランスは、主として小腸や腎臓、副甲状腺、骨でコントロールされている。PTHは、細胞外イオン化カルシウム濃度の変化によるnegative feedbackにより副甲状腺の細胞表面にあるカルシウム感知受容体（calcium-sensing receptor：CaSR）で感知され、分泌の調節が行われている。PTHは、PTH 1型受容体（PTH type 1 receptor：PTH1R）を介して生理作用を発揮する。骨においては、骨芽細胞の破骨細胞分化因子（receptor activator of nuclear factor kappa-B ligand：RANKL）や破骨細胞分化抑制因子（osteoprotegerin：OPG）、ビタミンD受容体（vitamin D receptor：VDR）に働きかけ、破骨細胞の骨吸収の調節を行い、カルシウムを調節する。腎臓においては、遠位尿細管で尿細管側のTRPV5（transient receptor potential vanilloid 5）や基底膜側のPMCA（plasma membrane calcium ATPase）を介して、Caの再吸収を調節する。また、1α水酸化酵素を活性化することにより活性型ビタミンDの産生を促進して、食餌から摂取されたCaの腸管での吸収を促す。FGF23-Klotho系においては、KlothoはTRPV5の調節を行うことで腎臓でのCaの吸収に影響を及ぼす[2]。一方、PMCAはCaSRに支配されている。またFGF23は、1α水酸化酵素の発現を抑制、24水酸化酵素の発現を促進することにより、活性型ビタミンDの産生を抑制することで腸管でのCaの吸収を抑制する（図1）[3]。

2. リンの調節機構

　リンバランスは、主として小腸や腎臓、副甲状腺、骨でホルモンの影響を受けて調節されている。食事で摂取されたリンは小腸で吸収される。ナトリウム・リン共輸送体（NaPi）の1つである2b型Na依存性リン輸送体（NaPi-2b）は、活性型ビタミンDによる影響を受けてリンの吸収を調節する。吸収されたリンの一部は骨へ貯蔵される。一方、腎臓におけるリンの調節は、腎近位尿細管刷子縁膜に発現している2型Na依存性リン輸送体（NaPi-2a, NaPi-2c）で行われる。PTH

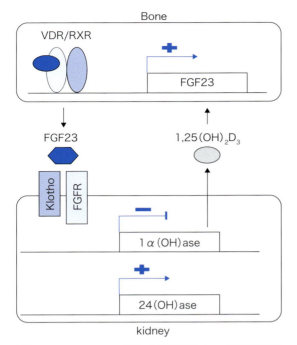

図1 FGF23-Klotho系によるビタミンDの調節機構
活性型ビタミンDがVDRに結合すると、骨細胞からFGF23が分泌される。一方、分泌されたFGF23は活性型ビタミンDの合成を抑制し、異化を亢進して活性型ビタミンDの濃度を減少させる。（文献3）より引用）

は、直接的にリンが作用して副甲状腺で分泌・合成されるが[4]、PTH1Rを介して腎近位尿細管のこの共輸送体を介しての尿中リン排泄を調節している。また近年の研究により、骨細胞由来のFGF23や腎由来のKlothoが直接的に2型Na依存性リン輸送体の活性を抑えて、リン利尿を増加させることが明らかとなった[5]。骨は、リンの調節において最も大きな役割を果たしている。PTHはRANKLやOPG、VDRに働きかけ、破骨細胞の骨吸収の調節を行い、リン代謝に影響を及ぼす。またPTHや活性型ビタミンDは、FGF23の産生を増加させることによりリン代謝や骨吸収に影響を及ぼす。特にPTHは、Nurr1 (nuclear receptor assocated protein-1) を活性化して骨でのFGF23の転写を促進させることが近年の研究で明らかになった[6]。またFGF23は、PTHの合成や分泌を抑制し[7]、活性型ビタミンDを抑制することで血中リン濃度を低下させる。図2に示すように、PTHやFGF23、活性型ビタミンDの作用を受け、腎臓や骨、腸管でリンの恒常性が維持されている[8]。

3. Ca・リンの調節に関わる因子
1) PTH
PTHは、84個のアミノ酸からなるポリペプチ

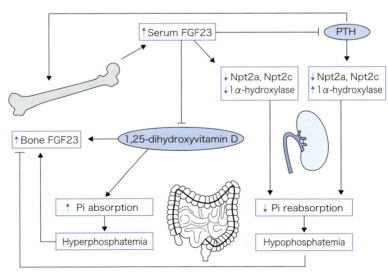

図2 リン代謝機構
腎臓、骨、腸管でPTH・FGF23・活性型ビタミンDの作用を受けて、リンは調整されている。（文献8）より引用）

ドホルモンである。その分泌は，副甲状腺の細胞表面にある CaSR によって細胞外カルシウムイオン濃度が感知され，分泌されている[9]。一方 PTH の合成に関しては，第 11 番染色体短腕（11p15）に位置する PTH 遺伝子が転写され，成熟型の 1-84PTH が合成される[10]。半減期は 2～4 分程度で，N 末端が生物学的活性をもつ。分泌された PTH は骨と腎臓に作用し，肝臓で代謝を受け，不活化された C 末端は腎臓から排泄される。近年，血中にはさまざまな PTH フラグメントが存在することが明らかになってきた[11]。PTH フラグメントのなかで，7-84 PTH は細胞外カルシウム濃度の上昇に反応して副甲状腺から直接分泌され，副甲状腺における 1-84 PTH 分泌量の微調節に関与している[12]。現在測定されている intact PTH assay は，1-84 PTH のみならず 7-84 PTH も測定されており，今後は正確な 1-84 PTH が測定できることが望まれる。

2）FGF23-Klotho 系

FGF23 は，251 のアミノ酸からなる FGF family の 1 つである。常染色体優性低リン血症性くる病／骨軟化症などの低リン血症疾患の責任因子として同定された骨細胞由来の液性因子で[13,14]，腎近位尿細管刷子縁膜に発現している 2 型 Na 依存性リン輸送体（NaPi-2a, NaPi-2c）の発現を低下させることによりリン再吸収を抑制し，1α 水酸化酵素の発現を抑制，24 水酸化酵素の発現を促進することにより活性型ビタミン D の産生を抑制する。FGF23 は全身性因子であるが，FGF 受容体 1 型（FGF receptor 1：FGFR1）に作用する際に Klotho が co-factor として必要である[15]。Klotho は膜 1 回貫通型構造をとる蛋白で，腎の遠位尿細管や副甲状腺の主細胞，脳脈絡膜に発現している。Klotho 変異マウスは短命（約 60 日）で，肺気腫，動脈硬化，骨粗鬆症，異所性石灰化，運動機能障害など，さまざまな老化類似症状を示し，Klotho を過剰発現すると寿命が延長することから，Klotho は老化に関わる遺伝子である[16,17]のみならず，Klotho は酸化ストレスや炎症，線維化などを抑制するなど多面的作用もある。また，FGF23-Klotho 系は CKD-MBD の重要な key として，Ca・リン代謝のみならず，心血管イベントや生命予後との関連があるといわれている[18]。

3）CaSR

CaSR は，甲状腺や副甲状腺，骨，腎臓に発現している。副甲状腺では，細胞外のカルシウムイオンの変化を感知して細胞内分泌顆粒からの PTH 放出を調節したり，PTH の転写・分泌顆粒内での PTH の分解[12]・副甲状腺の増殖[19]を調節し，血清 Ca 濃度の維持に寄与している。腎臓の近位尿細管では，PTH の作用を受けてリンの再吸収を調節する。ヘンレの上行脚や遠位尿細管，集合管でも，CaSR を介して Ca の調節のみならず，尿の酸性化や塩分の排泄にも寄与している[20]。骨において CaSR は，破骨細胞の活性を抑制し骨形成を促進するため，骨からの Ca の放出を抑制する[21]。

4）ビタミン D

皮膚で産生されたり食品で摂取されたビタミン D は，肝臓で 25(OH)D に代謝され，ビタミン D 結合蛋白（vitamin D biding protein：DBP）と結合して血中を循環する。その後，腎臓で PTH の影響を受けて 1α 水酸化酵素によって活性型ビタミン D に代謝される。活性型ビタミン D は，ほぼ全身組織に存在する核内受容体であるビタミン D 受容体（vitamin D receptor：VDR）と結合して，遺伝子発現を転写レベルで制御する。骨形成やカルシウム代謝，炎症，免疫，発癌，細胞増殖，分化，アポトーシスなど，さまざまな生理機能の調節に関与する。図 3 にビタミン D の代謝機構を示す[22]。

5）カルシトニン

カルシトニンは，32 個のアミノ酸からなるペプチドホルモンである。甲状腺 C 細胞に存在する CaSR を介して高 Ca 血症の刺激により，カルシトニンの分泌が促進される。一方，膜 7 回貫通型受容体であるカルシトニン受容体（calcitonin receptor：CTR）は，主として破骨細胞に高く発現する。それ以外には腎臓，中枢神経系，胎盤，肺などに発現する。カルシトニンが破骨細胞に作用すると骨吸収が抑制され，血清カルシウム濃度は低下する。また，腎臓に働き尿中カルシウム排泄を

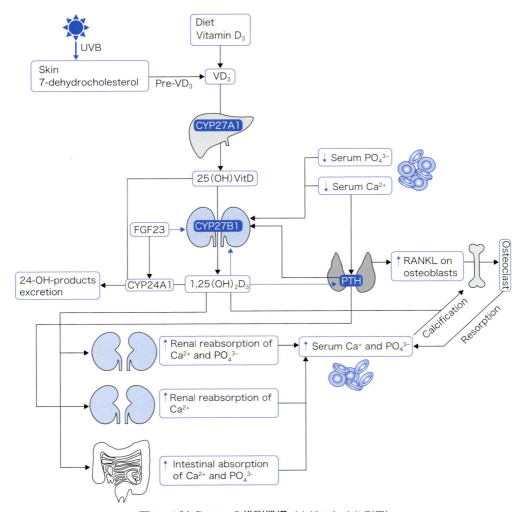

図3 ビタミンDの代謝機構（文献22）より引用）

促進する。

おわりに

Ca・リン代謝を中心に概説した。FGF23-Klotho系の新たな発見により、特にリン代謝がより明らかになったのみならず、生命予後などの関わりが明らかとなり、より注目されることとなった。しかし、PTHの測定やFGF23-Klotho系とCa代謝の関係などまだまだ未解明なことが多く、今後の研究が待たれる。

文献

1) Razzaque MS：The FGF23-Klotho axis：endocrine regulation of phosphate homeostasis. Nat Rev Endocrinol 5：611-619, 2009
2) Cha SK, Ortega B, Kurosu H, et al：Removal of sialic acid involving Klotho causes cell-surface retention of TRPV5 channel via binding to galectin-1. Proc Natl Acad Sci USA 105：9805-9810, 2008
3) Christakos S, Ajibade DV, Dhawan P, et al：Vitamin D：metabolism. Rheum Dis Clin North Am 38：1-11, 2012
4) Slatopolsky E, Finch J, Denda M, et al：Phosphorus restriction prevents parathyroid gland growth. High phosphorus directly stimulates PTH secretion in vitro. J Clin Invest 97：2534-2540, 1996
5) Hu MC, Shi M, Zhang J, et al：Klotho：a novel phosphaturic substance acting as an autocrine enzyme in the renal proximal tubule. FASEB J 24：3438-3450, 2010
6) Meir T, Durlacher K, Pan Z, et al：Parathyroid hor-

mone activates the orphan nuclear receptor Nurr1 to induce FGF23 transcription. Kidney Int **86**：1106-1115, 2014
7) Ben-Dov IZ, Galitzer H, Lavi-Moshayoff V, et al：The parathyroid is a target organ for FGF23 in rats. J Clin Invest **117**：4003-4008, 2007
8) Farrow EG, White KE：Recent advances in renal phosphate handling. Nat Rev Nephrol **6**：207-217, 2010
9) Kumar R, Thompson JR：The regulation of parathyroid hormone secretion and synthesis. J Am Soc Nephrol **22**：216-224, 2011
10) Naveh-Many T, Bell O, Silver J, et al：Cis and trans acting factors in the regulation of parathyroid hormone (PTH) mRNA stability by calcium and phosphate. FEBS Lett **529**：60-64, 2002
11) Lopez MF, Rezai T, Sarracino DA, et al：Selected reaction monitoring-mass spectrometric immunoassay responsive to parathyroid hormone and related variants. Clin Chem **56**：281-290, 2010
12) Kawata T, Imanishi Y, Kobayashi K, et al：Direct in vitro evidence of extracellular Ca^{2+}-induced amino-terminal truncation of human parathyroid hormone (1-84) by human parathyroid cells. J Clin Endocrinol Metab **90**：5774-5778, 2005
13) ADHR Consortium：Autosomal dominant hypophosphataemic rickets in associated with mutations in FGF23. Nat Genet **26**：345-348, 2000
14) Jonsson KB, Zahradnik R, Larsson T, et al：Fibroblast growth factor 23 in oncogenic osteomalacia and X-linked hypophosphatemia. N Engl J Med **348**：1656-1663, 2003
15) Urakawa I, Yamazaki Y, Shimada T, et al：Klotho converts canonical FGF receptor into a specific receptor for FGF23. Nature **444**：770-774, 2006
16) Kuro-o M, Matsumura Y, Aizawa H, et al：Mutation of the mouse klotho gene leads to a syndrome resembling ageing. Nature **390**：45-51, 1997
17) Kurosu H, Yamamoto M, Clark JD, et al：Suppression of aging in mice by the hormone Klotho. Science **309**：1829-1833, 2005
18) Imanishi Y, et al：Cinacalcet HCl suppresses cyclin D1 oncogene-derived parathyroid cell proliferation in a murine model for primary hyperthyroidism. Calcif Tissue Int **89**：29-35, 2011
19) Egbuna OI, Brown EM：Hypercalcaemic and hypocalcaemic conditions due to calcium-sensing receptor mutations. Best Pract Res Clin Rheumatol **22**：129-148, 2008
20) Dvorak MM, Chen TH, Orwoll B, et al：Constitutive activity of the osteoblast Ca^{2+}-sensing receptor promotes loss of cancellous bone. Endocrinology **148**：3156-3163, 2007
21) Ärnlöv J, Carlsson AC, Sundström J, et al：Higher fibroblast growth factor-23 increases the risk of all-cause and cardiovascular mortality in the community. Kidney Int **83**：160-166, 2013
22) McGregor R, Li G, Penny H, et al：Vitamin D in renal transplantation—from biological mechanisms to clinical benefits. Am J Transplant **14**：1259-1270, 2014

2. 副甲状腺機能亢進症の病因と病態生理

2）二次性副甲状腺機能亢進症の発生機序

辻田　誠

はじめに

慢性腎臓病（CKD）の病態では，腎機能障害のため活性型ビタミンDの産生が低下，リンの蓄積，低カルシウム（Ca）血症が生じ，その代償として副甲状腺からPTHが分泌され二次性副甲状腺機能亢進症に至る。その病態に関してはまだ未解明な部分も多いが，FGF23-Klotho系が明らかになるにつれて，解明されつつある。

I．Brickerによるtrade-off仮説

早期CKDでは，リン排泄が低下 → 血清リン値の軽度上昇 → 血清Ca値の軽度低下 → PTHの分泌刺激が起こり，単位ネフロン当たりのリン排泄が増加するため，末期腎不全に至るまで血清Caやリン値が正常範囲に保たれる。しかし，この代償機構が破綻すると，PTHの段階的な上昇により高度な二次性副甲状腺機能亢進症を生じ，低Ca血症，高リン血症を生じる[1]。

II．ビタミンD活性化障害

1970年代に，腎臓で活性型ビタミンDが産生され，それがビタミンD活性化の最終段階であることが明らかとなり，腎機能障害におけるビタミンD活性化障害の病態が明らかとなってきた。PTHは活性型ビタミンDの産生を亢進するが，その関係にはネガティブフィードバックが形成されている。血清Ca濃度の変化のみならず，副甲状腺細胞の核内に存在するVDRを介して行われることが明らかとなった。そのため，活性型ビタミンD濃度の低下によりPTHが過剰分泌されるのみならず，骨でのPTH抵抗性によりさらに分泌刺激が起こる[2]。よって，上述したtrade-off仮説のリン負荷に対する代償でPTHの分泌刺激が起こるのみならず，活性型ビタミンD濃度の低下やそれが原因で血清Ca濃度が低下することにより，PTHの分泌刺激に拍車がかけられることが明らかとなった。また，末期腎不全で高リン血症が出現すると，腎臓における活性型ビタミンDの産生を抑制し，PTHの分泌促進のさらなる原因となる[3]。

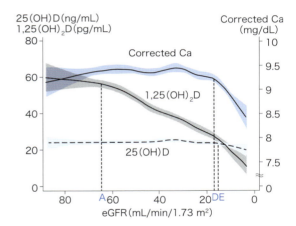

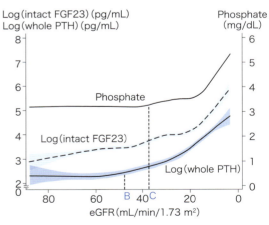

図1　血清Ca，リン，活性型ビタミンD，FGF23，PTHと腎機能との関係

FGF23は早期腎不全から低下を示す。続いて，腎機能が悪化するにつれて活性型ビタミンDの低下が起こり，PTHやリンの上昇が続く。（文献4）より引用）

Ⅲ．FGF23の発見

上述のように，腎不全の進行に伴うミネラル代謝異常，活性型ビタミンDの産生障害によりPTHの分泌が刺激され，二次性副甲状腺機能亢進症となることが明らかとなった。実際には，血清Ca・リン値の異常が出現するのは末期腎不全に進行してからで，それまでは正常範囲に保たれることが多い。しかしながら，活性型ビタミンD濃度の低下は早期腎障害から認められる[4]。その原因は，腎障害のみでは説明が困難であり長らく不明であったが，FGF23の発見により明らかになってきた。FGF23は，腎不全の早期からPTHより先に上昇することが確認されている（図1）。すなわち，腎不全によるリンの貯留を防ぐための代償機構であると理解されている。腎不全の進行に伴い，FGF23やPTHが上昇することにより血清リン濃度は正常範囲に維持されるが，末期腎不全に至るとその代償機構が破綻して血清リン濃度は上昇する。また，FGF23は活性型ビタミンD濃度を低下させる[5]。すなわち，高リン血症を防ぐため早期から上昇したFGF23により，腎不全の早期から活性型ビタミンD濃度が低下することが明らかとなった。腎不全が進行するにつれて，活性型ビタミンDの濃度のさらなる低下や血清リン濃度の上昇，低Ca血症の出現，副甲状腺のVDRやCaSRの発現低下により，二次性副甲状腺機能亢進症はより進展していくと考えられる。

Ⅳ．副甲状腺過形成の進展

CKDの病態では，低カルシウム血症や高リン血症，ビタミンDの活性化障害など慢性的なPTH分泌刺激により副甲状腺細胞はポリクローナルに増殖し，びまん性過形成となる。さらに進展すると，びまん性過形成となった副甲状腺細胞の一部が腫瘍化し，モノクローナルな増殖を示し小結節を形成する。さらなる進展により，結節性過形成を呈する[6,7]（図2）。副甲状腺過形成には，transforming growth factor-α（TGF-α）やepidermal growth factor receptor（EGFR）の関与が大きい。また，副甲状腺のCaSRやVDRの低下はビタミンD抵抗性を助長させる。

FGF23は，腎不全の早期から上昇し活性型ビタミンDの産生を抑制することで二次性副甲状腺機能亢進症の発症に関わるが，前稿に記したようにFGF23は直接副甲状腺に働きかけて，PTHの合成や分泌を抑制する。しかし腎機能が廃絶すると，FGF23やPTHはともに異常上昇をきたし，FGF23によりPTHは抑制されない。その原因として，摘出された副甲状腺ではFGFR1-Klotho共

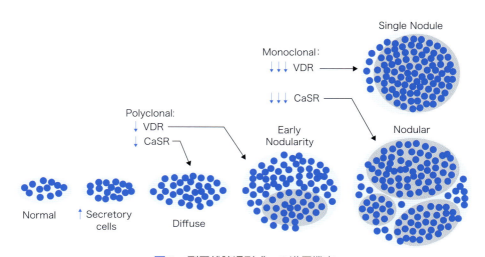

図2　副甲状腺過形成への進展機序

PTH分泌刺激が続くと副甲状腺は腫大し，次第にVDRやCaSRの発現も低下していく。（文献7）より引用）

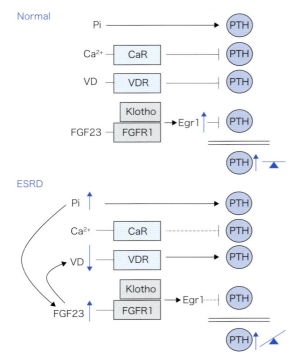

図3 健常人と末期腎不全におけるカルシウム・リン, ビタミンDやFGF23によるPTHの調節機構の相違

末期腎不全ではさまざまな調節機構が破綻して, PTHが上昇する。(文献9) より引用)

受容体の発現低下によりFGF23抵抗性をきたしている可能性が示唆されている[8,9](図3)。末期腎不全によるFGF23抵抗性によって異常分泌されたPTHは, 内科的治療抵抗性を示すのみならず, 腎移植後に腎機能が改善してもPTHの異常分泌をきたす三次性副甲状腺機能亢進症となる。

文献

1) Bricker NS, Slatopolsky E, Reiss E, et al：Calcium, phosphorus and bone in renal disease and transplantation. Arch Intern Med **123**：543-553, 1969
2) Massry SG, Coburn JW, Lee DB, et al：Skeletal resistance to parathyroid hormone in renal failure. Studies in 105 human subjects. Ann Intern Med **78**：357-364, 1973
3) Tanaka Y, Deluca HF：The control of 25-hydroxyvitamin D metabolism by inorganic phosphorus. Arch Biochem Biophys **154**：566-574, 1973
4) Nakano C, Hamano T, Fujii N, et al：Combined use of vitamin D status and FGF23 for risk stratification of renal outcome. Clin J Am Soc Nephrol **7**：810-819, 2012
5) Gutierrez O, Isakova T, Rhee E, et al：Fibroblast growth factor-23 mitigates hyperphophatemia but accentuates calcitoriol deficiency in chronic kidney disease. J Am Soc Nephrol **16**：2205-2215, 2005
6) Tominaga Y, Tanaka Y, Sato K, et al：Histopathology, pathophysiology, and indications for surgical treatment of renal hyperparathyroidism. Semin Surg Oncol **13**：78-86, 1997
7) Cunningham J, Locatelli F, Rodriguez M：Secondary hyperparathyroidism：pathogenesis, disease progression, and therapeutic options. Clin J Am Soc Nephrol **6**：913-921, 2011
8) Komaba H, Goto S, Fujii H, et al：Depressed expression of Klotho and FGF receptor 1 in hyperplastic parathyroid glands from uremic patients. Kidney Int **77**：232-238, 2010
9) Galitzer H, Ben-Dov IZ, Silver J, et al：Parathyroid cell resintance to fibroblast growth factor 23 in secondary hyperparathyroidism of chronic kidney disease. Kidney Int **77**：211-218, 2010

第2章　副甲状腺機能亢進症

3．副甲状腺機能亢進症の臨床

1）臨床像，検査

冨永芳博

Ⅰ．自覚症状

SHPTに比較的高頻度に出現する症状を表1に示した。骨・関節痛は膝関節，足底が典型的で，動き始めに痛みが強いが，動き出してしまえば痛みは軽減し，歩行可能となることが多い。最近，骨・関節痛を示すSHPTの症例も減少している。比較的早期にPTxを施行するためか，あるいはVDRAまたはシナカルセトの使用により骨吸収が抑制されているのが原因かもしれない。

透析患者，特に長期透析患者で比較的高頻度に認められるのは，アミロイド関節症と脊柱管狭窄症である。アミロイド関節症は透析技術の進歩に伴い重症例は減少している。脊柱管狭窄症は，頸部に生じれば脊髄症状を呈するし，腰部に発症すれば坐骨神経痛，間欠性跛行の原因となる。両者とも，PTxを施行しても一般的に骨・関節痛は改善しない。改善しない場合は整形外科医へのコンサルトが必要となる。また，頸椎症は長期透析患者に高頻度に認められ，手術時，頸部過伸展にて脊髄損傷の原因となるので，術前に整形外科医の診察が必要である。

SHPTとPHPTともに認められる自覚症状としては，神経・筋・精神症状（neuro-muscular-psychiatric symptoms）が挙げられる。症状としては筋力低下，歩行障害，うつ，不眠，認知障害，記銘力障害などが挙げられるが，PTx前には明瞭ではなくそれらの症状に気が付かないが，PTx後に改善し，そのような症状が存在することに気付くことも稀ではない。

他によく見られる症状としては，頑固な咳，痒みなどが挙げられる。一般にそれらの症状はPTxにて改善する。

PTHは尿毒素の1つと提唱されており，erythropoietin stimulating agent（ESA）に抵抗する貧血，易感染性，発癌性，性機能の低下，心不全などがSHPTと関連があると報告されている。

特に拡張型心筋症様心〔diastolic cardiomyopathy（DCM）like heart〕はびまん性に心収縮能が低下しており，手術リスクが高く，麻酔科の医師が全身麻酔下の手術を躊躇することがまま存在する。PTxにて心不全は改善するため，麻酔医との相談となる。

Ⅱ．骨所見

典型的な腎性骨異栄養症（renal osteodystrophy：ROD）の骨所見を表2に示す。約30年前（Era 1, 2）にSHPTにてPTxを施行した症例の

表1　SHPTの臨床像

- 骨・関節痛
- 神経・筋・精神症状（筋力低下，歩行障害，イライラ感，不眠，うつ，集中力低下など）
- 頑固な瘙痒感
- ESA抵抗性貧血
- DCM like heart（心不全）
- 腫瘤性石灰化

など

表2　RODの骨所見

線維性骨炎（ostitis fibrosa）
破骨細胞の活性亢進，骨吸収・骨硬化
手指骨骨膜下吸収像，salt and pepper skull，rugger jersey spine，骨格の変形，shrinking man syndrome，釣鐘状胸郭

骨軟化症（osteomalacia）
骨石灰化障害，Alの蓄積，ビタミンDの欠乏，Looser's zone

骨粗鬆症（osteoporosis）
骨量の減少

透析アミロイド関節症
透析周囲へのアミロイドの沈着，骨破壊
手根骨・大腿骨頸部の囊胞性変化

ほとんどが単純X線で線維性骨炎所見を示したが，静注用VDRA出現後のEra 3，シナカルセト後のEra 4では，線維性骨炎所見に遭遇することはほぼ皆無である．しかしながらX線上，線維性骨炎所見が明らかな症例ではhungry boneの程度が強いため（図1〜4），術後のCa補充には注意を要する．

骨密度（bone mineral content：BMC）は一般にHPT下では減少する．

PTHの骨への作用は海面骨＜皮質骨のため，BMC測定に関しては腰椎2〜4および橈骨遠位端

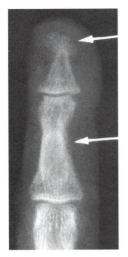

図1　手指骨の骨膜下吸収像

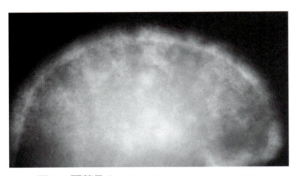

図2　頭蓋骨のsalt and pepper appearance

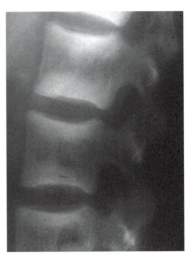

図3　椎骨のrugger jersey spine

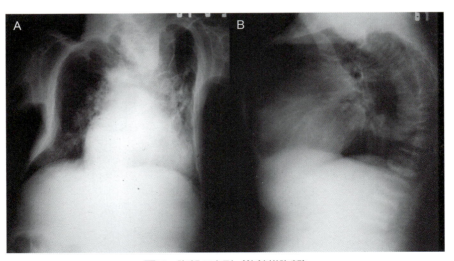

図4　胸郭の変形（釣鐘様胸郭）
　　　A：正面，B：側面

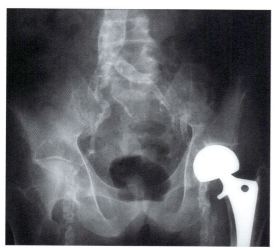

図5　骨盤の血管石灰化

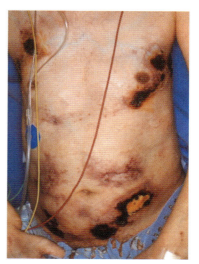

図6　Calciphylaxis

1/3の両者について，PTx前，およびPTx後1年目に測定する。PTx後BMCは増加する。増加の程度は皮質骨＜海綿骨である。PTx後1年でBMCの増加の程度が十分でないときは，osteoporosisに対して最近使用可能となった薬剤の使用を検討する。

Ⅲ．異所性石灰化

異所性石灰化（図5）は心血管系合併症の原因となり，生命予後に大きな影響を与えるので，SHPTの治療目的は，異所性石灰化を阻止することといっても過言ではない。

表3〜5にSHPTでよく認められる異所性石灰化の部位，発生機序，成因，治療について示した。

calciphylaxis（図6）は皮下の細動脈に石灰化が生じ，皮膚の潰瘍形成，壊死を引き起こし，敗血症を生じる予後不良な病態である。高度なSHPTで生じやすく，PTxの絶対適応とされていたが，近年SHPTの程度と関係なく発症することが報告されている。PTHの低値な症例ではPTxの適応とはならない。自験例でのPTx施行例で術前に本症が確認されたのはわずかに6/1,499（0.40％）であった[1]。

腫瘤状石灰化（tumoral calcinosis）（図7）は主に関節周囲の石灰化であるが，Era 3, 4では遭遇

表3　SHPTでみられる異所性石灰化

血管の石灰化
・動脈硬化症石灰化
・中膜石灰化（メンケベルグ型）
・CUA（calcific uremic arteriolopathy）
　　（calciphylaxis）
腫瘤性石灰化（tumoral carcinosis）
心臓の弁の石灰化
胃壁，子宮筋腫，嚢胞腎など

表4　血管石灰化の機序

①血清リン，Ca値の上昇，Ca過負荷
②石灰化抑制因子の欠乏
　（Fetuin-A, MGP, OPG, NNP, Klothoなど）
③血管平滑筋細胞の損傷，死滅
④血管平滑筋細胞の骨芽細胞様細胞への形質転換

表5　血管石灰化の抑制・予防

①リン，Ca過負荷の阻止
②シナカルセト
③PTH低下
④脂質代謝の改善，スタチンの投与
⑤ビスホスホネート（エチドロネート）
⑥βブロッカー，血圧の維持
⑦効率のよい血液透析
⑧ESAによる貧血の管理

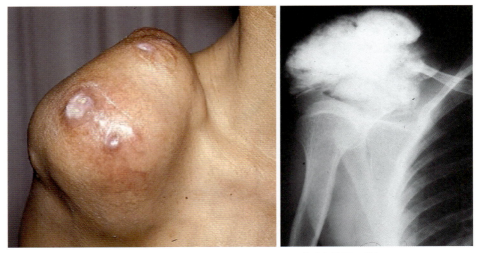

図7　肩関節周囲の tumoral calcinosis（腫瘤状石灰化）

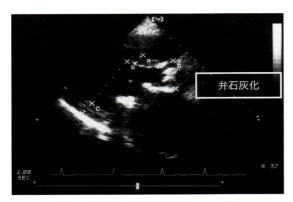

図8　心臓弁の石灰化（心エコー像）

表6　検査項目（PTxを考慮する高度なSHPT症例）

以下の項目は術前ルーチンに施行
A）生化学検査
　血清Ca値，血清リン値など
　骨代謝マーカー：ALP，BAP，OC（骨形成マーカー）
B）内分泌検査：intact PTH，甲状腺ホルモン
C）全身骨X線，骨塩量
D）画像診断：US，CT，MIBI scintigram
E）心機能検査：UCG，負荷心電図
F）頸椎症の有無のチェック（X線，MRIなど）
必要に応じて検査追加。専門医コンサルト。
ハイリスク症例は麻酔科術前受診。

することは稀である。一般に腫瘤状石灰化はPTxにて改善する。

　冠動脈の石灰化，心臓弁の石灰化は高頻度に認められる。虚血性心疾患，大動脈弁狭窄症の原因となるのでPTx前の循環器検査は必須である（図8）。高度な場合は，冠動脈狭窄症に対してはPCIを，ASに対してはAVRが優先される。IHD，ASは，残念ながら一般にPTxによる改善は認められない。

Ⅳ．検査項目

　われわれが初診時に行うSHPTの検査を表6に示す。血清Ca値，リン値は治療，食事，内服アドヒアランス，線維性骨炎の存在などで大きな影響を受ける。一般に高Ca，高リン血症を示す。PTH値は最も重要な検査所見である。詳細については別稿を参照されたい。シナカルセト内服時には内服後4〜6時間までPTH値は低下し，その後上昇するため，採血時間を配慮しないと過度にPTH値が低下したと誤認する原因となる。PTH値は当然，血清Ca値に影響を受け，骨代謝マーカーは骨回転，hungry boneの程度，術後のCa補充量を予測するためにも重要である。

文　献

1) Matsuoka S, Tominaga Y, Uno N, et al : Calciphylaxis : a rare complication of patients who required parathyroidectomy for advanced renal hyperparathyroidism. World J Surg 29 : 632-635, 2005

3. 副甲状腺機能亢進症の臨床

2）PTH測定

平光高久

はじめに

副甲状腺から産生された副甲状腺ホルモン（PTH）は、84個のアミノ酸から構成されている一本鎖のポリペプチドホルモンである。このPTHが腎臓、肝臓で代謝されることにより、さまざまなフラグメントが産出される。PTHのフラグメントのなかでも、完全体である1-84 PTH（whole PTH）が最も骨代謝に寄与していると考えられている。そのほかにはC末端、N末端を有するフラグメント、中間部フラグメントが存在する。これらのフラグメントの半減期は、1-84 PTHが2〜4分程度とされている一方で、腎臓から排泄されるC末端フラグメントは5〜10分程度とされている。血液中を循環しているフラグメントの割合は、一般に1-84 PTHが5〜30％、C末端フラグメントが70〜95％、N末端フラグメントが数％程度とされている。しかしC末端フラグメントの割合は、腎機能に影響を受ける。さまざまなフラグメントがあるなかでも、C末端フラグメントの1つである7-84 PTHは、骨にて1-84 PTHのレセプターに拮抗して骨代謝を阻害することが知られている。しかし、最も高い生理活性を有するのは1-84 PTHであり、1-84 PTHを特異的に測定するためのさまざまな測定法が開発された。

PTH測定法は、現在、第1〜第3世代まで存在している。第1世代は1959〜1987年まで使用されていた。Radioimmunoassayのsingle antibodyで、39-84部分または53-84部分をtargetにして測定していたため、さまざまなフラグメントを測定してしまっていた[1,2]。第2世代の測定法は、1987年から使用されるようになった。第2世代では、C末端を認識するantibody（39-84部分、44-84部分、55-64部分、53-84部分）とN末端を認識するantibody（13-34部分、26-32部分）の2種類の違ったantibodyを使用するsandwich assayにより、1-84 PTHを完全に測定できるようになったと考えられ、intact PTH assayと呼ばれるようになった。しかし実際は、先にも述べた7-84 PTHを同時に測定していることが判明した。さらに、7-84 PTHのようなC末端フラグメントの血液中での割合が腎機能に左右されることは前述したとおりである。そこで、2000年頃よりN末端の1-4部分または1-5部分と39-84部分を認識することができるsandwich法で、これまで以上に1-84 PTHに対して感度、特異度がともに高いと考えられた第3世代が使用されるようになってきている。しかし、実際は、第2世代と第3世代の相関性は良好であり、第3世代で測定したPTH値が第2世代で測定したPTH値の30〜60％となることが示されており、現在でも第2世代が使用されることとなっている[3〜5]。また第3世代に関しても、N-PTHと呼ばれる1-84 PTHではあるが、15-20部分が修飾されていることより、本来測定するべき1-84 PTHとは違ったPTHを測定してしまうことが指摘され始めている[6]。

I．PTH測定法、キット

第2世代のintact PTHの測定法は、2種類のantibodyを使用したsandwich assayであるが、その過程により1 step sandwich法、2 step sandwich法に分けることができる。またその測定方法には、酵素免疫測定法（EIA）、電気化学発光免疫測定法（ECLIA）、化学発光免疫測定法（CLIA）などがある。これらの方法の組み合わせにより、さまざまなintact PTH測定キットが一般に製造され使用されている。それぞれの測定キットにより測定値に差異が生ずるため、その互換性について報告されている[7]。

Ⅱ．PTH 測定キットの使用目的

　Intact PTH 測定キットを使用することにより，迅速かつ簡便に intact PTH を測定できる。そのため，通常診療での intact PTH 測定だけでなく，副甲状腺手術における術中 intact PTH 測定にも使用されている。Intact PTH 測定キットによる反応時間は，キットの種類により異なるが，15～30 分である。これを利用して手術開始前の intact PTH，副甲状腺摘出後の intact PTH を比較することにより，病的副甲状腺が摘出されたか，または副甲状腺を全腺摘出できたかを術中に確認するために使用される（その手術開始前の intact PTH，副甲状腺摘出後の intact PTH の診断基準については，「術中 intact PTH モニタリング」の項目で詳しく述べることとする）。これにより手術を低侵襲化させることができ，さらに再発予防につながると考えられている[8,9]。

文　献

1) Berson SA, Yalow RS：Immunochemical heterogeneity of parathyroid hormone in plasma. J Clin Endocrinol Metab **28**：1037-1047, 1968
2) Torres PU：The need for reliable serum parathyroid hormone measurements. Kidney Int **70**：240-243, 2006
3) Gao P, Scheibel S, D'Amour P, et al：Development of a novel immunoradiometric assay exclusively for biologically active whole parathyroid hormone 1-84：implications for improvement of accurate assessment of parathyroid function. J Bone Miner Res **16**：605-614, 2001
4) John MR, Goodman WG, Gao P, et al：A novel immunoradiometric assay detects full-length human PTH but not amino-terminally truncated fragments：implications for PTH measurements in renal failure. J Clin Endocrinol Metab **84**：4287-4290, 1999
5) Slatopolsky E, Finch J, Clay P, et al：A novel mechanism for skeletal resistance in uremia. Kidney Int **58**：753-761, 2000
6) Komaba H, Goto S, Fukagawa M：Critical issues of PTH assays in CKD. Bone **44**：666-670, 2009
7) Souberbielle JC, Boutten A, Carlier MC, et al：Inter-method variability in PTH measurement：implication for the care of CKD patients. Kidney Int **70**：345-350, 2006
8) Barczynski M, Konturek A, Hubalewska-Dydejczyk A, et al：Evaluation of Halle, Miami, Rome, and Vienna intraoperative iPTH assay criteria in guiding minimally invasive parathyroidectomy. Langenbecks Arch Surg **394**：843-849, 2009
9) Hiramitsu T, Tominaga Y, Okada M, et al：A retrospective study of the impact of intraoperative intact parathyroid hormone monitoring during total parathyroidectomy for secondary hyperparathyroidism：STARD study. Medicine **94**：e1213, 2015

3. 副甲状腺機能亢進症の臨床
3）骨所見：SHPT の骨組織の特徴と PTx 後の変化

矢島愛治　　土谷　健　　冨永芳博
谷澤龍彦　　伊藤明美　　新田孝作

I. 腎性骨症の病態

　腎機能障害が発症すると活性型ビタミンD濃度は低下し，一度は副甲状腺機能が亢進するため血清副甲状腺ホルモン（PTH）値は上昇する。しかし，その前から FGF 23 上昇，Klotho 低下は認められ，骨および血管障害は発症している[1,2]。血清リン値の上昇により，FGF 23 上昇，Klotho 低下に拍車がかかり上記障害は悪化するため，保存期から血清リン値のコントロールは重要である。in vitro の data ではあるが，FGF 23 過剰発現は骨芽細胞（osteoblast）の分化を抑制するため，このような状況下では骨量は減少しやすいと考えられる[3]。また Klotho 欠乏の状態では，osteomalacia，その後のPTH上昇に伴い mixed osteodystrophy あるいは osteitis fibrosa が発症する。ここでビタミンD製剤を投与するか否かについては，adynamic bone disease の発症を懸念するがゆえに賛否両論分かれるところである。筆者は，保存期から二次性副甲状腺機能亢進症の治療を始めている。この保存期からの治療の理由を骨の観点から述べると，①骨外膜損傷が非可逆的である，②腎機能障害に特有で，さらに副甲状腺機能亢進症で増加する脆弱な網状骨（woven bone）は，非可逆性の可能性がある，③骨量の減少により増加する骨髄腔内脂肪細胞は骨形成を抑制するため，などが挙げられる。上記②の根拠は，腎性副甲状腺機能亢進症治療の結果 woven bone 量は変化せず，健常な lamellar bone 量増加が明らかにされていることにある。また，保存期からビタミンD製剤を投与するほかの理由として，①昨今糖尿病性腎症が増加しているが，糖尿病では腎機能異常の有無にかかわらず $1-\alpha$ hydroxy vitamin D 活性が低下し骨障害が発生している，②ビタミンD欠乏により慢性腎機能障害（CKD）患者特有である悪性腫瘍の発症増加および進行が懸念される，③また skeletal-muscle interaction を通した lining cell による骨形成—minimodeling が多い—が損なわれる，④bone structural unit での osteocyte による骨石灰化が低下するため低石灰化領域が増加する，などで，筆者は保存期よりビタミンD製剤を投与している[4〜8]。また，PTH の枯渇状態で Klotho 欠乏に伴う骨異常は改善されるため[9]，保存期からPTHの過上昇は抑えるべきかと考える。

　昨今，腎機能障害者において骨細胞から発現する sclerostin についての論文が散見される。Sclerostin は，骨形成抑制，破骨細胞性および骨細胞性骨吸収を助長するという意味において，腎性骨症においては抑制されるべきと考える。一方では，長期にわたる血清PTH上昇は sclerostin 発現を抑制することが古くから知られており，筆者はPTHに比較し sclerostin に対して必要以上に神経質になる必要性はないと考える。PTH 管理において，保存期腎不全患者での calcimimetic agent 使用では著明な低 Ca 血症発症が確認されており，米国およびわが国での使用は許可されていない[10]。保存期治療の問題点は，治療目標となる適切な皮質骨および海綿骨における血清PTH値が定められていないことにある。FGF 23 および Klotho と骨代謝異常の関連について，これ以上の詳細な話は骨代謝専門誌に譲ることとする。

　以下，CKD ステージ 5 における副甲状腺摘出および自家移植術（PTx）を中心とした副甲状腺機能亢進症治療の骨効果について述べる。

II. PTx の骨に対する治療効果と術後管理

　維持透析患者に対する PTx はきわめて重要な治療として今もなお，広く行われている[11,12]。各

種の vitamin D sterol 治療が一般化されているなか，異所性石灰化などの副作用あるいはコンプライアンスの問題を含めて，主治医の努力は不可欠である。Calcimimetic agent は著明な副甲状腺ホルモン低下作用を持ち合わせ，異所性石灰化の懸念は vitamin D sterol に比し少ない。しかしながら，骨量は本当に増加するのか，あるいは骨折率は減少するのかなどの議論は，論文上も含めて不十分といえる。休薬した場合，リバウンドによる血清 PTH は再上昇にとどまらず，元来の値に比しさらなる上昇が認められる事実は，深刻な問題点として取り残されている。米国 Amgen 社が行った EVOLVE Trial の結果では，米国内で 60 歳以上の比較的高齢の患者に限って，calcimimetic agent 内服は骨折率を有意に減少させた[13]。しかしながらこの臨床研究では，vitamin D sterol の併用有無による骨折率についての検討はなされておらず，limitation と記されている。骨内の細胞で最も数が多く，かつ存在する面積部位の広い osteocyte にはビタミン D 受容体は存在するわけであり[14]，未治療で活性型ビタミン D 濃度が著明に低下している透析患者で，calcimimetic agent 治療においてビタミン D 製剤併用有無による骨量，骨折率の予後は十分に検討されるべきである。

ところで，同様のことが PTx 後の骨折率改善の報告についてもいえる[15]。PTx 後に骨塩量（bone mineral density：BMD）が増加するという内容，結果の論文においても[16]，術後のビタミン D 併用については明記されておらず，現在まで PTx 術後のビタミン D 併用投与は低カルシウム（Ca），リン状態を回避するための一手段として使用されていた懸念もある。当然のことながら，PTx 後の hungry bone syndrome による低 Ca および低リン血症，およびそれらに基づく合併症は，術後管理がきわめて重要といえる当手術において解決されるべき大きな課題である。つまり，血清 Ca の極端な低下による tetany および低リン血症性骨軟化症を可能な限り回避するという意味から考えて，ある活性型ビタミン D を一定期間投与することは確実に行うべきであり，きわめて重要な治療の一環といえる。しかし，骨細胞性骨石灰化においてビタミン D 中等量以上の内服が必要，かつこれを長期投与した場合の移植腺機能不全から発生する PTx 術後の長期にわたる adynamic bone disease とこれに伴う異所性石灰化や骨折率再増加の危険性が懸念され，これらをいかに回避していくか，今後の重要な検討課題である[17~19]。これに対して calcimimetic agent 治療の場合，長期的な間欠的 vitamin D sterol 併用治療は，これらの危惧が少ないと考えられる。現在まで PTx 後の Ca，リン管理対策において，術後短期的には比較的多量の経口活性型ビタミン D 製剤および Ca 製剤，高リン食が使用，加療されて，必然的に術後の血清ビタミン D 濃度が高いレベルに維持された患者では，骨細胞性骨石灰化は増加しており，骨細胞性骨石灰化量は骨芽細胞性骨石灰化量に比し多いことが示され[20]，前記報告にあるように，PTx 術後の BMD 増加が骨細胞性骨石灰化に多く依存している可能性が示されてきた[16]。しかしながら，この際投与する適切なビタミン D の種類はいまだわかっていない。増加した骨は腎不全特有の脆弱な網状形態を示す woven bone ではなく，層状で健常な lamellar bone であり，骨質が改善することは確実である[21]。PTx 後の骨新生において，層状骨のみから形成される minimodeling のほうが remodeling による新生骨量に比し多いという結果が得られ，今までの骨構造改善を支持する結果であるとともに，minimodeling の概念が重要であることが再度示唆された[22]。したがって，この minimodeling 骨量の増加は，PTx においてもたらされるきわめて貴重な骨効果といえる。

一方で，骨折は皮質骨から発生するため，皮質骨障害は腎性副甲状腺機能亢進症の大きな問題点である。皮質骨各骨面（骨内膜，骨髄腔化した皮質骨面，骨外膜面）における破骨細胞面（Oc.S/BS），吸収面（ES/BS），線維組織量（Fb.V/TV）の治療後改善は，海綿骨に比し遅くその程度は少ない。特に皮質骨のなかでも治療に対して非可逆的である骨外膜は，大きな問題点である。骨外膜周囲では PTx 後に woven bone の減少あるいは lamellar bone の増加はほとんど認められず，高回

転骨は改善しない[23]。一部，動物モデルにおいてマキサカルシトールの副甲状腺内投与後，さらなる静脈内投与後に皮質骨の改善が認められる旨の報告があるが，ヒトにおけるこのような継続的投与については，投与期間を含めて異所性石灰化対策を立ててからの治療となる[24]。実際，皮質骨の改善は海綿骨に比し遅く，程度も低い[23]。そのため腎性骨症においては，皮質骨骨量が著明な低下を示す前に何らかの治療を行わないと，miserableな結果となる可能性がある[25]。このため，PTxというactiveかつ最終的な治療を行ううえで重要な決定因子として皮質骨骨量が挙げられる。通常は，橈骨遠位1/3の骨量Z-scoreが70％を下回るようであれば，筆者は麻酔科の協力が得られる限り，躊躇なくPTxを行うようにしている。このような理由で，皮質骨でのminimodelingによる骨量増加はきわめて重要な骨折予防因子といえる[26]。われわれはminimodelingが誘発されるPTx術後の骨形成が活発な時期に運動はなるべく早期に行い，skeletal-muscle interactionによるminimodeling誘発あるいは増加に心がけている[27,28]。このskeletal-muscle interactionでも，ビタミンDが重要な役割を果たしているといわれている[7]。しかしながら，この所見だけでPTx術後の骨折率低下につながるとはいえない。1つの理由として，PTx後に短期間であるかもしれないが，骨細胞（osteocyte）数の減少がevidenceとして示されており，破骨細胞（osteoclast）や骨芽細胞（osteoblast）のように極端な減少は示さない[20]。しかしながら，この状態が悪化あるいは長期にわたると易骨折性につながる懸念があり[29]，osteocyteにはestrogen受容体も確認されているため[30]，血清estrogenレベルを測定し，PTx後，低PTH状態におけるestrogen補充療法も併せて考慮に入れるべきなのか，今後の臨床および基礎的検討に期待するところである。

一方で，現在まで腎性骨症分類はSherrard分類なるものが使われ，ガイドラインおよび治療の指標となってきた[31]。この分類では，osteocyteのことは全く考慮に入れられておらず，osteoclastおよびosteoblastの機能のみが病型分類の指標となっており，現在になっては骨代謝学上，この分類は学術的に乏しいものとなってきた。腎領域以外では，osteocyteの基礎，臨床研究の発展は目覚ましいものがあり多くの論文が出されてきた[32]。腎領域での検討論文は数編にとどまり，さらにこれらは腎臓系のjournalにpublishされたものでないことに注目するべきである[20,33]。つまり，論文審査の段階でosteocyteそのものに関する論文は腎臓系journalにrejectされてきたこととなり，今後腎性骨症の診断，治療および患者の生命予後において多くの問題が発生するであろう。Osteocyte由来のRANKL，sclerostin，FGF 23など，腎領域の骨ミネラル代謝異常症では欠かすことのできない発現物質は腎性骨症において重要であり，腎臓系journalに掲載されてきた。現段階で，腎不全患者においてPTxに変わりうる安全，有効，かつ医療経済的に考慮された保存的治療はない。PTxに残された問題点としては，確実に全腺摘出できているか否かということ，術後のビタミンD補充療法を，どの期間まで骨細胞性骨石灰化に十分足りる量を行うのかということがある。骨細胞性石灰化骨量は骨量を規定する重要な因子であるため，十分な考察が必要である。

以上，簡単ではあるがPTxの骨効果について述べるとともに，臨床現場において残された診断，治療上の問題点においても言及した。

文　献

1) Kuro-o M, Matsumura Y, Aizawa H, et al : Mutation of the mouse klotho gene leads to a syndrome resembling ageing. Nature 390 : 45-51, 1997
2) Isakova T, Wahl P, Vargas GS, et al : Fibroblast growth factor 23 is elevated before parathyroid hormone and phosphate in chronic kidney disease. Kidney Int 79 : 1370-1378, 2011
3) Wang H, Yoshiko Y, Yamamoto R, et al : Overexpression of fibroblast growth factor 23 suppresses osteoblast differentiation and matrix mineralization in vitro. J Bone Miner Res 23 : 939-948, 2008
4) Maier GS, Horas K, Kurth AA, et al : Prevalence of vitamin D deficiency in patients with bone metastases and multiple myeloma. Anticancer Res 35 : 6281-6285, 2015
5) Kutmon M, Coort SL, de Nooijer K, et al : Integrative network-based analysis of mRNA and microRNA expression in 1,25-dihydroxyvitamin D_3-treated can-

cer cells. Genes Nutr 10：484, 2015
6) Chonchol M, Greene T, Zhang Y, et al：Low vitamin D and high fibroblast growth factor 23 serum levels associate with infectious and cardiac deaths in the HEMO Study. J Am Soc Nephrol 27：227-237, 2016
7) Girgis CM, Clifton-Bligh RJ, Hamrick MW, et al：The roles of vitamin D in skeletal muscle：form, function, and metabolism. Endocr Rev 34：33-83, 2013
8) Marie PJ, Glorieux FH：Relation between hypomineralized periosteocytic lesions and bone mineralization in vitamin D-resistant rickets. Calcif Tissue Int 35：443-448, 1983
9) Yuan Q, Sato T, Densmore M, et al：Deletion of PTH rescues skeletal abnormalities and high osteopontin levels in Klotho −/− mice. PLoS Genet 8：e1002726, 2012
10) Yajima A, Pasch A, Nitta K：Efficacy and safety of cinacalcet in chronic kidney disease stage Ⅲ and Ⅳ. Clinical Medicine：Therapeutics 1：1661-1666, 2009
11) Tominaga Y：Chronic kidney disease (CKD) and bone. The clinical perspective of parathyroid interventional therapy for advanced secondary hyperparathyroidism in the era of cinacalcet HCl. Clin Calcium 19：545-550, 2009
12) Tominaga Y, Uchida K, Haba T, et al：More than 1,000 cases of total parathyroidectomy with forearm autograft for renal hyperparathyroidism. Am J Kidney Dis 38（4 Suppl 1）：S168-S171, 2001
13) Moe SM, Abdalla S, Chertow GM, et al：Effects of cinacalcet on fracture events in patients receiving hemodialysis：The EVOLVE Trial. J Am Soc Nephrol 26：1466-1475, 2015
14) Lam NN, Triliana R, Sawyer RK, et al：Vitamin D receptor overexpression in osteoblasts and osteocytes prevents bone loss during vitamin D-deficiency. J Steroid Biochem Mol Biol 144 Pt A：128-131, 2014
15) Rudser KD, de Boer IH, Dooley A, et al：Fracture risk after parathyroidectomy among chronic hemodialysis patients. J Am Soc Nephrol 18：2401-2407, 2007
16) Abdelhadi M, Nordenström J：Bone mineral recovery after parathyroidectomy in patients with primary and renal hyperparathyroidism. J Clin Endocrinol Metab 83：3845-3851, 1998
17) London GM, Marchais SJ, Guérin AP, et al：Anklebrachial index and bone turnover in patients on dialysis. J Am Soc Nephrol 26：476-483, 2015
18) Block GA, Kilpatrick RD, Lowe KA, et al：CKD-mineral and bone disorder and risk of death and cardiovascular hospitalization in patients on hemodialysis. Clin J Am Soc Nephrol 8：2132-2140, 2013
19) Danese MD, Kim J, Doan QV, et al：PTH and the risks for hip, vertebral, and pelvic fractures among patients on dialysis. Am J Kidney Dis 47：149-156, 2006
20) Yajima A, Inaba M, Tominaga Y, et al：Increased osteocytre death and mineralization inside bone after parathyroidectomy in patients with secondary hyperparathyroidism. J Bone Miner Res 25：2374-2381, 2010
21) Yajima A, Ogawa Y, Takahashi HE, et al：Changes of bone remodeling immediately after parathyroidectomy for secondary hyperparathyroidism. Am J Kidney Dis 42：729-738, 2003
22) Yajima A, Inaba M, Tominaga Y, et al：Bone formation by minimodeling is more active than remodeling after parathyroidectomy. Kidney Int 74：775-781, 2008
23) Yajima A, Inaba M, Ogawa Y, et al：Significance of time-course changes of serum bone markers after parathyroidectomy in patients with uraemic hyperparathyroidism. Nephrol Dial Transplant 22：1645-1657, 2007
24) Shiizaki K, Hatamura I, Negi S, et al：Direct maxacalcitol injection into hyperplastic parathyroids improves skeletal changes in secondary hyperparathyroidism. Kidney Int 70：486-495, 2006
25) Schober HC, Han ZH, Foldes AJ, et al：Mineralized bone loss at different sites in dialysis patients：implications for prevention. J Am Soc Nephrol 9：1225-1233, 1998
26) Yajima A, Inaba M, Tominaga Y, et al：Minimodeling reduces the rate of cortical bone loss in patients with secondary hyperparathyroidism. Am J Kidney Dis 49：440-451, 2007
27) Tatsumi S, Ishii K, Amizuka N, et al：Targeted ablation of osteocytes induces osteoporosis with defective mechanotransduction. Cell Metab 5：464-475, 2007
28) Morse A, McDonald MM, Kelly NH, et al：Mechanical load increases in bone formation via a sclerostin-independent pathway. J Bone Miner Res 29：2456-2467, 2014
29) Qiu S, Rao RD, Palnitkar S, et al：Reduced iliac cancellous osteocyte density in patients with osteoporotic vertebral fracture. J Bone Miner Res 18：1657-1663, 2003
30) Kondoh S, Inoue K, Igarashi K, et al：Estrogen receptor α in osteocytes regulates trabecular bone formation in female mice. Bone 60：68-77, 2014
31) Kidney Disease：Improving Global Outcomes (KDIGO) CKD-MBD Work Group：KDIGO clinical practice guideline for the diagnosis, evaluation, prevention, and treatment of Chronic Kidney Disease-Mineral and Bone Disorder (CKD-MBD). Kidney Int Suppl 113：S1-S130, 2009
32) Dallas SL, Prideaux M, Bonewald LF：The osteocyte：an endocrine cell… and more. Endocr Rev 34：658-690, 2013

4. 副甲状腺の画像診断

長坂隆治

はじめに

　副甲状腺の術前画像診断は重要視されなかった時代もあるが[1]，各モダリティの技術や手法の向上により，現在では副甲状腺病変の確定診断，局在診断，合併する甲状腺病変の診断，再発の局在診断など[2]，正確かつ詳細な情報が得られ，術前画像評価手技としての意義も確立されてきたといえる。非侵襲的な画像診断法として，ultrasonography（US），computed tomography（CT），magnetic resonance imaging（MRI），^{99m}Tc-methoxy isobutyl isonitrile scintigraphy（MIBI）などの手法が挙げられる。

　USは非侵襲的かつ低コストで，検査技師だけでなく担当医師による画像評価も可能である。またcolor Dopplerの併用により，甲状腺病変やリンパ節など周囲組織との鑑別も可能であり，副甲状腺の局在診断に対しては第一選択とされるべきである。さらに甲状腺内腫瘍の評価も同時にでき，針生検のガイディングにも使用できるなど利点は多い。しかし，気管や食道周囲の副甲状腺または胸骨柄背面や縦隔内などに存在する異所性副甲状腺に対しては全くの死角であるため，腫大腺があるという診断を下すことはできるが，腫大腺がないと診断することは不可能である。また検者の主観に左右される超音波検査は，検者の熟練度により診断率が異なり，担当検査技師の交代により局在診断率が極端に下がったりする場合があるので，担当医師はその検者が誰なのかを絶えず把握しておく必要がある。検査技師と担当医師による描出精度も異なるが[3]，逆に同じモダリティの二重検査により診断率を高められると考えることもできる。

　CTは，USで描出困難な部位（傍気管，傍食道，胸骨柄背面や縦隔内など）の局在診断に有用である。また甲状腺内腫瘍の評価も同時に可能であり，術式選択の一助となるモダリティである。ただ副甲状腺上腺の局在診断には優れているが，鎖骨や周囲の骨からのアーチファクトの影響により下腺の確認には劣ることがあり[2]，空間分解能やスライス厚の影響も受ける[4]。

　MRIは放射線被曝がないが，簡便性に欠ける[4]。CTに比べて優れている点は，CTよりも組織の種類による画像のコントラストが高く，骨によるアーチファクトが少ない点であり，腫瘍内部の成分情報はMRIのほうが得られやすい。しかし，空間分解能や動きによるアーチファクトに対してはCTのほうが有利である。脳脊髄液，尿，漿液，浮腫などの自由水を多く含む成分に対しては，T1強調画像（T1WI）で低信号，T2強調画像（T2WI）で高信号となる。1週間程度の出血，脂肪，高蛋白成分を含む液体などはT1WIで高信号となる。MRI信号として受信されるのは，主に水と脂肪に含まれる^{1}H原子核からの信号であり[5]，脂肪信号だけを抑制するためのさまざまなシーケンスが開発されている。腫瘍内部の（穿刺後）血腫や脂肪成分の評価，また周囲への組織浸潤の評価にはCTよりも有用である。CTとMRIを術前検査として併用する必要はないが，得られる情報は異なるため，その評価目的によりモダリティ選択をすべきである。

　甲状腺・副甲状腺シンチグラフィにおいて，^{99m}Tc-pertechnetateは甲状腺に集積し，^{201}Tl-chlorideは甲状腺および副甲状腺に集積する。副甲状腺に特異的に集積する核種がないために，以前は^{99m}Tc-^{201}Tl subtractionによる2核種法[6,7]が副甲状腺の局在診断に応用されていた。^{99m}Tc-MIBIは本来，甲状腺，唾液腺，鼻粘膜，口腔，心筋，肝臓，腎臓，消化管など多臓器に集積し，心筋血流シンチグラフィとして使用されていた

が，1989年に副甲状腺に集積することが報告され[8]，日本でも2010年より副甲状腺に対して保険収載された。^{99m}Tc-MIBIは，ミトコンドリアの豊富な心筋細胞や副甲状腺好酸性細胞に多く取り込まれ[9,10]，副甲状腺には甲状腺よりも長く集積され続けるために，その後期像（2～3時間）において同定される[11]。現時点では，この単一核種で経時的な組織分布のずれを利用して描出する2相法が主流となっている。USでは検出不可能な異所性副甲状腺や，鑑別困難な巨大副甲状腺を同定することも可能である。しかし検査が煩雑であり，甲状腺腫瘍や腺腫様甲状腺腫や慢性甲状腺炎では描出が困難なことがあり，また集積像があるからといって外科治療の適応というわけではなく，機能亢進状態であれば集積像を呈することを認識すべきである。

副甲状腺が5腺以上存在することが十数％程度あるといわれているが[12]，CTや^{99m}Tc-MIBIは，USの死角となる傍気道や縦隔内異所性副甲状腺の同定には有用である[13]。ここまで副甲状腺の画像診断に用いるモダリティの長所短所に触れたが，以下，原発性副甲状腺機能亢進症（primary hyperparathyroidism：PHPT）および二次性副甲状腺機能亢進症（secondary hyperparathyroidism：SHPT）の典型例や特異例を提示して説明していく。

I．US

典型的な副甲状腺画像としては，hyperechoicな甲状腺に対して境界明瞭なhypoechoicな領域を呈し（図1），oval shaped, elongated, bilobed, multilobedなどの形態を呈する[14]。明瞭な被膜により形成される高輝度線状エコーが認められ[15]，内部均一であり，周囲または内部に血流を伴うな

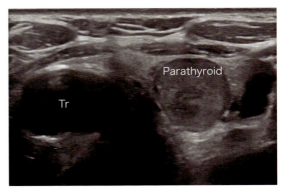

図1　甲状腺US（横断像）
境界鮮明，内部不均一な腫瘤が認められる。甲状腺に比べて低エコーである。
Tr：気管

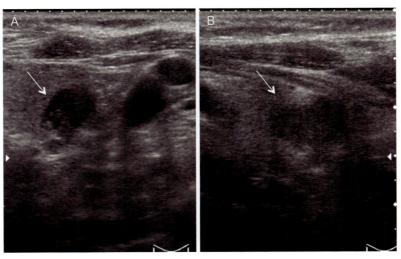

図2　甲状腺US（A：横断像，B：縦断像）
シナカルセト長期内服症例。境界の線状高エコーがみられず（矢印），周囲の甲状腺との高度の癒着が予想される。

どの所見が典型的であるが，最近ではシナカルセト長期内服症例も多くなり境界不明瞭であったり（図2），隣接する多発甲状腺嚢胞や腫瘤との鑑別に苦慮する症例も増えてきている．また，すべての症例で血流を評価できるわけではなく，甲状腺に密着した扁平型の副甲状腺においては，その腺周囲に血流を描出することがなく，甲状腺と等エコーの場合もある．内部が無エコーである所見をもって，副甲状腺嚢胞疑いと判定されるケースがあるが，手術結果では多くの場合が腺腫である．手術所見から画像所見を見直すことが，質的診断率の向上につながると思われる．2006年のガイドラインでは，腫大腺長径が1 cm以上ある場合は結節性過形成の可能性が高く，インターベンション選択の要因であるとうたわれており[16]，結節性過形成か否かのcut off値としては長径8 mmと報告されている[17]．

Ⅱ．CT

通常，甲状腺はhigh densityに，副甲状腺はやや low densityに描出される．図3では鎖骨のアーチファクトにより甲状腺腹側の評価が不可能であり，CTの欠点の1つといえる．軸位断像で局在診断が困難であっても，冠状断像で局在診断が可能な場合もある（図4）．また単純CTでは同定できなくても，造影CT（ダイナミック）にて同定できることもある（図5）．一般的に動脈相では，副甲状腺は甲状腺と同じ濃度か，高吸収像と

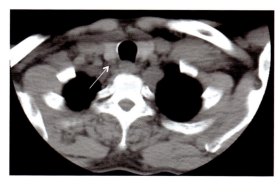

図3　単純CT（軸位断）
甲状腺腹側は，鎖骨のアーチファクトにより読影困難である．甲状腺右葉背側（矢印）に甲状腺より低吸収域の腫瘤が認められ，副甲状腺と思われる．

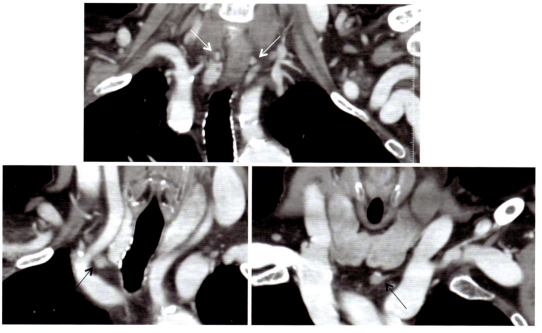

図4　造影CT（冠状断）
動脈相の冠状断にて4腺すべて確認される．軸位断では1腺も同定できなかった．

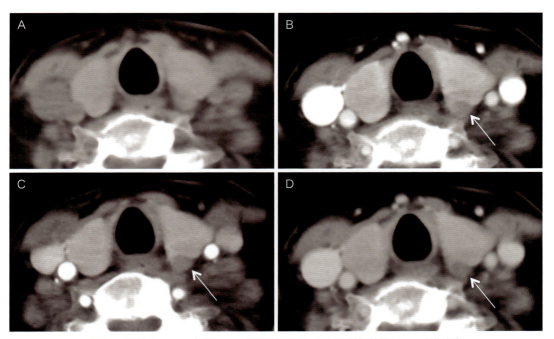

図5　造影 CT（A：単純，B：動脈相早期，C：動脈相後期，D：平衡相）

単純 CT では左上副甲状腺の同定は困難だが，造影各相において甲状腺左葉背側に，甲状腺より造影効果の乏しい境界明瞭な低吸収結節が認められる。MIBI での集積領域と一致しており，副甲状腺腺腫を疑う。甲状腺はびまん性に腫大し不均一な吸収値を示しており，腺腫様甲状腺腫を疑う。

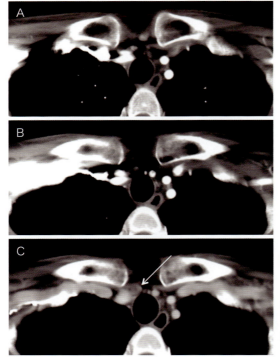

図6　造影 CT（A：動脈相早期，B：動脈相後期，C：平衡相）（軸位断）

右上肢より注入した造影剤のアーチファクトにより，動脈相早期と後期における右下腺の描出が困難となっている。平衡相において辛うじて描出可能である。造影剤注入プロトコールおよび撮影タイミングの調整によりアーチファクトを最少限に防ぐことができる。

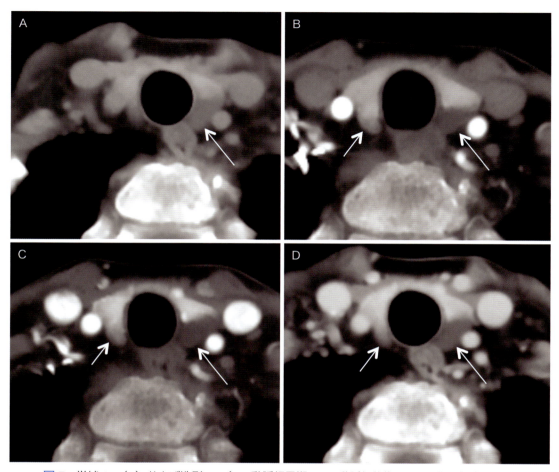

図7　単純CT（A）および造影CT（B：動脈相早期，C：動脈相後期，D：平衡相）（軸位断）
甲状腺左葉下極背側（長矢印）に長径13 mm径の低吸収腫瘤が認められ，造影では動脈相，平衡相ともに造影効果不良であり，副甲状腺由来嚢胞が疑われる。さらに甲状腺右葉下極背側（短矢印）に9 mm径の平衡相で淡く造影される結節が認められ，副甲状腺腺腫が疑われる。同腺は腹側に隣接する甲状腺とは明らかに造影時相を異にする。

して描出されるといわれているが[18]，実際には，どのタイミングの造影相（時相）においても，甲状腺より低吸収であることが多い。各相での造影効果の差異により副甲状腺の局在を診断することができるのは，供給動脈枝が異なることによるものと思われ，甲状腺内副甲状腺の局在診断にも有用である可能性がある。ただ，上肢から投与する造影剤によりアーチファクトが生じるため（図6），造影剤投与プロトコールに工夫が必要となる。

造影CTだけで同定し得た症例

図7，8に，高齢女性で高カルシウム血症・高iPTH血症を主訴に，USにて左下副甲状腺嚢胞を指摘され内科より手術目的で紹介された症例を提示する。USでは副甲状腺らしき腫瘤は左下腺の嚢胞のみ描出され，MIBIでは4腺とも集積像は認められなかった。単純CTでもUS同様に，甲状腺左葉下極背側に13 mm径の低吸収腫瘤が認められる以外は所見がなかったが，造影CTにて甲状腺と明らかに造影時相を異にする右下副甲状腺腫を描出できた（図7）。さらに冠状断像において，甲状腺右葉下極に隣接した副甲状腺を明確に同定でき，右下と左下の副甲状腺の造影効果の差異も認め（図8），double adenomaでもない2腺が存在することが示唆された。つまり，左下に対

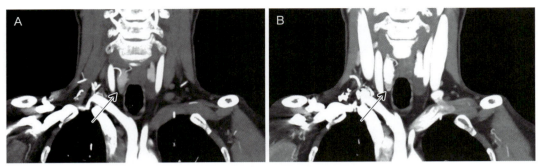

図8 造影CT（A：動脈相早期，B：動脈相後期）（冠状断）

動脈相早期および後期相において，甲状腺右葉下極に隣接した右下副甲状腺（矢印）が，甲状腺とは明らかに造影時相を異にして同定できる。また右下と左下の副甲状腺の造影の程度が異なり，double adenomaでもない可能性が示唆される。

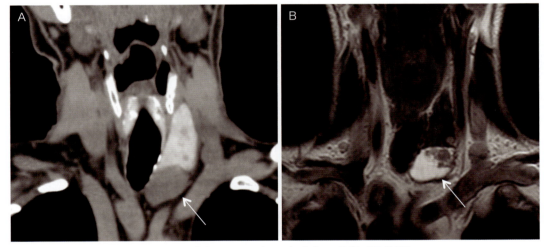

図9 CT（A）とMRI（T2WI）（B）の比較（冠状断）

甲状腺右葉切除後に左下副甲状腺癌疑いで紹介された症例。甲状腺左葉尾側に認められる35×25 mmの境界明瞭な腫瘍が気管を右方に圧排しているが，明らかな浸潤は指摘できない。内部成分の情報はMRIのほうが得られやすい。腫瘍内にはT2WIで筋組織と同等，または軽度高信号を示す不整形領域が認められる。

しては中心部に造影効果のない囊胞性病変が疑われ，右下に対しては腫瘍全体に造影効果のある腺腫が疑われ，術中所見とも一致した。造影CTが術前の局在および質的診断の精度を高め，術式選択の一助となった症例であった。

Ⅲ．MRI

MRIにおいて，副甲状腺は原則的にT1 low intensity，T2 high intensityを示し，T1WIでは甲状腺や筋肉と同程度の信号として，T2WIでは脂肪組織と同等か，やや高信号として描出される[4]。図9，10は，甲状腺右葉切除後に左下副甲状腺癌疑いで当院へ紹介された症例である。甲状腺左葉尾側に認められる境界明瞭な巨大腫瘍が，気管を右方に圧排しているが，明らかな浸潤は指摘できず（図9），腫瘍内にはT2WIで筋組織と同等または軽度高信号を示す不整形領域が認められた。腫瘍内部の成分情報はMRIのほうが得られやすいことがわかる。図10はT1WIとT2WIおよびその脂肪抑制画像だが，T2WIでは気管および

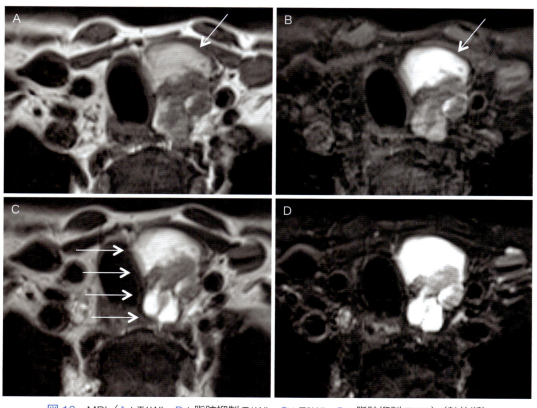

図10　MRI（A：T1WI，B：脂肪抑制T1WI，C：T2WI，D：脂肪抑制T2WI）（軸位断）
腫瘤は気管を圧排しているが，明らかな浸潤は指摘できない。T2WIでは気管および食道との境界が保たれていることが確認できる（C矢印）。また上段のT1WIにおいて高信号，脂肪信号を抑制しても高信号の領域（A，B矢印）は血液成分もしくは蛋白を多く含む液体成分を疑い，生検後であれば生検後出血も鑑別に挙がる。

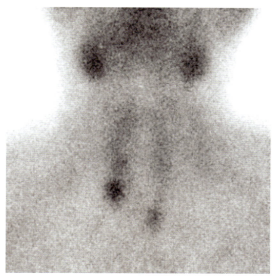

図11　MIBI（冠状断）
後期像で甲状腺両葉の尾側に結節状の集積像を認め，副甲状腺腫を疑う。上腺の同定は困難である。

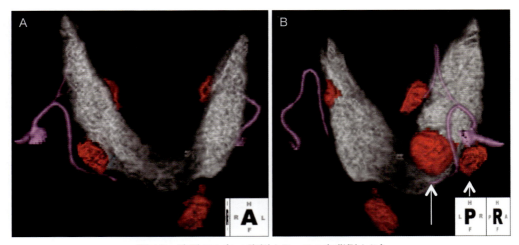

図12 造影CT（A：腹側より，B：右背側より）
右下副甲状腺が2腺存在する（矢印）。下甲状腺動脈を赤紫，副甲状腺を赤で色づけした。

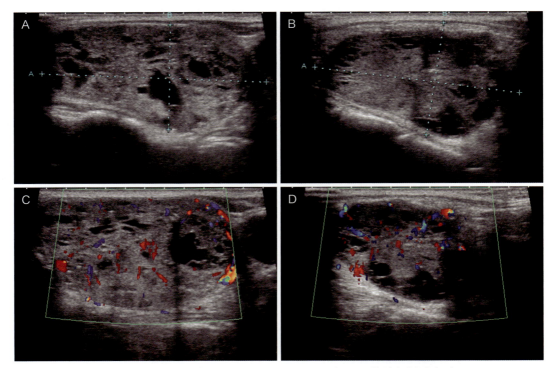

図13 頸部US：甲状腺右葉腫瘤（A：B mode，C：Doppler）と甲状腺左側腫瘤（B：B mode，D：Doppler）の縦断像
どちらも充実性腫瘤で血流も豊富であり，左右とも質的鑑別（甲状腺由来か副甲状腺由来か）は困難である。

食道との境界が保たれていることが確認でき，腫瘤の周囲組織浸潤を否定できた。また，腫瘤内部のT1WIにてhigh，かつ脂肪抑制T2WIにてhighの領域は，血液成分もしくは蛋白を含む液体成分を疑い，生検後であれば生検後出血も鑑別に挙げられる。術中所見でも，同部は出血成分を伴った液体成分であり，巨大な腺腫部分は周囲との癒着もなかった。

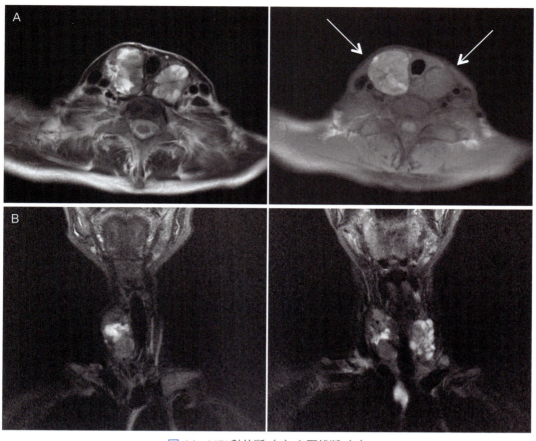

図14 MRI軸位断（A）と冠状断（B）

甲状腺右葉に51×32 mmの境界明瞭で内部不均一な腫瘤を認める。脂肪抑制T1WI（A右）で高信号を示すが，由来臓器の特定は困難である。また甲状腺左葉背側に，46×27 mmの軽度分葉状の境界明瞭で内部不均一な腫瘤を認める。その腹側に甲状腺組織が存在するようにみえるが，やはり腫瘤が甲状腺由来か副甲状腺由来かの鑑別は困難である。

Ⅳ．MIBI scintigraphy

正常な副甲状腺は描出されない[11]。ミトコンドリアの少ない主細胞主体の過形成では検出率は低い[19]とされるが，過形成の腫大の程度により陽性となり，摘出病理所見でも好酸性細胞の集簇が観察されることが多い。現時点では，^{99m}Tc-MIBIを使った2相法に，同時にできる単光子射出CT（single photon emission CT：SPECT）を加えて撮像されることが多い。SPECT画像は，甲状腺との位置関係や縦隔内にある異所性腺の診断に有用である。MIBIは異所性副甲状腺の検索においては第一選択すべきモダリティであるが，SHPT の術前局在診断において，すべての腺を描出しうることは少ない。図11，12は5腺の腫大腺が摘出された SPHT 症例だが，術前 MIBI 画像では両上腺の同定には至らず（図11），また右下腺も1腺のようにみえるが，術中所見では腹背に腺が並んでいた。後述する3DCTでは，この2腺の鑑別が可能であった症例である（図12）。このような場合は SPECT 画像が有用となるが，体動アーチファクトや静止困難のため，SHPT 症例においてはときに撮像困難となることがある。また^{99m}Tc-pertechnetate が有用となる症例もある。図13～15に，甲状腺両葉に巨大腫瘤を伴った高 Ca 血症・高 iPTH 血症・骨密度低下・尿路結石を主訴

第 2 章　副甲状腺機能亢進症

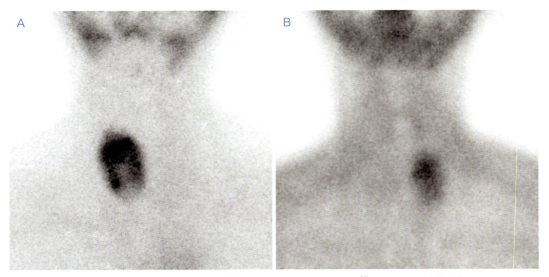

図15　シンチグラフィ〔A：^{99m}Tc-pertechnetate，B：^{99m}Tc-MIBI（後期像）〕
^{99m}Tc-pertechnetateは甲状腺（右葉）のみに集積し，^{99m}Tc-MIBIの後期像では副甲状腺（左側）への集積を描出した。甲状腺両葉の巨大腺腫は異なる集積像を呈し，左側の腺腫は甲状腺でなく，副甲状腺であることが示唆された。

とした中年女性の症例を提示する。US では巨大腫瘤に対して副甲状腺であるという根拠が得られず（図 13），MRI でも両側腫瘤の成分が異なっているという所見は得られたが（図 14），その由来臓器の特定はできなかった。そこで ^{99m}Tc-pertechnetate と ^{99m}Tc-MIBI によるシンチグラフィを別々に撮像したところ，両腫瘤に異なる核種の集積を認めたため（図 15），由来臓器の特定に至った。巨大腫瘤の由来臓器の特定に対して，US や CT では全く評価できなかった症例である。

＜メモ＞

当院の ^{99m}Tc-MIBI シンチグラフィでは核種投与後 15 分（初期像），2 時間および 3 時間（後期像）において撮像している。2 時間画像で副甲状腺の描出が困難だったために 3 時間撮像を加えた経緯があるが，一般的に後期像としては 2～3 時間の画像を撮像している施設が多い。同時に SPECT を，その初期像と後期像 3 時間において撮像しているが，20～30 分程度の撮像時間を要するため，その条件を許容できない患者に対しては撮像困難となる。

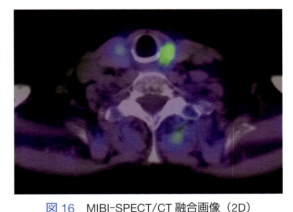

図16　MIBI-SPECT/CT 融合画像（2D）
シンチグラフィと CT とを融合（フュージョン）させて，甲状腺腫瘍やリンパ節との鑑別を容易にしている。

V. そのほかの手法

術前画像診断により手術時間を短縮することはできないといわれており，実際の手術手技としては，その術前局在評価に関係なく，型どおりの術式が行われているのが現状である。しかし，立体的画像を構築して局在評価することにより，術中の副甲状腺検索時間を短縮できる可能性もある。

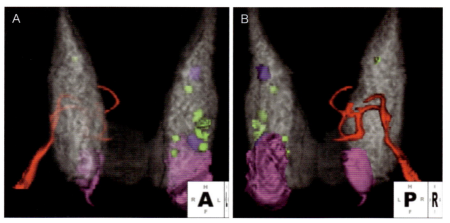

図17 3DCT（A：腹側より，B：背側より）

甲状腺を白半透明，下甲状腺動脈を赤，甲状腺病変を緑，副甲状腺を赤紫で色づけした。通常は両側の下甲状腺動脈が同位相で造影されるが，この症例は左の下甲状腺動脈が造影されなかった。回転画像を作成することにより，より立体的な局在評価が可能となる。

1．MIBI-SPECT/MDCT 融合画像（フュージョン）

外科医師の術前イメージトレーニングや手術時間短縮，合併症軽減を目的に，2つのモダリティを重ね合わせることにより，局在診断を確実かつ立体的に可視化しようという試みがなされている（図16）[20]。甲状腺腫瘍やリンパ節との鑑別が容易となる。2Dだけでなく3D構築も可能となっている。

2．立体画像CT（3DCT）

ダイナミック造影CTの各相から3DCTを構築することにより，術中検索のガイドにしようとする試みもなされている（図17）。

＜メモ＞

3DCTを構築するに際しては，軸位断像や冠状断像にて腺の局在診断をした後に thin slice data を用いて下甲状腺動脈，甲状腺，副甲状腺をおのおのトレース色付けし，重ね合わせて3DCT画像を構築する。3DCT画像は，あくまで術前に副甲状腺局在を立体的に把握するための補助的ツールである。したがって，トレース色付けする副甲状腺は，US，MRI，MIBIの所見も総合して，4腺だけに限らず明らかに副甲状腺と思われる腫瘍（赤色）以外に，疑わしい腫瘍（副甲状腺かリンパ腺か甲状腺か鑑別できないもの）には黄色，甲状腺内腫瘍や囊胞には青色や緑色という感じで，術中ガイドの参考になるような画像を構築している（図17）。当院では術前3DCTにて各腺の局在を評価しておくことにより，有効な手術手技の選択，ひいては手術時間の短縮につながっている。

3DCTを観察していると，これまで行ってきたCTの軸位断像や冠状断像からの（頭のなかでの）立体構築がいかに貧弱であり，困難かを思わせる。3DCT構築画像を眺めた後でも，2D画像からの甲状腺の立体構築は難しい。

おわりに

熟練内分泌外科医の手術において術前画像診断が軽視されていた時代もあるが[1]，二次性副甲状腺機能亢進症の手術に際して，術前にすべての腫大腺の局在診断をなしえておくことは，過剰な手術操作の軽減につながり，手術時間の短縮が期待される。おのおののモダリティには長所短所があるが，これらを併用することで副甲状腺の局在診断率を高めることが可能となる（表）。1つのモダリティに確たる自信をもつことも重要ではあるが，どのモダリティにおいても100％の局在診断率は得られないことを心にとめておく必要がある。

"Positive imaging does not always confirm the diagnosis, and negative findings cannot rule it out." [14]

表　副甲状腺の検出率

			n	US	CT	MRI	Scinti	総合
1989	岡本[21)]		13	66	77	54	40	
1993	冨永[2)]		481	79.4	85.0		78.7	
1994	沖原[22)]	原発性	11	73	91	100	73	91
2003	家根[23)]	原発性	14	78.5	50.0	66.7	85.7	92.8
2006	榎本[13)]	原発性	37	97.3	87.9	50.0	91.2	
2007	安松[24)]	原発性	15	86.7	93.3	50.0	66.7	93.3
2015	山村[25)]		45	89			62	98

諸家により各モダリティの局在診断率は異なるが，併用することで診断率は向上する。
Scinti：^{99m}Tc-^{201}Tl subtraction または^{99m}Tc-MIBI。

文献

1) Miller DL：Pre-operative localization and interventional treatment of parathyroid tumors：when and how? World J Surg 15：706-715, 1991
2) 高木　弘, 冨永芳博：上皮小体の画像診断. 腎性上皮小体機能亢進症の外科, pp51-64, 医歯薬出版, 東京, 1993
3) Aspinall SR, Nicholson S, Bliss RD, et al：The impact of surgeon-based ultrasonography for parathyroid disease on a British endocrine surgical practice. Ann R Coll Surg Engl 94：17-22, 2012
4) 鈴木眞一：副甲状腺CT・MRI検査. 内分泌外科の要点と盲点, 幕内雅敏（監修）, pp221-223, 文光堂, 東京, 2012
5) 荒木　力：MRIの基礎知識. MRIのABC, 片山　仁（監修）, pp29-51, 日本医師会, 東京, 1999
6) Ferlin G, Borsato N, Camerani M, et al：New perspectives in localizing enlarged parathyroids by technetium-thallium subtraction scan. J Nucl Med 24：438-441, 1983
7) Taillefer R, Boucher Y, Potvin C, et al：Detection and localization of parathyroid adenomas in patients with hyperparathyroidism using a single radionuclide imaging procedure with technetium-99m-sestamibi (double phase study). J Nucl Med 33：1801-1807, 1992
8) Coakley AJ, Kettle AG, Wells CP, et al：99mTc sestamibi—a new agent for parathyroid imaging. Nucl Med Commun 10：791-794, 1989
9) Crane P, Laliberté R, Heminway S, et al：Effect of mitochondrial viability and metabolism on technetium-99m-sestamibi myocardial retention. Eur J Nucl Med 20：20-25, 1993
10) Carpentier A, Jeannotte S, Verreault J, et al：Preoperative localization of parathyroid lesions in hyperparathyroidism：relationship between technetium-99m-MIBI uptake and oxyphil cell content. J Nucl Med 39：1441-1444, 1998
11) 日下部きよ子：副甲状腺シンチグラフィ. 最新臨床核医学改訂第3版, 久田欣一（監修）, pp362-370, 金原出版, 東京, 1999
12) Carty SE, Norton JA：Management of patients with persistent or recurrent primary hyperparathyroidism. World J Surg 15：716-723, 1991
13) 榎本拓茂, 林　京子, 梶田咲美乃, 他：原発性副甲状腺機能亢進症の術式選択における術中迅速病理診断の有用性. 日外科系連合誌 31：1-6, 2006
14) Mitmaker EJ, Grogan RH, Duh QY：Guide to Preoperative Parathyroid Localization Testing. Surgery of the Thyroid and Parathyroid Glands, 2nd ed, pp539-545, Saunders, Philadelphia, 2013
15) 来住野修：副甲状腺（上皮小体）. 頸部エコーのスクリーニングとステップアップガイド, 来住野修, 高梨昇（編）, pp60-70, 医歯薬出版, 東京, 2015
16) 透析患者における二次性副甲状腺機能亢進症治療ガイドライン. 透析会誌 39：1435-1455, 2006
17) Matsuoka S, Tominaga Y, Sato T, et al：Relationship between the dimension of parathyroid glands estimated by ultrasonography and the hyperplastic pattern in patients with renal hyperparathyroidism. Ther Apher Dial 12：391-395, 2008
18) Randall GJ, Zald PB, Cohen JI, et al：Contrast-enhanced MDCT characteristics of parathyroid adenomas. Am J Roentgenol 193：W139-W143, 2009
19) 日下部きよ子, 大島統男, 高見　博, 他：過機能性副甲状腺結節の検出における99mTc-MIBIシンチグラフィの臨床的有用性―第Ⅲ相多施設臨床試験報告―. 核医 35：887-899, 1998
20) 中駄邦博, 高田尚幸, 高橋弘昌：副甲状腺の画像診断の進歩　MIBIシンチグラフィ, CTを中心に. 日内分泌・甲状腺外科誌 29：176-182, 2012
21) 岡本友好, 他：原発性上皮小体機能亢進症における術前部位診断. 共済医報 38：265-270, 1989
22) 沖原宏治, 斎藤雅人, 内田　睦, 他：原発性副甲状腺機能亢進症の局在診断　各種画像診断法の診断能. 泌外 7：143-147, 1994
23) 家根旦有, 江本美枝, 岡本英之, 他：MIBIシンチによる原発性副甲状腺機能亢進症の局在診断. 頭頸部腫瘍 29：186-190, 2003
24) 安松隆治, 大蔵謙治, 山本智矢：原発性副甲状腺機能亢進症症例の臨床的検討. 耳鼻と臨床 53：144-147, 2007
25) 山村　博, 南　汐里, 高橋知子, 他：副甲状腺機能亢進症に対する腫大腺検出能の検討. 超音波検技 40：213, 2015

第3章

二次性副甲状腺機能亢進症の治療

第3章 二次性副甲状腺機能亢進症の治療

1. 内科的治療

1）内科的治療の変遷

稲熊大城

はじめに

二次性副甲状腺機能亢進症（SHPT）は，保存期から発症する慢性腎臓病（CKD）の代表的な合併症である。GFR低下によるリン貯留が引き金となって，骨からの線維芽細胞増殖因子23（FGF23）分泌亢進による腎での活性型ビタミンD産生低下，さらに血清カルシウム（Ca）濃度の低下など，複数の要因で副甲状腺ホルモン（PTH）の産生ならびに分泌が亢進する[1]。これらの発症機序を考慮した治療がこれまで実践されてきたが，種々の薬剤の開発と臨床応用により内科的治療はさまざまな変遷を遂げてきた。本稿では，内科的治療について振り返ってみる。

I. 食事療法によるリン制限

リンは主にたんぱく質に含まれることから，食事療法によるたんぱく質制限がSHPTの進行を抑制するという報告は1980〜1990年代に散見される[2〜4]。これらの報告がなされた時代にはまだFGF23の存在は知られておらず，リン制限による血清リン濃度の低下がビタミンDの活性化の障害をきたし間接的に，また直接PTH合成ならびに分泌を抑制すると考えられてきた。FGF23の同定ならびにSHPTの病態への関わりが知られるところとなり，食事によるリン負荷が血清FGF23濃度の上昇をもたらすことがSHPT発症のトリガーであることは，現在周知のところである。最近では，食事内容によるリンの存在様式による違いにより吸収率が変化するため，単純にリン含有の多い食品を避けるだけでなく，リン含有の少ないあるいは吸収率の低い食品を選択するという方法が臨床的に注目されているが[5,6]，詳細は他稿に譲る。

II. リン吸着薬

1. 第1期炭酸Ca時代

血清リン濃度を管理する目的で薬剤が使用された歴史をひもとくと，1960年代にさかのぼる。当時は，活性型ビタミンD製剤どころか，ビタミンD代謝が十分に認識されていなかった時代であり，透析患者の血清Ca濃度は低いことが問題であった。したがって透析液Ca濃度は高く設定されており，Caは負荷しなければ血清Ca濃度を維持できなかった。経口薬として炭酸Caが使用されたが，本薬剤は同時にリン吸着能を有していたので，リン吸着薬としての目的からも使用されていた。

2. アルミニウム時代

水酸化アルミニウムが強力なリン吸着能を有することがわかり，1970代前半に臨床的に導入され，以後約20年にわたりリン吸着薬として市場を独占した。血清Ca濃度に影響を与えない水酸化アルミニウム製剤は，活性型ビタミンD製剤の臨床現場への登場により，炭酸Caにとって代わる結果となった。ところが，本剤の長期使用によりアルミニウムが骨の石灰化前線に沈着し，骨軟化症をきたすことがわかり[7]，さらに脳への蓄積による透析脳症の発生があり[8]，1992年に透析患者への使用は禁忌となった。

3. 第2期炭酸Ca時代

リン吸着能としては優れた水酸化アルミニウムが使用できなくなり，時代は第2期炭酸Ca時代に突入する。この時代には，さまざまな透析技術の進歩により透析歴10年あるいは20年という，長期維持透析患者が増加してきた。その結果，SHPTをきたす症例が増え，また透析に関わる医師ならびにスタッフもSHPTに対する認識が深まってきていた。SHPTの発症機序にビタミンD

の関与が理解され，また活性型ビタミンD製剤が使用可能になったことを背景に，透析患者の血清Ca濃度は高くなる傾向にあった。

この時代のトピックスとして，副甲状腺機能低下症がある。これは，前述したように活性型ビタミンD製剤の過剰投与と炭酸Caとの併用によるところが大きい。血清PTH濃度が低くなると，骨代謝回転が低下あるいはストップする，いわゆる無形成骨となる。無形成骨になることで易骨折性を引き起こすだけではなく，生命予後も悪化することがわかったことは非常に衝撃的であった[9]。活性型ビタミンDは適切に使用したいが，高Ca高リンは避けたい，しかしながらリン吸着薬は炭酸Caしかないといった苦難の時代であった。

4. Ca非含有リン吸着薬登場〜現在

苦難の時代に光が差したのは，2003年に塩酸セベラマーが臨床使用可能となったことである。約10年にわたる炭酸Caの独壇場に終止符が打たれ，リン管理のプラクティスに大きな変革がもたらされた。特に高Ca血症をきたす患者に対するリン管理の際に優先的に使用され，一定の効果を上げてきたが，課題もいくつかあった。その1つが，副作用である便秘である。塩酸セベラマーは炭酸Caと比較しリン吸着能としては劣るため，内服する錠数が多くなる。また薬剤の性質上，腸管内で膨潤化するため，高率に便秘をきたす。その点から，高度の便秘を有する患者や腹部手術の既往があって腸閉塞の危険のある患者においては使用しづらい。2008年に慢性腎臓病に伴う骨ミネラル代謝異常（CKD-MBD）という概念が確立するが，塩酸セベラマーはそのなかの重要な病態である血管石灰化の抑制効果を証明している[10]。

その後，2009年に炭酸ランタン，2012年にビキサロマー，2014年にクエン酸第二鉄，そして2015年にスクロオキシ水酸化鉄が使用可能になり，ラインアップが充実してきている。炭酸ランタンは塩酸セベラマーと比較し錠数が少なく，また便通異常が少ないという特徴を有する。肝，骨あるいは消化管粘膜へのランタン蓄積は証明されているものの，臨床的に問題となることはきわめて少ない。クエン酸第二鉄ならびにスクロオキシ水酸化鉄は鉄含有のリン吸着薬であり，多少の鉄吸収による腎性貧血管理への影響が報告されつつある。

Ⅲ．ビタミンD受容体作動薬（VDRA）

1. 経口VDRA時代

1924年にSteenbockらが，紫外線による抗くる病因子生成を明らかにし[11]，1930年代にビタミンDの構造決定がなされ，1971年にDeLucaらにより腎での活性型ビタミンD生成が発見された[12]。臨床応用については，わが国において1981年に，腎性骨異栄養症の治療薬としてアルファカルシドールが承認された。SHPT発症機序の大きな原因である活性型ビタミンD濃度の低下に対して本薬剤が使用可能となったことは，臨床的インパクトが非常に強いものであった。VDRAのはしりであるアルファカルシドールはSHPT治療に有効であり，多大なる貢献があった。しかしながら，富永らが提唱した[13]病理組織学的に結節性過形成にまで至った進行したSHPTに対しては効果がなく，いたずらに高Ca血症あるいは高リン血症を招き血管石灰化につながる結果をもたらした。

2. 経口パルス療法時代

連日経口VDRA使用は進行する前のSHPTには有効であったが，進行したSHPTに対しては，1984年SlatopolskyらがカルシトリオールDを1〜2μg週3回静注するパルス療法の有用性を報告した[14]。わが国では当時静注製剤が承認されていなかったことから，経口パルス療法が施行されるようになった。具体的には，カルシトリオール4〜8μgを週1〜2回内服するという方法である。本療法は，血清活性型ビタミンD濃度を薬理学的に上昇させることで，直接副甲状腺に作用しPTHを下げることを目的としていた。つまり，血清Ca濃度を上昇させないことを期待した治療法であった。結果として，ある程度進行したSHPTに対しても有効であったが，長期に継続することで血清Ca濃度が上昇し副甲状腺摘出術（PTx）に至った症例も少なくはなかった。

3. 静注VDRA登場〜現在

2000年に待望の静注用VDRAであるマキサカ

表1 透析液Ca濃度の変遷

年代	透析液Ca濃度	透析液重炭酸濃度	そのほか
1964〜1970年代前半	2.5あるいは2.7	23.8	
1970年代後半〜1980年代後半	3.0あるいは3.5	酢酸33〜37 35	1981年活性型ビタミンD
1988年	3.0	30	カルシトリオール経口パルス療法
1992年			水酸化アルミニウム製剤使用禁忌 副甲状腺機能低下症
1993年	2.5あるいは3.0	25あるいは30	
2000年			マキサカルシトール注
2001年			カルシトリオール注
2003年〜			Ca非含有リン吸着薬
2008年			シナカルセト塩酸塩
2011年	2.5, 2.75あるいは3.0	25, 27.5あるいは30	

ルシトールが登場し，臨床現場における期待が高まった。その後カルシトリオール静注用も誕生し，現在に至る。経口パルスと比較して血中半減期が圧倒的に短いことを利用し，より直接的な副甲状腺へのアプローチを狙いとしている。良好な薬剤アドヒアランスの面からも，進行したSHPTへの第一選択薬として広く普及し大きな効果をもたらした。結節性過形成をきたした症例の一部にも有効であったが，やはり長期に継続することで血清Ca濃度が上昇しPTxに至った症例も少なくはなかった。

Ⅳ．シナカルセト塩酸塩

2008年満を持して，というより，ついにシナカルセト塩酸塩が登場した。本薬剤は，SHPT治療に歴史上最大の影響をもたらしたといっても過言ではないほど，強烈なものであった。実際，わが国におけるPTxの件数は2007年をピークに激減している。シナカルセト塩酸塩は，副甲状腺に存在するCa感知受容体にアロステリックに作用し，PTH合成ならびに分泌を抑制する機序を有する。それまでSHPTに使用されたVDRAあるいはリン吸着薬と圧倒的に異なる点は，血清Caならびにリン濃度に与える影響である。シナカルセト塩酸塩はPTHを低下させ，骨吸収を抑制することで血清Caおよびリン濃度をむしろ下げるため，

より高度に進行したSHPTに対しても使用可能であり，副甲状腺サイズを縮小させる効果がある[17]。しかも，血管あるいは心臓弁膜の石灰化を抑制する効果が期待できる[17]。しかしながら，嘔気などの消化器症状のため服用困難な症例があったり，シナカルセト塩酸塩使用後にPTxに至った場合，副甲状腺が周囲組織と癒着し手術困難になる症例が存在する，などの問題点がある。

Ⅴ．透析液

透析液は誕生以来，さまざまな変遷を遂げてきているが，SHPTに対する考え方ならびに治療薬が大きく影響を与えている（表1）。1970年代後半〜1980年代にかけて，透析液Ca濃度は3.0〜3.5 mEq/Lが主流で，ときには3.75 mEq/Lという高濃度の透析液が使用されていた。前述のように，1981年VDRAの1種であるアルファカルシドールが使用可能になり，血清Ca濃度が上昇する症例が多くなり，1988年には3.0 mEq/Lを採用する施設がほとんどとなった。1992年に水酸化アルミニウムが使用禁忌となり，リン吸着薬が炭酸Caオンリーとなり，高Ca血症で悩まされるようになった。VDRA経口パルス療法でしのぎきれず，また逆にCa負荷による副甲状腺機能低下症の問題がクローズアップされた時代背景から，透析液Ca濃度は3.0 mEq/Lでは高すぎるという考え方

表2 わが国におけるCKD-MBDに対する薬物療法の変遷

年代	リン吸着薬	VDRA	そのほか
1970年代後半	炭酸Caから水酸化アルミニウムへ		
1981年		活性型ビタミンD製剤	
1980年代後半		カルシトリオール経口パルス療法	
1992年	水酸化アルミニウム使用禁忌となり炭酸Caのみ		
2000年		マキサカルシトール注	
2001年		カルシトリオール注	
2003年	塩酸セベラマー		
2008年			シナカルセト塩酸塩
2009年	炭酸ランタン		
2012年	ビキサロマー		
2014年	クエン酸第二鉄		
2015年	スクロオキシ水酸化鉄		

が出てきた結果，1993年には2.5 mEq/Lが登場した．その後20年弱の間，透析液Ca濃度は2.5と3.0 mEq/Lの2種類が使用されてきた．どちらを選択するかは，各施設で透析している患者背景の特徴や各施設の考え方に従っていた．2008年にシナカルセト塩酸塩が出てきたことで，それ以前と比較して血清Ca濃度の管理が容易となった．またCa透析液2.5 mEq/L使用によって，むしろ低Ca血症をきたす症例が出てきた．シナカルセト塩酸塩ならびにCa非含有リン吸着薬が臨床現場に定着した背景などから，2011年にCa濃度2.75 mEq/Lの透析液が発売され，折衷的に切り替える施設が多く，徐々にシェアを伸ばしている．

VI．保存期SHPTに対する治療の変遷

保存期SHPTに対してはいまだ確立された治療法は存在しないが，これまでに透析患者に準じた考え方で実施されてきた．リン吸着薬に関しては，透析患者同様，炭酸Caしか使用できない時期が続いたが，最近では炭酸ランタンとクエン酸第二鉄が使用可能となった．血清リンは，CKDステージG4以降になってようやく正常上限値を超えるため，しかも血清Ca濃度はむしろ低値をきたす症例が多いため，炭酸Caの使用機会が多い．VDRAに関しては，経口のみ使用できる時代が続いている．

おわりに

ここまでSHPTに対する内科的治療の変遷を概説してきた．まとめを表2に示す．約50年の治療史のなかで，大きな変革がいくつかあった．第1にVDRAの登場であり，当時を知る医師は「これでSHPTは克服できる」と感じたそうである．第2に水酸化アルミニウムの使用禁止であり，ここから約10年がいわゆる暗黒時代である．手持ちの薬剤が少ないうえにSHPT患者は増える一方で，副甲状腺機能低下症の問題が重なり，現場も動揺した時代である．第3にCa非含有P吸着剤の登場である．第4にはいうまでもなく，シナカルセト塩酸塩の登場であり，内科的な治療の幅を広げる結果となった．透析液Ca濃度は，以上の流れに沿うように変化を遂げてきた．今後も病態のさらなる解明により，画期的な薬剤の開発につながり，さらに幅の広い内科的治療が可能となることに期待したい．

文献

1) Gutiérrez OM：Fibroblast growth factor 23 and dis-

ordered vitamin D metabolism in chronic kidney disease : updating the "trade-off" hypothesis. Clin J Am Soc Nephrol 5 : 1710-1716, 2010
2) Barsotti G, Cupisti A, Morelli E, et al : Secondary hyperparathyroidism in severe chronic renal failure is corrected by very-low dietary phosphate intake and calcium carbonate supplementation. Nephron 79 : 137-141, 1998
3) Aparicio M, Lafage MH, Combe C, et al : Low-protein diet and renal osteodystrophy. Nephron 58 : 250-252, 1991
4) Barsotti G, Morelli E, Guiducci A, et al : Reversal of hyperparathyroidism in severe uremics following very low-protein and low-phosphorus diet. Nephron 30 : 310-313, 1982
5) D'Alessandro C, Piccoli GB, Cupisti A : The "phosphorus pyramid" : a visual tool for dietary phosphate management in dialysis and CKD patients. BMC Nephrol 16 : 9, 2015
6) Cupisti A, Kalantar-Zadeh K : Management of natural and added dietary phosphorus burden in kidney disease. Semin Nephrol 33 : 180-190, 2013
7) Hodsman AB, Steer BM : Serum aluminum levels as a reflection of renal osteodystrophy status and bone surface aluminum staining. J Am Soc Nephrol 2 : 1318-1327, 1992
8) Petit TL : Aluminum in human dementia. Am J Kidney Dis 6 : 313-316, 1985
9) Akizawa T, Kinugasa E, Akiba T, et al : Incidence and clinical characteristics of hypoparathyroidism in dialysis patients. Kidney Int Suppl 62 : S72-S74, 1997
10) Block GA, Spiegel DM, Ehrlich J, et al : Effects of sevelamer and calcium on coronary artery calcification in patients new to hemodialysis. Kidney Int 68 : 1815-1824, 2005
11) Steenbock H : The induction of growth promoting and calcifying properties in a ration by exposure to light. Science 60 : 224-225, 1924
12) Gray R, Boyle I, DeLuca HF : Vitamin D metabolism : the role of kidney tissue. Science 172 : 1232-1234, 1971
13) Tominaga Y, Kohara S, Namii Y, et al : Clonal analysis of nodular parathyroid hyperplasia in renal hyperparathyroidism. World J Surg 20 : 744-750, 1996
14) Slatopolsky E, Weerts C, Thielan J, et al : Marked suppression of secondary hyperparathyroidism by intravenous administration of 1,25-dihydroxy-cholecalciferol in uremic patients. J Clin Invest 74 : 2136-2143, 1984
15) Tsukamoto Y, Nomura M, Takahashi Y, et al : The 'oral 1,25-dihydroxyvitamin D3 pulse therapy' in hemodialysis patients with severe secondary hyperparathyroidism. Nephron 57 : 23-28, 1991
16) Komaba H, Nakanishi S, Fujimori A, et al : Cinacalcet effectively reduces parathyroid hormone secretion and gland volume regardless of pretreatment gland size in patients with secondary hyperparathyroidism. Clin J Am Soc Nephrol 5 : 2305-2314, 2010
17) Raggi P, Chertow GM, Torres PU, et al ; ADVANCE Study Group : The ADVANCE study : a randomized study to evaluate the effects of cinacalcet plus low-dose vitamin D on vascular calcification in patients on hemodialysis. Nephrol Dial Transplant 26 : 1327-1339, 2011

第3章　二次性副甲状腺機能亢進症の治療

1．内科的治療

2）内科的治療の実際

稲熊大城

はじめに

2006年，慢性腎臓病に伴う骨ミネラル代謝異常（CKD-MBD）が提唱され[1]，それまでの腎性骨異栄養症からパラダイムシフトが起こった。すなわち，骨だけを重視した考え方から全身性疾患という概念へと変わった。CKD-MBDの代表的な疾患である二次性副甲状腺機能亢進症（SHPT）の治療に関しても，単に副甲状腺ホルモン（PTH）値を下げることを主目的とはせず，血清リンならびに血清カルシウム（Ca）濃度を目標範囲内に管理したうえで，血清PTH濃度を下げるようなプラクティスが推奨されている。最近，CKD-MBDに対する各種薬剤の登場で治療選択肢が広がった反面，それらをどのように使い分けるかなど，まだまだ日常臨床で迷う場面も少なくない。その点を踏まえ，本稿ではSHPTの内科的治療戦略につき解説する。

I．管理目標

2012年，日本透析医学会（JSDT）から「慢性腎臓病に伴う骨・ミネラル代謝異常の診療ガイドライン」が発表された[2]。そのなかで，まずは血清リン濃度，補正Ca濃度をそれぞれ管理目標である3.5～6.0 mg/dL，8.4～10.0 mg/dLに入るようにし，それが達成できた際に血清PTH濃度を60～240 pg/mLの範囲内に入るように治療を検討することになっている（図1）。以上は血液透析

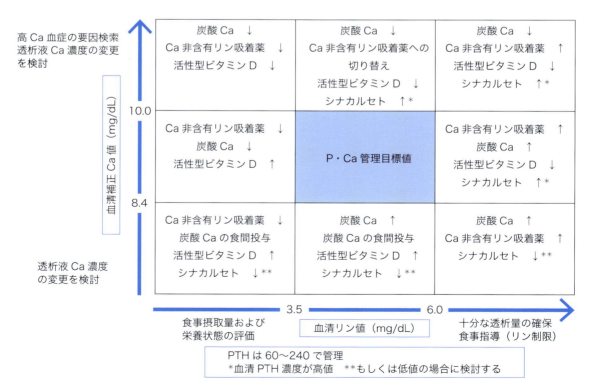

図1　P・Caの治療管理法『9分割図』（2012年JSDT：慢性腎臓病に伴う骨・ミネラル代謝異常の診療ガイドライン）

第3章 二次性副甲状腺機能亢進症の治療

表1 内科的治療戦略

	保存期	導入期	維持期
食事療法	ステージに応じてリン制限（ビタミンD摂取）	リン制限	リン制限
透析		十分な透析	十分な透析
透析液カルシウム濃度		2.75～3.0	2.5～3.0
リン吸着薬	炭酸カルシウム 炭酸ランタン クエン酸第二鉄	塩酸セベラマー 炭酸カルシウム 炭酸ランタン ビキサロマー クエン酸第二鉄 スクロオキシ水酸化鉄	塩酸セベラマー 炭酸カルシウム 炭酸ランタン ビキサロマー クエン酸第二鉄 スクロオキシ水酸化鉄
ビタミンD受容体刺激薬	経口VDRA	静注VDRA 経口VDRA	静注VDRA 経口VDRA
カルシミメティクス			シナカルセト

患者についての管理目標値であるが，腹膜透析においても同様である。また保存期CKDにおいては，エビデンスに乏しいが，血清リン，CaならびにPTHを正常範囲内に保つことが望ましいとされている。管理目標を達成することで血管石灰化の進展を抑制し，生命予後の改善をもたらすことが期待される。治療には表1に示すように食事療法，リン吸着薬，ビタミンD受容体作動薬（VDRA）などがあるが，保存期では使用できる薬剤に制限がある。

II．食事療法

CKD-MBDの管理における食事療法ではリン制限食が重要である。リンは主としてたんぱく質に含まれているため，たんぱく質制限食は尿素窒素の上昇を防ぐだけでなくリン制限にも有用である。たんぱく質中に含まれるリンは比較的吸収が悪いとされ，特に植物性たんぱく質に含まれるリンはフィチン酸の形体であり，これはフィターゼをもたないヒトにとってはさらに吸収率が低いことから，リン制限という観点からは，植物性たんぱく質摂取のほうがよいとされる[3,4]。しかしながら，栄養学的には良質なたんぱく質は動物性であり，実際の栄養指導においては個々の患者の状態をみて，どちらを優先するかを決定するべきである。また，たんぱく質に含まれる有機リンとは別に，飲料水や食品添加物には無機リンの形体で存在する。無機リンは腸管からの吸収が非常によいため，リン管理には不都合である[4]。食品添加物は味を調えたり，保存のためなどに用いられるため，加工品などに多く含まれているが，実際どの程度のリンが入っているのかはわからない場合がほとんどである。したがって，実際の栄養指導においては，可能な限り出来合いの食品を避け，魚や肉などの生の食材を調理することを勧めることで，良質のたんぱく質を摂り，かつリンを制限できる。また，食事によるリン管理の1つに，リン／たんぱく質比の低い食品を摂ることが推奨される[5]。肉類や卵白はリン／たんぱく質比が低く，反対に乳製品や加工品は高くなっている（表2）。以上のように，リン制限イコールたんぱく質制限ではなく，いたずらにたんぱく質制限をすることで低栄養状態を招くリスクを考え，効率のよい食事内容を実践できるように指導する必要がある。

III．リン吸着薬

現在，わが国において透析患者に使用できるリン吸着薬には，Ca含有リン吸着薬である炭酸Caに加えCa非含有である塩酸セベラマー，炭酸ランタン，ビキサロマー，クエン酸第二鉄，ならびにスクロオキシ水酸化鉄の計6種類が存在する。Ca含有リン吸着薬は比較的良好なリン吸着能を

表2　リン/たんぱく質比

リン/たんぱく質比	食品
＜5 mg/g	卵白
5〜10 mg/g	子羊の肉・鶏もも肉・牛肉・牛ひき肉・鶏むね肉・豚肉・タラ
10〜15 mg/g	大豆・サケ・カニ・ベーグル・コッテージチーズ・ヒラメ・ツナ・ニジマス・豆腐・ビーフジャーキー・ピーナッツバター・全卵
15〜25 mg/g	ピーナッツ・枝豆・クリームチーズ・カマンベールチーズ・ブルーチーズ・アーモンド・くるみ・卵黄・小豆
＞25 mg/g	ソーセージ・牛乳・クリーム

（文献4）より引用）

有し安価なことから，いまだに使用されている割合が高い。しかしながら，本剤の使用は慢性的なCa負荷となり血管石灰化を招くことで，生命予後を悪化させるという報告が多く，現在では使用は限定的である[6]。一方Ca非含有リン吸着薬は，2003年以降続々と登場し，なかでも塩酸セベラマーは代表的な薬剤である。塩酸セベラマーは，Ca含有リン吸着薬と比較し血管石灰化抑制効果が認められるが[7]，服用錠数が多く便秘の副作用があるので，単剤での管理が困難なことが多い。その後使用可能となった薬剤は，便通異常の副作用軽減とアドヒアランス向上目的にリン吸着能を高めて錠数を減らしたものが多いが，まだ血管石灰化抑制効果に関するエビデンスに乏しい。最近，使用可能となったクエン酸第二鉄とスクロオキシ水酸化鉄は鉄含有リン吸着薬であり，鉄欠乏を認める患者においては鉄補充の付加価値があるが，これはあくまでも副作用である。

Ⅳ．VDRA

VDRAには経口と静脈内との2種類の投与経路がある。わが国においては，経口薬はアルファカルシドール，カルシトリオールならびにファレカルシトリオールの3種類，また静注製剤にはマキサカルシトールとカルシトリオールの2種類が使用される。当然のことながら，経口薬では血中半減期が長い分だけピークの血中濃度が低いため，PTH低下を目的に使用した場合，血清Ca濃度上昇を介した作用がメインである。一方，静脈内投与では，ときに薬理学的な血中濃度が得られる反面，血中半減期が短く，副甲状腺に直接作用しPTH低下効果をもたらす。以上のことから，血清Ca濃度に影響を与えずにPTHを低下させたいような，より進行したSHPTに対して有効である。薬剤アドヒアランスの点，また血清Ca濃度への影響の少ない点において，静脈内投与が優れているため，透析導入期などの初期の段階から使用されることも少なくない。

Ⅴ．シナカルセト

2008年に臨床現場に登場し，CKD-MBD治療戦略に大きな影響をもたらした。シナカルセトは副甲状腺に存在するCa感知受容体にアロステリックに作用し，PTHの合成ならびに分泌を強力に抑制する。VDRAや炭酸Caとの大きな違いは，骨吸収が抑制されることが一因となり，血清Caおよびリン濃度が低下することである。またシナカルセトには，PTH低下効果のみならず，血管ならびに心臓弁膜の石灰化を抑制する効果や非アテローム性の心血管病予防効果が報告されており，生命予後を改善させる可能性がある[8〜10]。問題点としては，内服により生じる嘔気などの消化器症状であるが，今後これらの副作用を減じた製剤の開発が待たれる。

Ⅵ．透析液

現在，わが国において使用されている透析液Ca濃度は，2.5，2.75ならびに3.0 mEq/Lの3種類が多くを占める。セントラル供給システムを採用している施設がほとんどであるから，各施設の患者背景によって選択するのが望ましい。つまり，透析導入患者が多くを占める施設においては，導入期の血清Ca濃度が低いことが多く，2.5 mEq/Lでは低すぎるかもしれない。一方で，長期維持透析患者を多く抱える施設においては，進行したSHPTあるいは血管石灰化の強い患者の管理を考えると3.0 mEq/Lは高すぎる。名古屋第

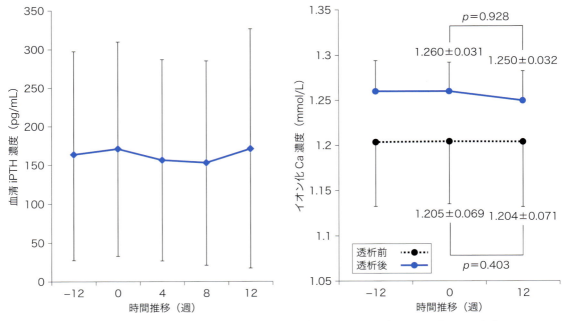

図2 透析液Ca濃度を3.0から2.75へ変更前後のPTHならびにイオン化Caの変化

(文献11) より引用

二赤十字病院においては，年間透析導入数約120件に加え，維持透析患者約120名を管理しており，末期腎不全のなかでもさまざまな病状の患者が混在している。透析液Ca濃度は3.0 mEq/Lを使用してきたが，上記背景を考慮し2.75 mEq/Lに変更した。透析液Ca濃度が下がったもののPTHには大きな変化がなかったのは，重炭酸濃度が2.75 mEq/Lの透析液のほうが低くなっているためイオン化Caには変化が生じなかったためと考察している（図2）[11]。

VII. 腹膜透析のMBDに対する治療

ここまでは，主に血液透析患者を対象とした内科的治療の実際について述べてきた。一方，腹膜透析患者については，エビデンスが少ないのが現状である。JSDTのガイドラインによると血液透析患者に準じるとされているが，腹膜透析患者の血清リンならびにCaはほぼ一定値をとる点で，血液透析患者と異なる点を強調している[2]。つまり，血液透析患者と同じ管理目標値では血管石灰化を含むCKD-MBDの増悪をきたす可能性を懸念しているので，症例によっては目標値を厳しく設定したほうがよいと考える。また，Caバランスで無視できないのは腹膜透析液のCa濃度であり，2.5 mEq/Lが主体であるが，導入期などからの使用はSHPTを進行させる可能性があるので，個々の状態を十分見極めたうえでの選択が望ましい。使用できる薬剤は血液透析とほぼ同様であるが，VDRAに関しては経口薬のみである。

VIII. 保存期のMBDに対する治療

腹膜透析と同様，保存期のMBDに対する治療もエビデンスが少ないが，CKD-MBDは保存期から発症しており，早期からの治療介入が必要と考えられる。しかしながら，食事療法によるリン制限は共通しているものの，薬剤に関しては使用可能なものは少なく，VDRAは経口薬のみ，またリン吸着薬は炭酸Ca，炭酸ランタンならびにクエン酸第二鉄のみであり，シナカルセトは使用不可能である。一般的に血清リン濃度が正常上限を超えるのはCKDステージG4以降であり，この時点では血清Ca濃度は下がっていることが多く炭酸

Caが使用されることが多い。今後は、血清リン濃度が正常範囲内から治療介入するべきかという課題が残っている。VDRAに関しては、PTHの高い患者で投与されるが、血清リンおよびCa濃度の上昇と血清クレアチニン値の上昇に十分注意しながら継続することが必要である。

おわりに

以上、SHPTの内科的治療の実際につき概説してきた。以前の骨を意識した管理から全身の管理に主眼が置かれ、各施設においてきめ細かい管理がなされたことが、わが国の透析が世界において他の追随を許さない好成績を残している一因と考えられる。CKD-MBDの治療戦略には食事、薬剤あるいは透析方法など各方面からのアプローチが可能な反面、個々の患者を目の前にしたときに、どこからのアプローチが適切なのかと迷うことも少なくない。さらに今後、この領域で使用可能な薬剤の登場も予想され、ますます複雑となる可能性はあるが、データを蓄積し新たなエビデンスの構築をすることが要求される。

コラム:ビタミンDの多面的作用

活性型ビタミンDは、細胞核内に存在するビタミンD受容体(VDR)に結合することで生理作用を発揮する[12]。VDRはCa代謝に関連のある腎、骨、副甲状腺ならびに小腸以外にほぼ全身の組織に存在していることから、活性型ビタミンDには多面的作用があることが臨床的にも証明されている[13]。活性型ビタミンDはendocrineのみならずautocrine/paracrineで作用することがわかっているが[14]、局所で作用する活性型ビタミンDは血中濃度には反映されないことから、25ヒドロキシビタミンD(25D)濃度でビタミンD栄養状態を評価する(残念ながら、わが国では25Dの測定は保険収載されていない)。ビタミンD栄養状態は生命予後と関連があり、血栓形成、レニン活性化、心筋肥大、慢性炎症あるいはインスリン抵抗性が機序として考えられている[15]。以上の観点からみると、天然型ビタミンD補充が理にかなっているが、わが国では薬品としては限定的であるため、VDRAの投与が施行される。VDRA投与が血管石灰化を助長する懸念はあるが、VDRA自体は血管石灰化抑制因子であるMGPなどの発現をアップするため、過剰投与にならなければ、むしろ望ましい[16]。VDRAは、線維芽細胞増殖因子23(FGF23)の血中濃度を上昇させることが知られている。FGF23は動物実験において、直接心筋肥大を増長させる作用があるほか、血中濃度が高い患者で心血管病発症が多いという観察研究がある。VDRA投与によるFGF23上昇がどのような影響をきたすかに関しては不明であるが、現時点では、VDRAの効果がFGF23のネガティブな部分を凌駕するであろうと考えられている。

文献

1) Moe S, Drüeke T, Cunningham J, et al：Kidney Disease：Improving Global Outcomes(KDIGO)：Definition, evaluation, and classification of renal osteodystrophy：a position statement from Kidney Disease：Improving Global Outcomes(KDIGO). Kidney Int 69：1945-1953, 2006
2) Fukagawa M, Yokoyama K, Koiwa F, et al；CKD-MBD Guideline Working Group；Japanese Society for Dialysis Therapy：Clinical practice guideline for the management of chronic kidney disease-mineral and bone disorder. Ther Apher Dial 17：247-288, 2013
3) Lei XG, Porres JM：Phytase enzymology, applications, and biotechnology. Biotechnol Lett 25：1787-1794, 2003
4) Kalantar-Zadeh K, Gutekunst L, Mehrotra R. et al：Understanding sources of dietary phosphorus in the treatment of patients with chronic kidney disease. Clin J Am Soc Nephrol 5：519-530, 2010
5) Noori N, Kalantar-Zadeh K, Kovesdy CP, et al：Association of dietary phosphorus intake and phosphorus to protein ratio with mortality in hemodialysis patients. Clin J Am Soc Nephrol 5：683-692, 2010
6) Jamal SA, Vandermeer B, Raggi P, et al：Effect of calcium-based versus non-calcium-based phosphate binders on mortality in patients with chronic kidney disease：an updated systematic review and meta-analysis. Lancet 382：1268-1277, 2013
7) Block GA, Spiegel DM, Ehrlich J, et al：Effects of sevelamer and calcium on coronary artery calcification in patients new to hemodialysis. Kidney Int 68：1815-1824, 2005
8) Raggi P, Chertow GM, Torres PU, et al；ADVANCE Study Group：The ADVANCE study：a randomized study to evaluate the effects of cinacalcet plus low-dose vitamin D on vascular calcification in patients on hemodialysis. Nephrol Dial Transplant 26：1327-1339, 2011

9) EVOLVE Trial Investigators, Chertow GM, Block GA, Correa-Rotter R, et al：Effect of cinacalcet on cardiovascular disease in patients undergoing dialysis. N Engl J Med 367：2482-2494, 2012
10) Wheeler DC, London GM, Parfrey PS, et al；EValuation Of Cinacalcet HCl Therapy to Lower CardioVascular Events (EVOLVE) Trial Investigators：Effects of cinacalcet on atherosclerotic and nonatherosclerotic cardiovascular events in patients receiving hemodialysis：the EValuation Of Cinacalcet HCl Therapy to Lower CardioVascular Events (EVOLVE) trial. J Am Heart Assoc 3：e001363, 2014
11) 松浦有希子，稲熊大城，板脇大輔，他：透析液カルシウム濃度 3.0 mEq/L から 2.75 mEq/L への変更は血清 PTH 濃度に影響しない．透析会誌 45：873-880, 2012
12) Dusso AS：Kidney disease and vitamin D levels：25-hydroxyvitamin D, 1,25-dihydroxyvitamin D, and VDR activation. Kidney Int Suppl 1：136-141, 2011
13) Andress DL：Vitamin D in chronic kidney disease：a systemic role for selective vitamin D receptor activation. Kidney Int 69：33-43, 2006
14) Melamed ML, Thadhani RI：Vitamin D therapy in chronic kidney disease and end stage renal disease. Clin J Am Soc Nephrol 7：358-365, 2012
15) Gunta SS, Thadhani RI, Mak RH：The effect of vitamin D status on risk factors for cardiovascular disease. Nat Rev Nephrol 9：337-347, 2013
16) Querfeld U, Mak RH：Vitamin D deficiency and toxicity in chronic kidney disease：in search of the therapeutic window. Pediatr Nephrol 25：2413-2430, 2010
17) Faul C, Amaral AP, Oskouei B, et al：FGF23 induces left ventricular hypertrophy. J Clin Invest 121：4393-4408, 2011
18) Wolf M：Update on fibroblast growth factor 23 in chronic kidney disease. Kidney Int 82：737-747, 2012

第3章 二次性副甲状腺機能亢進症の治療

1．内科的治療

3）副甲状腺インターベンション（PEIT）

田中元子

はじめに

　長期透析患者の二次性副甲状腺機能亢進症は，腎性骨症のみならず血管石灰化を含めた異所性石灰化をきたし，生命予後やQOLに大きな影響を与える重篤な合併症である．2006年にCKD-MBDという新しい概念が提唱され，高リン血症，高カルシウム（Ca）血症，高PTH血症そのものが生命予後に強く関与することが示された．近年，二次性副甲状腺機能亢進症に対する新しい治療選択肢として，ビタミンD静注製剤，シナカルセト，Ca非含有リン吸着薬などが開発され，内科的治療はめざましい進歩を遂げているにもかかわらず，高度に進行した二次性副甲状腺機能亢進症は内科的治療に抵抗し，副甲状腺摘出術（PTx）または選択的副甲状腺エタノール注入療法（percutaneous ethanol injection therapy：PEIT）の適応となる[1]．しかしながら内科的治療の進歩により，内科的治療抵抗性の見極めが困難となり，副甲状腺インターベンションへの移行が適切に行われていない症例もみられ，臨床的に問題である．本稿では，選択的副甲状腺PEITの適応と有用性について述べる．

I．副甲状腺インターベンションの種類と適応

　二次性副甲状腺機能亢進症の治療指針決定のためには副甲状腺過形成の状態把握が重要であり，副甲状腺超音波により，最大腺が直径1 cm以上，もしくは推定体積（$a \times b \times c \times \pi/6$）0.5 cm^{3}以上であれば，カルシウム受容体（CaR）やビタミンD受容体（VDR）数が減少した結節性過形成を呈する[2〜4]ため，1,25DによるビタミンDパルス療法でPTH分泌を抑制することは難しいことが明らかにされた[5]．このような結節性過形成が少なくとも1腺ある症例に対しては，早期に副甲状腺インターベンションを行うべきであることが，2006年の日本透析医学会「透析患者における二次性副甲状腺機能亢進症治療ガイドライン」[1]では推奨された．ガイドライン発表後にはPTx症例が増加し，内科的治療抵抗性症例の適切な副甲状腺インターベンション移行が確立されたと思われた．しかし，2008年にCaR作動薬シナカルセトが使用可能となって以来，PTx症例が激減している．シナカルセト投与により適切なコントロールが行われている症例があるのも事実だが，実際にはPTHの低下は認めるものの，高Ca血症や高リン血症，Ca×Pi積の上昇が持続し異所性石灰化を招くような状況であっても，無効な内科的治療を継続している例もしばしば認められる．このような症例に対しては，早期に副甲状腺インターベンションを行うべきである．

　副甲状腺インターベンションには，外科手術として副甲状腺全摘術，副甲状腺亜全摘術，低侵襲副甲状腺摘出術（minimally invasive parathyroidectomy），内視鏡下手術の4つの術式があり，超

表　副甲状腺インターベンションの種類

1．外科的摘出術
　　1．副甲状腺全摘術（total PTx）
　　　　a）副甲状腺全摘術＋自家移植（PTx＋T）
　　　　b）副甲状腺全摘術
　　2．副甲状腺亜全摘術（subtotal PTx）
　　3．低侵襲副甲状腺摘出術（minimally invasive parathyroidectomy）
　　4．内視鏡下手術
2．超音波下局注療法
　　1．選択的副甲状腺エタノール注入療法（percutaneous ethanol injection therapy：PEIT）
　　2．副甲状腺内カルシトリオール局所注入療法（percutaneous calcitriol injection therapy）
　　3．副甲状腺内マキサカルシトール局所注入療法（percutaneous maxacalcitol injection therapy）

第3章 二次性副甲状腺機能亢進症の治療

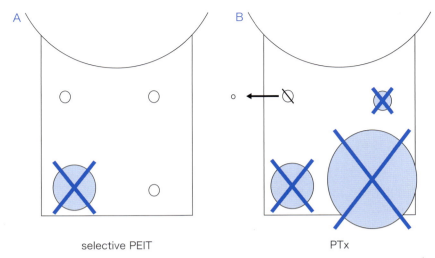

図1 選択的PEITと外科的摘出術（PTx）

選択的PEIT（A）では，結節性過形成に至った腺（●）のみをエタノールで破壊して，残りの腺（○）を内科的治療で管理しようとするものである。これに対して副甲状腺全摘＋自家移植術（B）では，すべての腺を摘出し，最小腺（願わくは，びまん性過形成）の断片を移植する。

音波下局注療法としては選択的副甲状腺PEIT，副甲状腺内カルシトリオール局所注入療法（percutaneous calcitriol injection therapy），副甲状腺内マキサカルシトール局所注入療法（percutaneous maxacalcitol injection therapy）が行われている（表）。

二次性副甲状腺機能亢進症に対する外科手術では，残存腺の再発が高頻度に認められるため，副甲状腺全摘術および自家移植（PTx＋T）が標準術式として行われている[6]。一方，原発性副甲状腺機能亢進症における腺腫や過形成は1腺腫大例がほとんどであるため，内視鏡下手術およびminimally invasive parathyroidectomyが行われてきたが，最近では二次性副甲状腺機能亢進症においても，1腺腫大例に対しては選択的PEITと同様の理念によりminimally invasive parathyroidectomyも導入されている。

近年，新しい治療薬の開発と局注療法の進歩により，二次性副甲状腺機能亢進症の治療選択肢は拡大されている。そのなかで副甲状腺PEITの適応はPTxと重なる部分もあるが，決してPTxの積極的代替ではないことを念頭に，その適応を検討すべきである。

PTxと副甲状腺PEITの適応の基本的な違いは，結節性過形成の数と局在パターンによる。副甲状腺過形成にはいろいろな局在パターンがみられ，それぞれに応じた治療法の選択が必要となる。2腺以上の腫大副甲状腺が存在する場合には，基本的にはPTxの適応である。一方，1腺腫大例に対しては，局注療法として選択的副甲状腺PEITと副甲状腺内ビタミンD局注療法[8]の有効性が認められている。選択的PEITは，1腺腫大例がよい適応となるが，PTx適応症例でも外科手術に耐えられないハイリスク症例には適応を拡大できる。PTxとの大きな違いは，PTxではすべての腺を摘出し一部移植を行うのに対して，PEITの原則は，あくまでも内科的治療に抵抗する腺，すなわち結節性過形成に陥っていると考えられる腫大腺のみを破壊することにより，残った腺を内科的にコントロールするということである（図1）。この観点から，PEIT後の後療法の重要性について十分なインフォームドコンセントを得る必要がある。除外項目としては，穿刺不可能な位置に腫大副甲状腺があることがわかっている症例や，甲状腺腫瘍などで頸部手術が必要な症例はPTxの適応となる。さらに，PEITが完全に施行

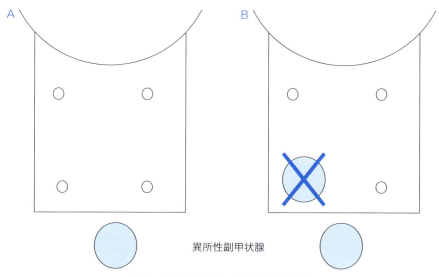

図2　PEIT不応例と異所性副甲状腺

治療前に異所性腺の存在が確認されている例については，PTxが第一選択となる（A）。結節性過形成と思われる腺（○）を完全に破壊してもPTHの低下が十分でない症例では，異所性副甲状腺を含む，超音波ではみつからない腺の存在を考えて検索する（B）。

できた症例であるにもかかわらず，PTHの低下がみられない症例については，CT，MRI，シンチグラフィなどにより異所性腺の存在を考慮し検索を行うべきである。また，治療前に異所性腺の存在が確認されている例については，当然PTxが第一選択となる（図2）。

さらに，副甲状腺内ビタミンD局注療法は，選択的にビタミンDを副甲状腺内に注入することにより，局所でのビタミンD濃度をきわめて高濃度にすることが可能となる[7]。PEITで認められる副甲状腺組織のnecrosisとは違う機序により副甲状腺細胞の増殖を抑制し，VDRをup regulationさせ，1,25Dへの反応性を回復させると考えられる[8]。このような局注療法はPEITと比較して反回神経麻痺のリスクが低いと考えられている。

II．選択的副甲状腺PEITの有用性

これまで選択的副甲状腺PEITの有用性については，われわれの報告[9,10]を含め多数報告されているが，2008年にシナカルセトが使用可能となって以来，PTx症例と同様にPEIT施行例も激減している。シナカルセト発売後の選択的PEITの位置付けとしては，前述のとおり，①ビタミンD投与にてもPTHコントロール困難な内科的治療抵抗性症例で，頸部エコーにて1腺腫大例と，②頸部エコーに2腺以上の副甲状腺腫大を認める症例のうち，PTxに耐えられないハイリスク症例は，選択的PEITのよい適応となるが，③シナカルセト投与中であっても，頸部エコーにて1腺腫大を認める症例では，選択的PEITを行うことによりシナカルセトを中止できる可能性があるため，積極的にPEITを考慮すべきと考える。当然のことであるが，シナカルセト投与中であっても，2腺以上の副甲状腺腫大を認める症例はPTxの適応を考慮すべきであり，シナカルセト長期投与例においては，頸部エコーによる副甲状腺腫大の有無につき定期的検索を行い，副甲状腺インターベンションの適応についての検討が必要である。

おわりに

近年，シナカルセトやカルシウム非含有リン吸着薬の開発により，従来コントロール困難であった内科的治療抵抗性の症例に対しても効果が期待され，内科的治療の選択肢は拡大されるとともに

複雑になってきている．そのため，高Ca血症や高リン血症，Ca×Pi積の上昇など異所性石灰化のリスクが高いと考えられる状況においても，内科的治療を可能な限り続け，かなり時間が経ってからようやくPEITやPTxの適応を考えるという症例が多いのではないだろうか．早期の適切な時期に副甲状腺インターベンションを行い，局注療法医または外科医と連携して，術後の内科的コントロールを十分に行うことが重要である．

本稿が，副甲状腺インターベンションの適応についての理解を深める一助となり，透析患者にとって最適な治療につながることを願ってやまない．

文　献

1) 日本透析医学会：透析患者における二次性副甲状腺機能亢進症治療ガイドライン．透析会誌 39：1435-1455, 2006
2) Tominaga Y, Numano M, Tanaka Y, et al：Surgical treatment of renal hyperparathyroidism. Semin Surg Oncol 13：87-96, 1997
3) Gogusev J, Duchambon P, Hory B, et al：Depressed expression of calcium receptor in parathyroid gland tissue of patients with hyperparathyroidism. Kidney Int 51：328-336, 1997
4) Fukuda N, Tanaka H, Tominaga Y, et al：Decreased 1,25-dihydroxyvitamin D3 receptor density is associated with a more severe form of parathyroid hyperplasia in chronic uremic patients. J Clin Invest 92：1436-1443, 1993
5) Fukagawa M, Kitaoka M, Inazawa T, et al：Imaging of the parathyroid in chronic renal failure：diagnostic and therapeutic aspects. Curr Opin Nephrol Hypertens 6：349-355, 1997
6) Tominaga Y, Matsuoka S, Uno N：Surgical and medical treatment of secondary hyperparathyroidism in patients on continuous dialysis. World J Surg 33：2335-2342, 2009
7) Kitaoka M, Fukagawa M, Kurokawa K：Direct injections of calcitriol into enlarged parathyroid glands in chronic dialysis patients with severe parathyroid hyperfunction. Nephrology 1：563-567, 1995
8) Shiizaki K, Hatamura I, Negi S, et al：Highly concentrated calcitriol and its analogues induce apoptosis of parathyroid cells and regression of the hyperplastic gland—study in rats. Nephrol Dial Transplant 23：1529-1536, 2008
9) Tanaka M, Itoh K, Matsushita K, et al：Combination therapy of intravenous maxacalcitol and percutaneous ethanol injection therapy lowers serum parathyroid hormone level and calcium × phosphorus product in secondary hyperparathyroidism. Nephron Clin Pract 102：c1-c7, 2006
10) Tanaka M, Itoh K, Matsushita K, et al：Efficacy of percutaneous ethanol injection therapy for secondary hyperparathyroidism in patients on hemodialysis as evaluated by parathyroid hormone levels according to K/DOQI guidelines. Ther Apher Dial 9：48-52, 2005

第3章　二次性副甲状腺機能亢進症の治療

2. 外科的治療の適応

1）二次性副甲状腺機能亢進症の手術適応とその変遷

冨永芳博

SHPTの手術適応には大きな変遷が認められる。高度なSHPTが認識され始めた時代（Era 1）では，自覚症状，線維性骨炎（ROD）が顕著で，これらの症状の改善に主眼が置かれた。

活性型経口ビタミンDが普及した時代（Era 2）においても，高度なSHPTを有する症例で自覚症状，RODによる症状，骨変化が顕著な症例が手術適応とされた。

静注用VDRAが導入された時代（Era 3）では血清Ca，リン値は高値を示し，異所性の石灰化が懸念された。

良好な生命予後の維持を目的に，たとえ自覚症状がなくても，骨回転が亢進していなくても，PTxの適応としてきた（図1）[1〜4]。新しい概念として，副甲状腺の腫大の程度を手術適応決定の要因の1つとして提唱してきた。SHPTの副甲状腺は表1に示す特性を有している。

CKDでは，副甲状腺はびまん性過形成より結節性過形成へと進行する（図2〜5）[5,6]。結節を構成している細胞は表2に示すような特性を有しており，副甲状腺が結節性過形成まで進行すると，内科的治療に抵抗し，PTxが必要になると考えら

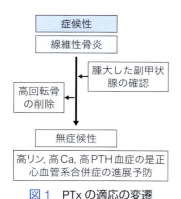

図1　PTxの適応の変遷

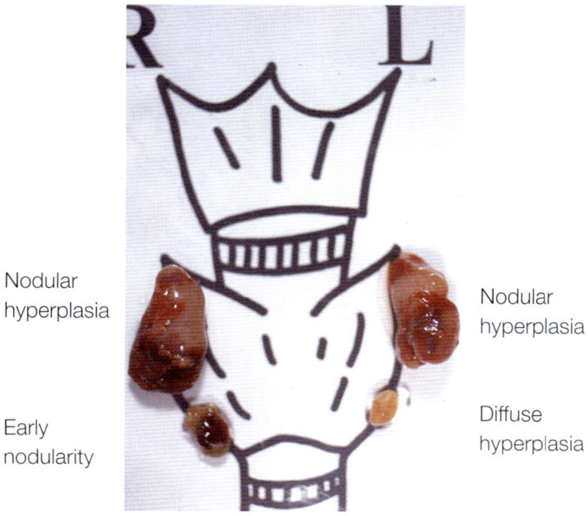

表1　SHPTの病理組織学的特性

・不均一な増殖
　（Asymmetric enlargement）
・結節を作る傾向
　（Nodularity）
・好酸性細胞の増殖
　（Increase of oxyphilic cell）

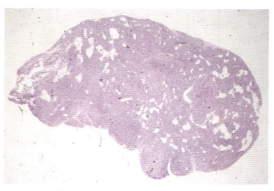

図2　SHPT摘出病変
同じ刺激が加わるのに4腺が均一に腫大していない。左右上の腺は結節性過形成，下の2腺はびまん性過形成を呈する。

図3　びまん性過形成の弱拡大像
副甲状腺実質細胞がびまん性に増殖し，脂肪組織を圧排している。

69

第3章 二次性副甲状腺機能亢進症の治療

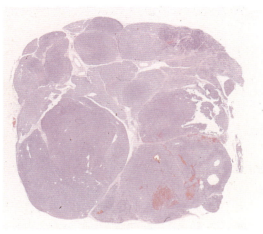

図4 結節性過形成（nodular hyperplasia）
結合織で区分されたいくつかの結節が増殖している。

表2 結節性過形成の特徴

・Monoclonal proliferation
・High growth potential
・Diminished expression of VDR
・Diminished expression of CaSR
・Diminished expression of klotho

結節を構成する細胞は上記の特性を有し，内科的治療に抵抗する。

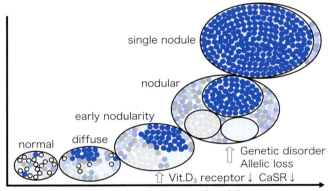

図5 過形成の進展の仮説
SHPTでは，びまん性過形成より結節性へと進行していくと考えられる。

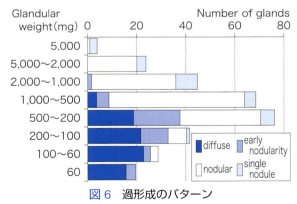

図6 過形成のパターン
腺重量が大きくなるにつれて結節性過形成の頻度が増える。500 mg以上の腺では85％以上の腺が結節性過形成である。
（文献6）より引用）

れる[7～12]）。

　腺重量500 mg以上で約85％の腺が結節性過形成であり（図6），USで推定した腺体積が300～500 mm³以上で結節性過形成の可能性が高い。腺体積はUSで3方向を測定し，$a \times b \times c \times \pi \times 1/6$で推定可能である（図7）。また長径が1 cm以上でも，結節性過形成の可能性が高い。実際，マキサカルシトール（OCT）を6カ月間使用し，使用前と6カ月後にUSで体積を測定すると，OCTの使用後の反応性を規定する要因としては，OCT使用前に推定した腺体積が最も有益な因子であった。よって，SHPTの内科的治療の反応性を推測

する意味でも，VDRA 使用前には US で副甲状腺の体積を測定することは PTx の適応を決定するうえでも意義あることである[13～15]。

2006 年および 2012 年に日本透析医学会（Japanese Society for Dialysis Therapy：JSDT）は，CKD に合併する SHPT に対する手術適応について提唱した。2012 年のガイドラインを表 3 に提示する[16]。

比較的早期に副甲状腺インターベンションを推奨しており，図 8 に示すように，2007 年までわが国で PTx 件数が徐々に増加してきたことを裏付ける要因の 1 つと考えられる。

同時期 DOPPS は，従来のように CKD に合併する SHPT を骨病変と捉えるのではなく，検査値異常，石灰化，骨折，生命予後を含むより広域な病態（CKD-MBD）群と捉えた（図 9）。そして SHPT の治療目的を生命予後の改善と捉え，そのためには血管，心臓の弁などの異所性石灰化による心血管系合併症をいかに管理するかに主眼が置かれるようになり，従来のごとく ROD，自覚症状の改善は二の次となった。この視点で PTx の適応も論じられるようになってきた[17]。

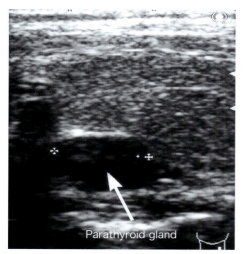

図 7　Ultrasonography
推定体積，長径を測定できる。

表 3　副甲状腺インターベンションの適応と方法
　　　（日本透析医学会，2012 年）

I．内科的治療に抵抗する高度の二次性副甲状腺機能亢進症[*1]に対しては，副甲状腺摘出術（PTx）を推奨する（1B）。
II．腫大副甲状腺が 1 腺のみで穿刺可能な部位に存在する場合，経皮的エタノール注入療法（PEIT）を考慮することは妥当である（グレードなし）。
補足
*1　高度の二次性副甲状腺機能亢進症とは，intact PTH が 500 pg/mL，あるいは whole PTH 300 pg/mL を超える場合とする。ただしこれ以下の値であっても，管理目標値を上回る高 P 血症あるいは高 Ca 血症が是正困難な場合，PTx の適応を検討することは妥当である。

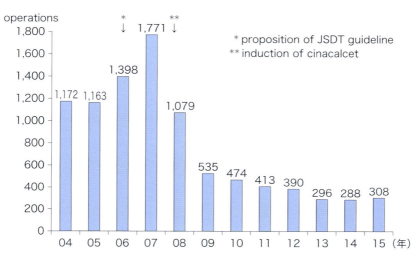

図 8　PSSJ で調査した，わが国での SHPT に対する PTx 件数の推移

第3章　二次性副甲状腺機能亢進症の治療

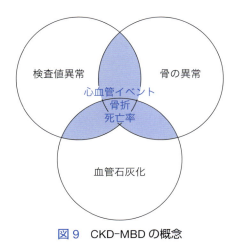

図9　CKD-MBD の概念

表4　Era 4 における SHPT に対する PTx の適応

1）SHPT がビタミンD 製剤またはビタミンD 誘導体に抵抗し，しかも長期間の生命予後が期待できる症例
2）高度な SHPT により著しく QOL が障害されている症例
3）シナカルセトで十分な PTH 低下が得られない症例
4）シナカルセトを含む内科的治療に抵抗する高 Ca 血症，高リン血症例
5）シナカルセトに tolerate できない症例（副作用で内服不可，コンプライアンスが悪い，など）
6）切除が必要な甲状腺腫瘍が合併する症例

2008年，わが国でもシナカルセトが使用可能となった。シナカルセトはPTH値を強力に低下させ，またCa，リン値もtarget range 内に維持することが比較的容易であることが報告されている。シナカルセトは腫大した副甲状腺を縮小しうるか，結節性過形成でもPTHの分泌を抑制し，PTxを回避しうるのか？など解決すべき問題が存在する。表4に，シナカルセト使用時（Era 4）におけるPTxの適応を示す。

実際，臨床の場ではJSDTのガイドラインに則って手術適応を決めるのだが，PTH，Ca，リン値は変動があり，自覚症状，骨所見にも乏しいとなると，PTxの必要性を患者に納得させることが困難なことも稀ではない。腫大した副甲状腺の存在，異所性石灰化の有無は重要な要因となろう。

さらに外科医の視点からみたレスキュー療法としてのシナカルセトの適応について，表5に示す。

表5　シナカルセトをレスキュー治療として使用する対象

1）全身麻酔下手術の侵襲が大きい（high risk group）
2）副甲状腺が切除困難な部位に存在（縦隔内など）
3）PTH 過剰 origin が画像診断で診断できない（再発例，持続性 HPT 症例）
4）すべての副甲状腺組織の切除が困難（副甲状腺癌，parathyromatosis など）
5）手術により重大な合併症（両側反回神経麻痺など）の危険がある（再手術例，PEIT 後症例など）
6）PTx までの待機時期が長い

文　献

1) 冨永芳博：Cinacalcet HCl 導入前後の SHPT に対する PTx の変遷．腎と透析 15 別冊腎不全外科：6-15, 2015
2) 冨永芳博：副甲状腺　CKD-MBD 腫大の治療法をどう選択するか？　CKD-MBD ガイドライン．臨透析 28：954-960, 2012
3) Tentori F, Wang M, Bieber BA, et al：Recent changes in therapeutic approaches and association with outcomes among patients with secondary hyperparathyroidism on chronic hemodialysis：the DOPPS study. Clin J Am Soc Nephrol 10：98-109, 2015
4) Tominaga Y, Matsuoka S, Uno N, et al：Parathyroidectomy for secondary hyperparathyroidism in the era of calcimimetics. Ther Apher Dial 12（Suppl 1）：S21-S26, 2008
5) Tominaga Y, Sato K, Numano M, et al：Histopathology and pathophysiology of secondary hyperparathyroidism due to chronic renal failure. Clin Nephrol 44（Suppl 1）：S42-S47, 1995
6) Tominaga Y, Tanaka Y, Sato K, et al：Histopathology, pathophysiology and indications for surgical treatment of renal hyperparathyroidism. Semin Surg Oncol 13：78-86, 1997
7) Fukuda N, Tanaka H, Tominaga Y, et al：Decreased 1,25-dihydroxyvitamin D_3 receptor density is associated with a more severe form of parathyroid hyperplasia in chronic uremic patients. J Clin Invest 92：1436-1443, 1993
8) Gogusev J, Duchambon P, Hory B, et al：Depressed expression of calcium receptor in parathyroid gland tissue of patients with hyperparathyroidism. Kidney Int 51：328-336, 1997
9) Tominaga Y, Kohara S, Namii Y, et al：Clonal analysis of nodular parathyroid hyperplasia in renal hyperparathyroidism. World J Surg 20：744-750, 1996
10) Tominaga Y, Tsuzuki T, Uchida K, et al：Expression of PRAD1/cyclin D1, retinoblastoma gene products, and Ki67 in parathyroid hyperplasia caused by chronic renal failure versus primary adenoma. Kidney Int 55：1375-1383, 1999
11) Tominaga Y, Tanaka Y, Sato K, et al：Recurrent

renal hyperparathyroidism and DNA analysis of autografted parathyroid tissue. World J Surg 16：595-603, 1992
12) Komaba H, Goto S, Fujii H, et al：Depressed expression of Klotho and FGF receptor 1 in hyperplastic parathyroid glands from uremic patients. Kidney Int 77：232-238, 2010
13) Fukagawa M, Kitaoka M, Yi H, et al：Serial evaluation of parathyroid size by ultrasonography is another useful marker for long-term prognosis of calcitriol pulse therapy in chronic dialysis patients. Nephron 68：221-228, 1994
14) Tominaga Y, Inaguma D, Matsuoka S, et al：Is the volume of the parathyroid gland a predictor of Maxacalcitol response in advanced secondary hyperparathyroidism? Ther Apher Dial 10：198-204, 2006
15) Matsuoka S, Tominaga Y, Sato T, et al：Relationship between the dimension of parathyroid glands estimated by ultrasonography and the hyperplastic pattern in patients with renal hyperparathyroidism. Ther Apher Dial 12：391-395, 2008
16) 日本透析医学会：慢性腎臓病に伴う骨・ミネラル代謝異常の診療ガイドライン. 透析会誌45：301-356, 2012
17) KDIGO clinical practice guideline for the diagnosis, evaluation, prevention, and treatment of chronic kidney disease-mineral and bone disorder(CKD-MBD). Kidner Int 76（Suppl 113）：1-140, 2009

第3章　二次性副甲状腺機能亢進症の治療

2. 外科的治療の適応

2）二次性副甲状腺機能亢進症の発生背景

冨永芳博

　1973年7月〜2013年6月までに当科で施行したSHPT，THPTに対するPTx施行症例数は3,000例となった（図1）。うちTHPT症例46例，SHPTでわれわれが他院に出向いて手術を施行した症例328例，当院手術例2,672例中，当院初回手術症例2,560例であった。紹介症例は北は北海道から南は沖縄まで，さらに姉妹病院である南京人民院に招待され，当地で3例のPTxを施行した[1]。

　当科で初回手術を施行したSHPT初回2,560例のintact PTHの平均値の変動を図2に示す。Era 1, 2では測定系が確立していなかったが，Era 3, 4では明らかに経時的にその平均値は低下した。図3〜5に血清Ca，リン，総ALP値を示す。Ca，リン値に大きな変化はないが，ALPに関してはEra 3, 4では徐々に低下した。VDRA，シナカルセトはPTHの低下を介さずに直接骨に作用する可能性を否定できない。

当科におけるPTx施行例の術前所見の推移

　SHPTの発生，進行に影響を及ぼす因子としては，以下のような因子が挙げられている。つまり，①若年者，②長期透析，③女性，④腎移植の既往，⑤non-DM，⑥服薬コンプライアンス不良，などがSHPTが進行しやすい因子としてmulti variant analysisにて報告されている。高齢者はSHPTが

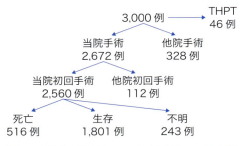

図1　当科におけるSHPTに対するPTxの内訳

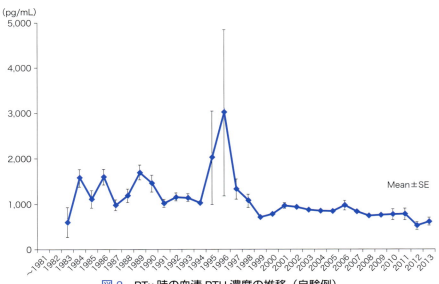

図2　PTx時の血清PTH濃度の推移（自験例）

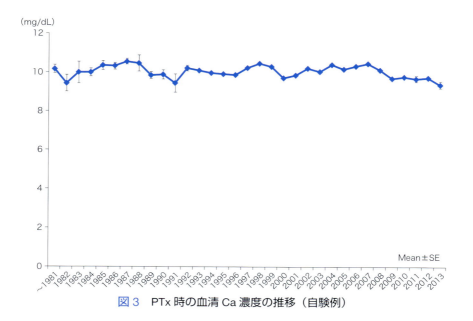

図3　PTx時の血清Ca濃度の推移（自験例）

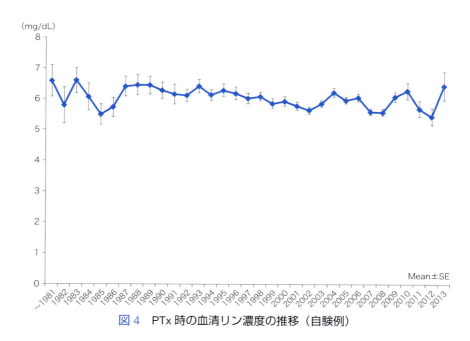

図4　PTx時の血清リン濃度の推移（自験例）

進行しがたいことが挙げられている。女性は，男性に比して高度なSHPTが発症しやすいといわれているが，わが国ではほかの要因を考慮すると，男女比に大きな差はない（図6）。長期透析でSHPTが進行しやすいことはreasonableである。同時に食事，内服のコンプライアンスの悪い患者ではSHPTは進行しやすい[2]。

DM患者でSHPTは進行しにくいとの論文もみられる。自験例では，1992年12月までにSHPTにてPTxを施行した症例300例中DM腎症は2例にすぎないが，現在約9％と著しく増加している。医療の進歩が，以前は透析医療が困難であった症

第3章 二次性副甲状腺機能亢進症の治療

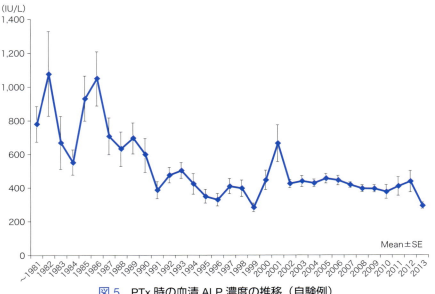

図5 PTx時の血清ALP濃度の推移（自験例）

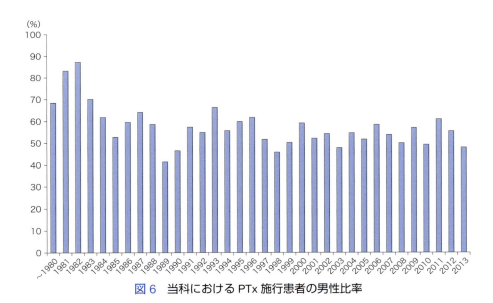

図6 当科におけるPTx施行患者の男性比率

例でも長期間生存を可能とし，その結果DMの患者比率が大きくなった可能性が否定できない。

DOPPSによると，Era 3における各国のSHPTに対するPTxの頻度を比較すると，わが国でのPTxの頻度は決して多いわけではない[3]。Era 4でのPTxの頻度は米国，ヨーロッパの国々に比してわが国の頻度はきわめて低い[4]。わが国では比較的早期よりシナカルセトを使用していることが要因かもしれない。

当科での年次別SHPT，THPTに対するPTxの頻度，PSSJによるわが国での年次別PTxの推移を比較すると，両者は同じ変動を示すが，当科でわが国の約25％のPTxを施行していることを考えると理解できることである[5]。

いずれも，2007年までPTxの症例数は増加した。JSDTのガイドラインが比較的早期にPTxを

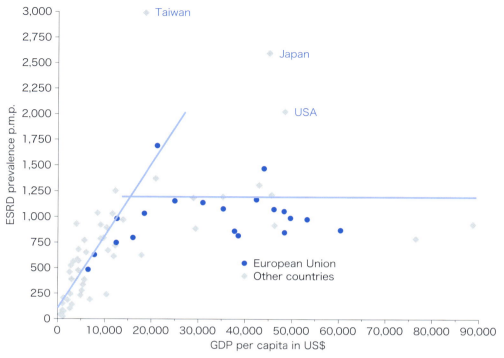

図7　各国での GDP と人口当たりの ESRD 患者の関係
経済的に裕福な国では透析患者も多いことを示す。（2012 prevalence of ESRD patients, Fresenius Medical Care）

推奨していることによると考えられる。2008年からは，いずれも劇的に PTx の件数は減少している。わが国では 2008 年 1 月よりシナカルセトが CKD ステージ 5D に使用可能となったことが大きな原因と考えられる。ただ，2014 年の時点で減少の速度は底をついた感がある。米国，ドイツではいったん低下した PTx の件数は再上昇しており，早晩，わが国でも再上昇する可能性がある[6,7]。

PTx の件数は，次の 3 項目によって影響を受ける。
1）新しい SHPT に対する薬剤
2）それぞれの地域の治療ガイドライン
3）経済効率（cost effectiveness）

図7 は各国の GDP を横軸に，縦軸に透析患者数を示す。GDP と患者数は正の相関があり，つまり，経済的に恵まれた国では透析患者も多い。しかしながら，EU の国々では GDP が大きくなるにもかかわらず，透析患者数は一定であり，何らかの制約が推測される。また，台湾，日本，米国では GDP に比して透析患者が多く，高度な SHPT は深刻な問題である。

わが国の透析医療の構造的変化が PTx の頻度に影響を与えてくる可能性がある。つまり，①高齢化，②長期透析患者の減少，③DM 腎症の増加である。いずれの項目も PTx を減少させるように働く。図8 は，米国における PTx の頻度を年齢別に示したものであるが，高齢化するにつれて PTx の件数は減少している[6]。図9 は，自験例における PTx 時の年齢の分布である。原則的に 80 歳以上の患者には PTx を施行していない。50〜60 歳にピークが存在する。当科で PTx を施行した症例の PTx 時年齢の経時的変化を図10 に示すが，全体的に透析患者は高齢化しているにもかかわらず，PTx 症例の平均年齢は約 55 歳で Era 2 以降変化はない。

図11 は，当科で PTx を施行した症例の透析導入から PTx 施行までの経年的平均期間を示す。興味深いことに，その期間の平均値は約 12 年で変化

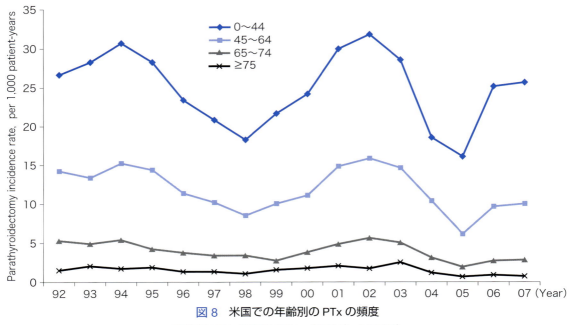

図8 米国での年齢別のPTxの頻度
高齢ではPTxの頻度が低い。(文献6) より引用)

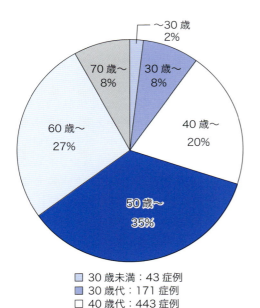

- 30歳未満：43症例
- 30歳代：171症例
- 40歳代：443症例
- 50歳代：774症例
- 60歳代：596症例
- 70歳以上：162症例
- 合計　2,189症例

図9 PTx症例の年齢分布（自験例）

はない。つまり，どのような内科的治療にもかかわらず，PTxを必要とするほどSHPTが進行するには透析導入から12年かかることを意味している。今後，透析患者が高齢化すると透析導入後12年以上生存することは困難で，長期透析患者の減少はPTx施行症例の減少につながるであろう。

Cost effectivenessからPTx時の年齢，透析歴を考えると，30～60歳代で比較的若く，透析歴10年以上で，non-DMで社会的に活躍している症例では早目にPTxを施行するのが適切であろう。

文　献

1) 冨永芳博：二次性副甲状腺機能亢進症に対する副甲状腺摘出術 3000例の経験．日透析医会誌 29：92-97, 2014
2) Malberti F, Marcelli D, Conte F, et al：Parathyroidectomy in patients on renal replacement therapy：an epidemiologic study. J Am Soc Nephrol 12：1242-1248, 2001
3) Young EW, Albert JM, Satayathum S, et al：Predictors and consequences of altered mineral metabolism：the Dialysis Outcomes and Practice Patterns Study. Kidney Int 67：1179-1187, 2005
4) Tentori F, Wang M, Bieber BA, et al：Recent changes in therapeutic approaches and association with outcomes among patients with secondary hyperpara-

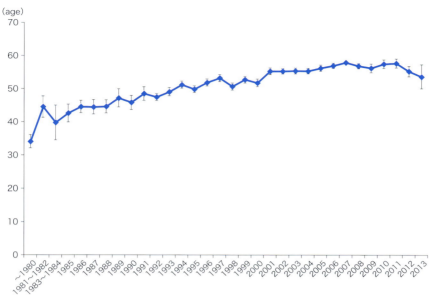

図 10　PTx 時平均年齢の経時的変化

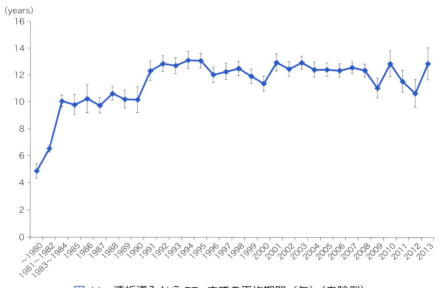

図 11　透析導入から PTx までの平均期間（年）（自験例）

thyroidism on chronic hemodialysis：the DOPPS study. Clin J Am Soc Nephrol 10：98-109, 2015
5) Tominaga Y, Kakuta T, Yasunaga C, et al：Evaluation of parathyroidectomy for secondary and tertiary hyperparathyroidism by the Parathyroid Surgeons' Society of Japan. Ther Apher Dial 20：6-11, 2016
6) Foley RN, Li S, Liu J, et al：The fall and rise of parathyroidectomy in U. S. hemodialysis patients, 1992 to 2002. J Am Soc Nephrol 16：210-218, 2005
7) Schneider R, Kolios G, Koch BM, et al：An economic comparison of surgical and medical therapy in patients with secondary hyperparathyroidism-the German perspective. Surgery 148：1091-1099, 2010

第3章　二次性副甲状腺機能亢進症の治療

2. 外科的治療の適応

3）手術前検査，処置

高木茂樹　　冨永芳博

はじめに

　SHPTでPTxが必要となる患者のほとんどが血液透析患者であり，手術の緊急性もない。よって，透析患者が一般的に全身麻酔下に手術を受ける前と同様の術前管理と，SHPTが原因となり生じてくる合併症に対する評価と対応が必要である。

　透析患者の手術前管理として特に注目しなければならない点は，体液の管理，貧血の管理，そしてカリウムの管理である。現在透析技術の進歩は目覚ましく，バスキュラーアクセスなどの問題がない限り，3者を適正な値に管理することは困難ではない。術前にヘマトクリット＜30％の貧血は，ESAの進歩も相まってほぼ皆無である。体重管理は麻酔導入時の低血圧を避けるため，基礎体重から除水量を残すことを容認している。高カリウム血症は手術直後に血液透析を要するため，術前から管理が必要である。場合によっては術前キレート薬の投与が必要であるが，ルーチンには投与していない（本稿第IV項参照）。

　SHPTに合併し術前管理に大きな影響を及ぼす病態を列挙する。主な心血管系合併症としては虚血性心疾患（IHD），大動脈弁狭窄症（AS），末梢血管閉塞症，虚血性脳血管障害，そしてdiastolic cardiomyopathy like heart（DCM like heart）が挙げられる。術前検査として，心エコー，負荷が可能であればダブルマスター心電図を施行している。IHDが疑われる場合には循環器科に紹介し，負荷心筋シンチグラムを施行し，陽性であればCAG，PCI，CABGを施行した後に手術が可能となればPTxを施行する。DCM like heartは低血圧，心不全が存在し，対応に難渋する。β遮断薬の少量投与で改善すれば，手術が可能となることがある。

　PTxで心不全が改善することがあるので，局所麻酔下に腫大した腺のみ切除したこともあるがriskyである。シナカルセト，あるいはPEITもrescue therapyとして有効なこともあるので，全身麻酔下のPTx前に考慮する意義はあるであろう。

　血管障害を有している症例では抗凝固薬，血小板凝集阻害薬を投与されている症例が多く，当院のプロトコールに従い，術前，周術期には中止している。中止が困難な症例では，ヘパリン化を定められた日時に施行している。

　頸椎脊椎症については，第2章3-1）の稿で述べた。整形外科医の指示に従い，頸部過伸展を避けPTxを施行している。

　周術期の血液透析については，後述する。

I．血液透析

以下，PTxにおける血液透析管理について記す。

1. 血液透析スケジュール

　PTxなど全身麻酔手術を施行する場合，以下の原則に則った血液透析スケジュールにより周術期透析を予定する（表）。

　1）全身麻酔手術前日に必ず血液透析を施行する。

　2）上記前日透析が2日空き後の透析とならないように，日程調整する。

　3）やむをえず月曜日が手術日となった場合，手術日午前中に血液透析の後，手術とする。

　4）手術翌日は高カリウム血症など，電解質異常がない限り血液透析は施行せず，翌々日の透析とする（ただし，金曜日手術の場合，翌日土曜日を予定する）。

　5）緊急手術はこの限りではない。

2. 電解質管理

　PTx患者の特徴として，壮年期症例が多いこと，また，良好な摂食状況の影響から高カリウム

表 周術期血液透析（HD）スケジュールの例

スケジュール	入院	HD		HD	PTx		HD		HD
曜日	金	土	日	月	火	水	木	金	土

血症をきたしやすい点が挙げられる．当院では，手術前日透析にて血清カリウム濃度が 4.0 mEq/L 未満に低下したことを確認のうえ，透析終了としている．以前，低カリウム透析液（カリウム濃度 1.5 mEq/L）を作製し，血清カリウム値をモニターしながら目標値（$3.0 \leq K^+ < 4.0$ mEq/L）を達成していた．しかし，低カリウム透析液使用にもかかわらず，翌日の術前採血にてしばしば血清カリウム値 5.5 mEq/L 以上を経験し，麻酔導入不可となり，術前透析を余儀なくされた．現在は，通常透析液（カリウム濃度 2.0 mEq/L）を使用し，透析時間の延長により目標値を達成している．血清カリウム値は，術前・手術日 19 時・翌日午前に測定され，術前 5.5 mEq/L 以上，術後 6.0 mEq/L 以上を基準に臨時透析を施行している．

また，不整脈などの疾患により血清カリウム値の急激な変動を回避したい症例には，カリウム濃度 3.0 あるいは 3.5 mEq/L に調整された透析液を使用する．

Ⅱ．周術期の血液透析の方法

PTx 手術日・入院日が決定された後，主治医および手術・検査支援センターにおいて，ワルファリンや抗血小板薬など抗血栓薬の服用中止日程が説明される．

術前透析（前日）は，各症例における通常抗凝固薬を使用する．緊急に施行される手術当日透析および術後 5 日目までは，抗凝固薬にメシル酸ナファモスタットを使用する（当院基準使用量：初回投与量 0 mg，持続注入量 25 mg/hr，血栓形成により 50 mg/hr まで増量）．さらに術後 12 日目まで抗凝固薬として低分子ヘパリン（パルナパリンナトリウム；当院基準使用量：初回投与量 30〜20 mg/kg，持続注入量 15〜10 mg/kg）を使用する．近年，在院日数がますます短縮しており，抗凝固薬の変更期間中の退院に対しては，紹介状の記載によりかかりつけ医に通知される．

ヘパリン起因性血小板減少症（HIT）症例においては，メシル酸ナファモスタットを規定期間使用の後，引き続きアルガトロバンを使用する（当院基準使用量：初回投与量 10 mg，持続注入量 5 mg/hr）．また，メシル酸ナファモスタットにアレルギーを有する症例に対しては，術後初回透析から低分子ヘパリンが使用される．低分子ヘパリン使用時は activated clotting time（ACT）による出血時間のモニターが不可能であるため，創出血や回路内凝血を注意深く観察しながら最低基準量から血液透析を施行する．

抗凝固法の変遷としては，メシル酸ナファモスタットの保険収載以前はメシル酸ガベキサートが使用されていたが，抗凝固薬として安定した力価が得られず，しばしば回路内凝血により透析継続困難をきたした．また，ヘパリン中和剤として硫酸プロタミンが長く使用された経緯がある．副作用として高頻度にショック状態が報告されているため，現在ではプロタミン含有インスリン製剤投与歴症例やアレルギー素因のある患者に対しては，その使用につき注意喚起がなされている．当院では低分子ヘパリンへ変更し，周術期血液透析のヘパリン中和剤として硫酸プロタミンは使用していない．

Ⅲ．腹膜透析症例における周術期管理

腹膜透析患者における周術期管理では，原則的に腹膜透析スケジュールを変更しない．

ただし，日頃から腹膜機能低下などにより十分な効率が確保できていない場合は，個別に血液透析が追加される必要がある．また通常から血液透析を併用している，いわゆる hybrid 症例においては，血液透析周術期管理に則った前日透析，抗凝固薬を使用している．

Ⅳ. 周術期血液透析の安全管理

周術期血液透析においては，低血圧症状の防止は重要である。一般にPTx患者は前述した理由から除水量が多く，しばしば血圧低下を認める。特に術前透析では，急激な血圧低下を防ぐため可能な限り緩徐な除水を心がけ，バイタルサイン・心胸比・溢水状況など総合的な判断がなされたうえで，DWにこだわらない除水設定が必要となることがある。

高カリウム血症により，術後直ちに血液透析を施行しなければならないケースもときに経験する。その場合，患者負担を極力軽減するために体重測定はせず，除水も行わない。血清カリウム濃度を指標とした短時間透析を施行し，さらに，血清カリウムの再上昇に備え，翌日の追加透析を検討する必要がある。

また，PTxにおいて通常，腺は非バスキュラーアクセス側の上肢に移植される。そのため，術後の血圧測定は下肢にて施行されるため，上下肢差を認識しておくことも重要である。

第3章 二次性副甲状腺機能亢進症の治療

2. 外科的治療の適応
4）副甲状腺摘出術における麻酔

藤井智章　　杉本憲治

はじめに

わが国において，維持血液透析患者数の増加に伴い二次性副甲状腺機能亢進症患者数も増加している。シナカルセト（レグパラ®）が上市された後も，名古屋第二赤十字病院では年間90例程度の副甲状腺機能亢進症患者に対する副甲状腺摘出術が行われており，二次性副甲状腺機能亢進症患者の症例が66.2％と最多である。当院における副甲状腺摘出術における麻酔方法は全身麻酔を選択しており，最も多い二次性副甲状腺機能亢進症の麻酔を中心に述べていく。

I. 二次性副甲状腺機能亢進症患者の麻酔

1. 術前管理
1）評価

慢性腎臓病（CKD）患者は虚血性心疾患をはじめ，さまざまな心血管疾患を合併するハイリスクグループである。CKD患者の心臓は高血圧や貧血による血行動態的なストレスに常時曝されており，左室のリモデリングが起きている[1]。左室は肥大しており，またその壁肥厚も偏心性に起きていることがあり（eccentric LVH），駆出効率は低下している。拡張障害も伴っていることが多く，急激な容量負荷には弱い。原発性副甲状腺機能亢進症患者ではみられない弁の石灰化の頻度が高く，二次性副甲状腺機能亢進症患者の13％が大動脈弁の石灰化による大動脈弁狭窄症をきたしている（当院データ：表1）。術前評価は一般検査（呼吸機能検査，胸部X線写真，心電図，血算・生化学検査・凝固検査）に加え，経胸壁心エコー検査や負荷心電図を全例施行している。胸部X線検査では，心陰影の拡大と石灰化像に注意する。大動脈の石灰化像を認める場合は，血管の弾性低下から麻酔後の血圧変動が予想されるため，特別な注

表1　患者背景

	原発性	二次性	三次性
副甲状腺腫手術全体に対する割合（％）	25.0	66.2	8.8
術前での合併症の併発率（％）			
高血圧	41.2	46.7	16.7
高脂血症	23.5	13.3	16.7
糖尿病	17.6	22.2	0.0
弁疾患	17.6	57.8	50.0
弁疾患（特に大動脈弁狭窄症）	0.0	13.3	0.0
冠動脈疾患	5.9	13.3	16.7
心筋症	0.0	6.7	16.7
不整脈	17.6	15.6	16.7
心不全歴	0.0	8.9	0.0

意を要する。採血検査で血清ALP値が500 IU/L以上の場合は，術後に経静脈的にカルシウム（Ca）を補充することが多いため，中心静脈カテーテル挿入の適否の基準としている。検査結果，既往歴，年齢などを総合的に判断し，冠動脈造影を術前に依頼する場合もある。

2）血液浄化

術前最後の血液透析は手術前日の施行を基本とし，前日に施行できない場合は，手術当日午前中に血液透析を施行してから手術を施行している。透析設定はかかりつけ透析病院の設定を継承している。術前加療のシナカルセト，Ca製剤，リン吸着薬の内服は入院時に中止している。

2. 麻酔導入
1）導入薬

心機能に問題ない場合は，プロポフォール（ディプリバン®），レミフェンタニル（アルチバ®），ロクロニウム（エスラックス®）を組み合わせたTIVA（経静脈麻酔）による急速導入を基

本としている．高齢や心疾患の既往，検査で心機能に異常が指摘された場合は，循環変動をきたしにくいとされるミダゾラム（ドルミカム®）を選択している[2]．

二次性副甲状腺機能亢進症患者において，麻酔薬に関して特別な禁忌薬はない．しかしながら脱分極性筋弛緩薬は，一過性の高カリウム血症をきたす可能性があるため避けたほうがよい．非脱分極性筋弛緩薬において，ベクロニウム等を使用する場合は，作用時間の長さから筋弛緩モニターを併用することが推奨される[3]．ロクロニウムは健常人と同量使用してかまわない．ロクロニウムには特異的拮抗薬であるスガマデクスが存在するため，筋弛緩からの回復が十分でない場合は使用している．スガマデクスは腎排泄の薬剤であるため排泄遅延により，筋弛緩リバース後に再挿管する場合にはロクロニウムの投与量を増加させる必要がある．

2）気管内挿管

反回神経の同定を補助するためNIM（nerve integrity monitor）システムを活用しており，挿管チューブはNIM TriVantage® EMG tubeを使用している．このチューブは先端に電極が付いており，左右の声帯が電極に接触する深さで固定する．McGRATH®喉頭鏡はMacintosh喉頭鏡と同様のブレード形状であり，ブレードから数cmの位置にカメラがついており，Macintosh喉頭鏡使用時より近い位置で喉頭を視認することができる．そのため，McGRATH®喉頭鏡で挿管することにより電極が正しく声帯に接触している様子を確認することができるため，頻用している（図）．

二次性副甲状腺機能亢進症患者の6.7％が頸椎症を合併しており（当院データ），頸椎症を合併している場合は頸椎保護のため気管支ファイバーやエアウェイスコープ®を使用する場合もある．

3．術中管理

1）ルート

末梢静脈路は，シャントの反対側に自家移植で使用する前腕の近位部を避けて1本確保することを基本としているが，難しい場合は下腿に確保することもある．透析患者の場合，末梢血管が細く

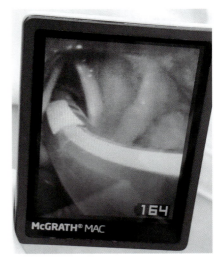

図　電極と声帯の位置確認

なっており，末梢静脈路確保に難渋することが多い．超音波ガイド下での末梢静脈路確保は成功率が高いとされており[4]，血管確保困難の患者の場合，超音波ガイド下での末梢静脈路確保が有用である．複数のシャント作製歴による末梢静脈路確保困難，血清ALP値500 IU/L以上，低心機能などの理由で術中昇圧薬使用の可能性がある場合は，中心静脈カテーテルを挿入することもある．

2）麻酔サマリー（表2）

平均麻酔時間および平均手術時間は原発性副甲状腺機能亢進症の症例が短く，自家移植の有無がその差の主要な要因である．水分出納はいずれも1,000 mL程度であり，自尿のない二次性副甲状腺機能亢進症の症例の水分出納が最少となっている．

3）維持薬

BIS（bispectral index）モニターで鎮静度をチェックしながら，TCI（target controlled infusion）を用いてプロポフォールの至適投与量を決定している．鎮痛は，通常量のレミフェンタニルの持続投与で維持可能である．セボフルランは循環抑制が弱く，心血管系の合併症をもつ患者の場合は低濃度での併用でより安定した循環管理ができることもあり，有力な選択肢である．術後の強い咳やバッキングは，頸部での静脈圧が上昇することにより出血・血腫形成，それに伴う気道閉塞

表2 症例の内訳および術前/術中データ

麻酔関連データ	原発性	二次性	三次性
平均年齢（歳）	63.1	56.0	60.7
性別 男：女	6：11	18：27	1：5
平均 BMI	23.5	22.7	20.4
平均透析年数（年）	0.0	11.2	8.5
移植後平均年数（年）	0.0	0.8	3.7
平均 EF	0.65	0.62	0.66
平均麻酔時間（分）	164.5	243.9	222.5
平均手術時間（分）	104.1	179.7	164.0
平均輸液量（mL）	1,057.1	861.9	1,260
平均尿量（mL）	198.5	12.4	135.0
平均出血量（mL）	9.4	25.4	20.0
平均水分出納（mL）	849.1	824.0	1,105.0
術中昇圧薬使用率(%)	0.0	37.8	0.0

の危険が上昇するため，抜管前に少量のオピオイドを使用しておくとリスクを軽減できる可能性がある[5]。

4）循環管理

二次性副甲状腺機能亢進症の患者の場合では，基礎疾患として血液透析を受けており血圧変動をきたしやすいため，標準循環モニター（心電図および非観血的動脈圧測定）に加え，観血的動脈圧測定を基本としている。術前評価で重篤な心血管系の合併症を認めた場合はフロートラック®センサーを活用し，より綿密に管理している。重篤な心血管系合併症の1つである大動脈弁狭窄症を合併している場合は，左室の肥大・拡張により容易に冠血流が低下しうる。正常の1回拍出量を維持するために前負荷を維持し，心拍数を50～70拍/分に維持する。慎重な麻酔導入や維持にもかかわらず血管緊張の低下から極度の低血圧を呈することがあり，循環血液量の維持とともにフェニレフリン（ネオシネジン®）のような強力なα刺激薬を早期かつ積極的に使用して末梢血管抵抗を上昇させ，循環虚脱から回復させなければならないことも多い[7]。二次性副甲状腺機能亢進症患者の37.8％の症例で術中ノルアドレナリンやドパミンなどの昇圧薬の持続投与を要しており，中心静脈ルート確保が必要な理由でもある（当院データ）。

4．術後管理

1）術後鎮痛

手術終了前にアセトアミノフェン（アセリオ®）やフルルビプロフェンアキセチル（ロピオン®）を投与している。抜管前後の咳反射やバッキングの軽減に，フェンタニルを少量投与しておく場合もある。創は小さいためフェンタニルの持続投与はせず，疼痛を自覚する場合はペンタゾシン（ペンタジン®）1A＋ヒドロキシジン（アタラックスP®）1Aの筋注を施行している。ヒドロキシジンは透析患者では半減期が軽度遅延するため，6時間は間隔をあけている。

2）継続的な気道観察

術後に反回神経麻痺，出血，低 Ca 血症などから気道閉塞を起こすことがある。呼吸パターンの継続的な観察は必須である。出血・血腫形成による気道閉塞と診断された場合は緊急止血術を要するが，止血術を待つまでもなく，直ちに創を開放し減圧することが重要である。減圧が遅れることによる喉頭周囲のうっ血は視野を大きく制限し，挿管困難となることも多い。挿管困難時の気道確保戦略を事前に検討しておくことが重要である。

3）電解質コントロール

血清 Ca 値は数時間の経過で低下していき，低 Ca 血症が放置されれば手足の痺れやテタニー，重篤な場合には痙攣などの症状が出現する。ほかにも心収縮能の低下や心電図上の QT 延長などの変化が起こりうるので，注意するべきである。術後は帰室時，および20時に採血して血清 Ca 値を確認することを基本としている。術前採血で血清 ALP 値が 500 IU/L 以下の場合，中心静脈カテーテルを挿入していないため，術後血清 Ca 値 4.5 mEq/L をカットオフとしてビタミン D，炭酸 Ca の内服を手術翌日より開始している。さらに血清 Ca 値 4.0 mEq/L 未満の場合は，末梢よりグルコン酸 Ca（カルチコール®）3Aを5％ブドウ糖液 500 mL に混注し 20 mL/hr の速度で点滴投与し，手術翌日より上記薬剤を内服している。術前採血で血清 ALP 値が 500 IU/L 以上の場合は，中心静脈カテーテルから塩化 Ca を投与している。術後血清カリウム値が 5.5 mEq/L を超えている場合，手術当日にカリウム除去目的のため，血液透析を2時間施行している。

Ⅱ. 原発性副甲状腺機能亢進症患者の麻酔

副甲状腺摘出術全体のなかで25.0％が原発性副甲状腺機能亢進症患者であった（当院データ）。術前評価は標準検査（呼吸機能検査，胸部X線写真，心電図，血算・生化学・凝固検査）のみで十分であることが多い。年齢や既往歴・社会歴などを考慮して検査を追加する。高Ca血症・低リン血症をきたしていることが多く，脱水にならないよう適宜補液を行っている。高Ca血症の場合は不整脈や伝導障害となる場合があり，心電図を適宜確認している。原発性副甲状腺機能亢進症患者の22％が何らかの不整脈を合併していた（当院データ）。

Ⅲ. 三次性副甲状腺機能亢進症患者の麻酔

副甲状腺摘出術全体のなかで8.8％が三次性副甲状腺機能亢進症患者であった（当院データ）。麻酔・周術期管理は，基本的に二次性副甲状腺機能亢進症患者の麻酔に準ずる。腎移植術前に長期間血液透析を受けている場合は，現在の腎機能に関係なく二次性副甲状腺機能亢進症患者に準じて術前評価を行う。恒常的に免疫抑制薬，ステロイドを内服しており，手術当日も内服を継続する。プレドニゾロン5 mg/dayを超えるステロイドが使用されている場合は，術中のステロイドカバーを考慮する。

Ⅳ. 区域麻酔[6]

区域麻酔は全身状態が悪く，かつ術前に切除すべき副甲状腺がはっきりと同定されている患者が適応となるが，現在ではほとんど用いられていない。強い不安を感じている患者は，痛みを感じずとも手術時の圧迫などの刺激で動くことがあるが，深い鎮静は気道確保を困難とするため注意が必要である。頸神経叢ブロックが選択され，0.5％ブピバカインを5～10 mL投与することが多い。合併症としては横隔神経麻痺や血腫形成が知られているが，頻度は稀といわれている。

おわりに

名古屋第二赤十字病院における副甲状腺摘出術手術の麻酔方法を紹介した。今後も移植内分泌外科・麻酔科・手術部の綿密な情報交換により，安全で良質な麻酔，周術期管理を提供していきたい。

文　献

1) Parfrey PS, Foley RN, Harnett JD, et al：Outcome and risk factors for left ventricular disorders in chronic uraemia. Nephrol Dial Transplant 11：1277-1285, 1996
2) 一ノ宮大雅, 福崎　誠：ベンゾジアゼピンによる麻酔導入：ミダゾラムで患者にとって快適な麻酔を．LiSA 14：972-976, 2007
3) 片山　浩：血液透析を受けている．麻酔科トラブルシューティングA to Z，高崎眞弓ほか（編），pp148-151，文光堂，東京，2010
4) Costantino TG, et al：Ultrasonography-guided peripheral intravenous access versus traditional approaches in patients with difficult intravenous access. Ann Emerg Med 46：456-461, 2005
5) 山蔭道明：レミフェンタニルを併用したセボフルラン麻酔．LiSA 14：858-862, 2007
6) Reed AP, Yudkowitz FS：Case 28 parathyroidectomy. Clinical cases in anesthesia, 4th ed, pp134-136, Saunders, Philadelphia, 2014
7) Roger A, et al，新見能成（監訳）：弁疾患の麻酔管理．心臓手術の麻酔，第3版，pp345-379，メディカル・サイエンス・インターナショナル，東京，2009

第3章　二次性副甲状腺機能亢進症の治療

3．副甲状腺摘出術（PTx）
1）二次性副甲状腺機能亢進症に対する術式の特徴

冨永芳博

SHPTに対するPTxの術式を選択する際，以下の3つの特性を考慮する必要がある．

1）典型的なmulti gland diseaseであり，supernumerary glandを含めすべての腺を確認する必要がある．残存させると持続性HPT，再発の原因となる．

2）術後もCKDが持続する限り残存させた副甲状腺組織に対する刺激が持続し，再発を念頭に置く必要がある．

3）術後の副甲状腺機能低下症は低回転骨，異所性石灰化の原因となる可能性があり，適切な機能（JSDTのガイドラインでは示適i-PTH値は60〜240 pg/mLである）を温存する必要がある．

SHPTの術式に関しては，表に示した方法が報告されている．全摘出術（without autograft）は，確実な手術がされれば副甲状腺機能低下症は必発である．予後に影響はなく，むしろ術後心機能は保持され予後は良好との報告もあるが，しかしながらそれらの検討でもPTH値は感度以下ではない[1,2]．JSDT，KDOQIのガイドラインともに，腎移植の候補者（candidate）は腎移植後管理困難な低Ca血症となる危険があるため，本術式は避けるべきと推奨している[2]．

世界的に広く用いられているSHPTに対する術式は，亜全摘出術と全摘出後自家移植術である．両者の長所と短所を以下に述べる．

亜全摘出術はすべての腺を確認後，可及的にびまん性過形成の腺で血行が維持されている腺から正常の腺と同量（約40〜60 mg）を血行を維持したまま残存させる．良好な血行を温存させたまま，正常と同量の副甲状腺を残存させることは必ずしも容易ではない．切断面より副甲状腺細胞が播種する（parathyromatosis）可能性もある．わが国ではPTx後も長期間生存できる（自験例でのPTx後10年の生存率は約80％）ため，再発は無

表　SHPTに対する術式
1．全摘出術（自家移植なし）
2．亜全摘出術
3．全摘出術後自家移植術 　　前腕（筋肉内，皮下脂肪内） 　　胸鎖乳突筋内 　　腹直筋内，腹部脂肪織内

視できず，頸部再開創は反回神経損傷のリスクが増すし，残存させた副甲状腺組織を切除することも困難である．

全摘出後自家移植術は自家移植の部位で，腕橈骨筋，胸鎖乳突筋，腹直筋など，筋肉内，皮下脂肪内に分類される．そして自家移植する量，時期（immediate or delayed transplant）によって細分される．

亜全摘と全摘後自家移植とを比較した研究はいくつか認められるが，再発，機能低下症などに有意差は得られず，術式の選択は術者の好みに依存すると報告されている．

われわれは最初の19例には亜全摘出術を施行したが，再発，再手術率が25％と高率であることより，Wellsが報告した全摘出後前腕筋肉内自家移植術に変更した．移植副甲状腺組織はびまん性過形成，結節性過形成を混じて移植していたが，結節性過形成を移植した方が再発率は高く，移植する際は結節性過形成を避けることにした．また，この現象を追及することにより，結節性過形成構成細胞の特性を明らかにすることができた[3〜9]．

移植する量であるが，Wellsの報告では約30〜45 mgであったが，術後のPTH値が低値だったため，移植副甲状腺の重量を$1 \times 1 \times 3$ mm$\times 30$ slices，90 mgとし，その後同術式を踏襲している．

文　献

1) Iwamoto N, Sato N, Nishida M, et al : Total parathyroidectomy improves survival of hemodialysis patients with secondary hyperparathyroidism. J Nephrol 25 : 755-763, 2012
2) Iwamoto N, Sato N, Nishida M, et al : Low parathyroid hormone levels after parathyroidectomy reduce cardiovascular mortality in chronic hemodialysis patients. Clin Exp Nephrol, 2015 Dec 17〔Epub ahead of print〕
3) Rothmund M, Wagner PK, Schark C : Subtotal parathyroidectomy versus total parathyroidectomy and autotransplantation in secondary hyperparathyroidism : a randomized trial. World J Surg 15 : 745-750, 1991
4) Hampl H, Steinmüller T, Fröhling P, et al : Long-term results of total parathyroidectomy without autotransplantation in patients with and without renal failure. Miner Electrolyte Metab 25 : 161-170, 1999
5) Takagi H, Tominaga Y, Uchida K, et al : Subtotal versus total parathyroidectomy with forearm autograft for secondary hyperparathyroidism in chronic renal failure. Ann Surg 200 : 18-23, 1984
6) Tominaga Y, Uchida K, Haba T, et al : More than 1,000 cases of total parathyroidectomy with forearm autograft for renal hyperparathyroidism. Am J Kidney Dis 38（Supple）: S168-S171, 2001
7) Yu I, DeVita MV, Komisar A : Long-term follow-up after subtotal parathyroidectomy in patients with renal failure. Laryngoscope 108 : 1824-1828, 1998
8) Hargrove GM, Pasieka JL, Hanley DA, et al : Short- and long-term outcome of total parathyroidectomy with immediate autografting versus subtotal parathyroidectomy in patients with end-stage renal disease. Am J Nephrol 19 : 559-564, 1999
9) Wells SA Jr, Gunnells JC, Shelburne JD, et al : Transplantation of the parathyroid glands in man : clinical indications and results. Surgery 78 : 34-44, 1975

3. 副甲状腺摘出術（PTx）

2）手術の実際

冨永芳博

I．手術の実際

現在われわれが施行している手術の実際を，以下に述べる[1〜3]。

1）原則的に全身麻酔下に手術を行う。気管チューブは NIM 専用チューブを用いる。

2）術後 Ca 薬の静脈内投与が必要な症例（ALP＞500 IU/L）では，原則的に大腿静脈より中心静脈カテーテルを挿入する。IOPTH モニタリング用の採血のためも含め，動脈ラインも留置する。

3）体位としては，肩の下に低い枕を入れ，頸部を伸展させる。頸椎症のある症例では頸部伸展はしない。うっ血による出血を防ぐため，約 15°の head up position とする。
前胸部に NIM 用アースを装着する。

4）皮膚切開する頸部を伸展後，胸骨柄頭側端より約 2 横指頭側で約 5 cm の皮膚切開を施行する（図 1）。広頸筋下面を頭側は甲状軟骨，尾側は胸鎖関節上縁，両側は胸鎖乳突筋まで剥離する（図 2）。

5）創部に wound retractor を挿入し，創部を展開する（図 3）。

6）前頸筋（胸骨舌骨筋と胸骨甲状筋）を正中にて，甲状軟骨下縁より胸鎖関節まで左右に切離する（図 4）。甲状腺を露出し，甲状腺と前頸筋の間を総頸動脈前面まで剥離する。

中甲状腺静脈を処理する。甲状腺に 3-0 バイクリル糸をかけ，これを把持・牽引し，甲状腺後側面を露出する（図 5）。

7）左側から開始する。NIM にて迷走神経を確認後，反回神経（RLN）を確認する。下甲状腺動脈を確認し，両者の交差位置を確認する。左上下，右上下の順でわれわれのアルゴリズムに従って副甲状腺を探索，切除する。副甲状腺切除時には，NIM で RLN が損傷しないことを確認しながら行う。左側上副甲状腺を剥離・切除する（図 6）。左側下副甲状腺を周囲脂肪織とともに切除する（図 7）。

8）胸腺舌部はルーチンに，可及的に多く切除する。胸腺舌部の頭側端を把持し RLN を NIM で確認し，損傷しないようにこれを尾側へ剥離する。胸腺に入る静脈は処理する。胸腺舌部の背側

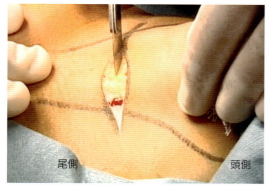

図 1　皮膚切開

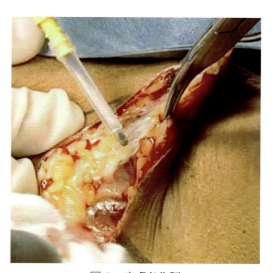

図 2　皮膚弁作製

第 3 章　二次性副甲状腺機能亢進症の治療

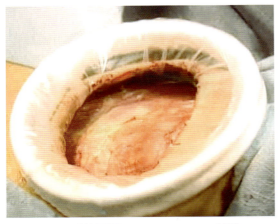

図 3　創部展開—wound retractor 装着

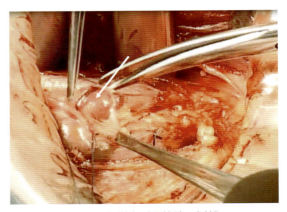

図 6　左側上副甲状腺の剥離

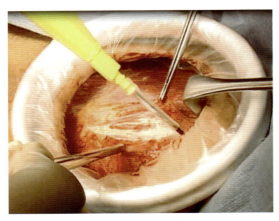

図 4　前頸筋を正中切開

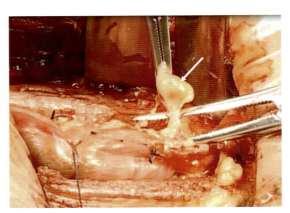

図 7　左側下副甲状腺の切除

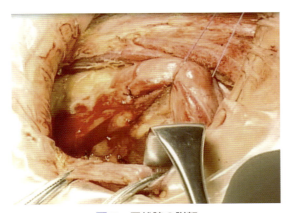

図 5　甲状腺の脱転

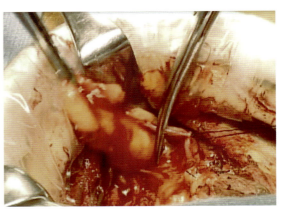

図 8　胸腺舌部の切除

3. 副甲状腺摘出術（PTx）/2）手術の実際

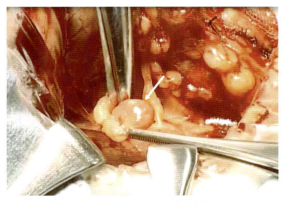

図9　右側上副甲状腺の剥離

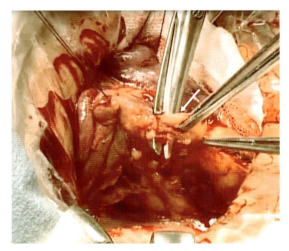

図10　右側下副甲状腺の切離

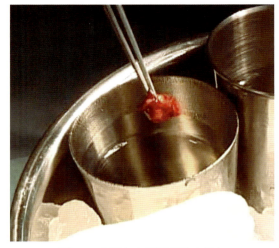

図11　切除した副甲状腺の保存

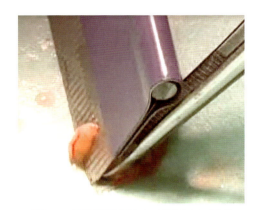

図12　副甲状腺切片を病理検査に提出

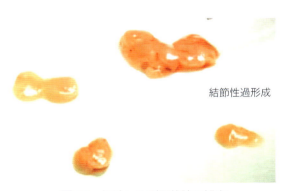

結節性過形成

図13　切除した副甲状腺の観察

に示指を入れ，胸骨と示指で胸腺を挟むと腫大した副甲状腺を確認することがある。無名静脈を損傷しないように，胸腺の尾側を結紮処理する。切除した胸腺内に小さな副甲状腺が迷入していないか確認し，残りは病理検査に提出する（図8）。

9）右側上副甲状腺を剥離・切除する（図9）。右側下副甲状腺を剥離・切除する（図10）。

10）切除した副甲状腺は，周囲を清潔な氷で冷やした生理食塩水内に保存する（図11）。一部の組織を病理検査に提出し，切除した副甲状腺が組織学的に副甲状腺であることを確認する。この際の術中病理検査はstamp法で行っている（図12）。

11）すべての腺を摘出後10分後に，IOPTHモ

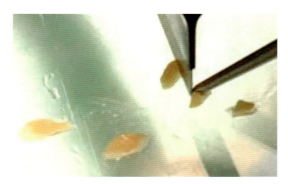

図14　移植切片の作製

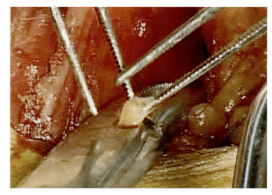

図16　副甲状腺の移植

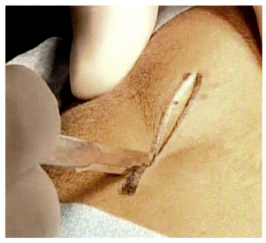

図15　移植部位の切開

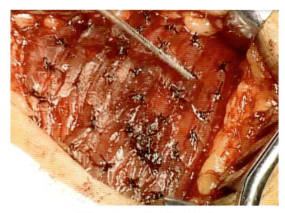

図17　副甲状腺移植終了

ニタリング用に動脈ラインより採血する。

12）切除した腺の割面を観察し（図13），びまん性過形成の腺より1×1×3 mmのスライスを作製する（図14）。すべての腺が結節性過形成の場合には，最も重量の小さな腺を選択する。

13）血液透析用のバスキュラーアクセス（シャント）のないほうの前腕（腕橈骨筋上）の皮膚を消毒し，3～4 cmの縦切開を置き（図15），筋膜も同部位にて切開し筋肉を露出する。

筋肉内にポケットを作製し，そのポケット内に副甲状腺の切片を各1個入れ，脱出しないようにナイロン糸で筋肉へ縫合する。ナイロン糸は移植した部位の印となる。同様の操作を30回繰り返し，計30スライス約90 mgの副甲状腺組織を移植する（図16・17）。

14）頸部創の閉創，十分止血を確認した後，甲状腺側後面に各1本，皮下に1本計3本を留置し，前頸筋群を正中で連続縫合，広頸筋と皮膚を連続縫合，皮下を連続縫合しtapingして終了する（図18・19）。皮下の埋没糸は術後5日目に抜糸する。

前腕創は止血確認後皮下埋没縫合を吸収糸で行う。抜糸はいらない。

II．副甲状腺探索のアルゴリズム ―副甲状腺を見つけ出すコツ[1～3]

副甲状腺の探索に際しては，最も高頻度に存在する部位より順に探索する。検出できない場合の探索については，どこまでも闇雲な探索を継続してRLNの損傷など避けるために，われわれは副甲状腺探索のアルゴリズムを作成し術者間の検出率の差を小さくするように努めている。しかしな

3. 副甲状腺摘出術（PTx）/2）手術の実際

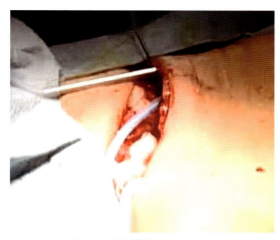

図18　頸創部ドレーン挿入

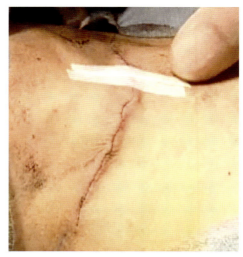

図19　頸創部テーピング

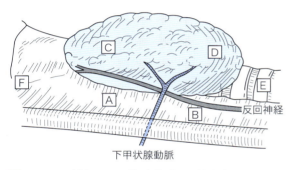

図20　反回神経，下甲状腺動脈，甲状腺上・下極で分割した領域A〜F（文献2）より引用）

表1　探索アルゴリズム1（上の腺）

1．Area A
2．Area B　tapping inferior thyroid A
3．Area C
4．Tapping upper pole of thyroid
5．Ligation and resection of upper pole of thyroid
6．Open carotid sheath
7．Area F
8．Partial thyroidectomy

がら病的副甲状腺を探し出すコツは，発生学と解剖学に則った，根気と探し出すぞという執念である。

RLNと下甲状腺動脈との交差点をランドマークとし，以下の部位を分類定義する（図20）。

1）Area：A　ランドマークより上方でRLNより背側の領域
2）Area：B　ランドマークより下方でRLNより背側の領域
3）Area：C　ランドマークより上方でRLNより腹側の領域
4）Area：D　ランドマークより下方でRLNより腹側の領域
5）Area：E　傍気管で甲状腺下極領域
6）Area：F　甲状腺上極より頭側の領域

上の腺の探索は，アルゴリズム1のごとく行う（表1）。同様に下の腺は，アルゴリズム2のごとく行う（表2）。

下甲状腺動脈，RLN確認後，area Aで甲状腺被膜を切開し，被膜下に存在する上の腺を検索する。同部位に上の腺が確認できないときには次のstepに移る。上の腺を探し出すpit fallとしては，area Bで上の腺が下甲状腺動脈の背側を後縦隔方向に下垂することがある（migration）（図21）。下甲状腺動脈をtappingし area Bを探索することで発見されることがある。これを尾側より頭側へたどると，副甲状腺入口部にたどりつく。原則的に，ときに著しく腫大した上副甲状腺が後縦隔に見つかることがあるが，尾側からの血管の流入はないのでこれを同様に頭側へたどればよい。胸腺動脈からの血行があることがあるので注意が必要である。もう1つのpitfallは，RLNが喉頭に入る

表 2　探索アルゴリズム 2（下の腺）

1．Area D
2．Area E　thyrothymic ligament
3．Thymic tongue
4．Removal of paratracheal fatty tissue
5．Area B
6．Area F
7．Open carotid sheath
8．Partial removal of thyroid

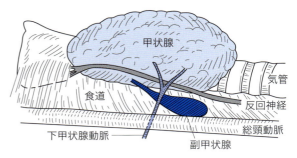

図 21　後縦隔方面に下垂した副甲状腺（文献 2）より引用）

部位，Berry 靱帯周囲である。この部位に存在する腺を探し出すには甲状腺上極の上甲状腺動静脈を処理し，甲状腺上極を脱転する必要がある（第 3 章 5-5）-図 11 参照）。

Para- or retropharyngeal area, retroesohageal area に migrate することもある。

上の腺が甲状腺内に埋没していることは稀と考えられている。

下の腺は胸腺とともに下垂する。Area D に存在しなければ，area E thyrothymic ligament 内を探索する。われわれは初回手術時に胸腺舌部をルーチンに切除することにしている。

副甲状腺は左右ほぼ symmetric に存在するので（上の腺 80％，下の腺 70％），片側の副甲状腺が見つかれば，反対側の同じ位置を探策することは意義あることである。

われわれは現在 intra operative PTH monitering を施行している。3 腺以下しか切除できない際でも PTH 値が十分低下していれば（前値の 30％以下），手術は終了している。

文　献

1) 冨永芳博，松岡　慎：腎性副甲状腺機能亢進症に対する副甲状腺全摘・自家移植術　手術の tips and pitfalls．日外会誌 110：96-100, 2009
2) 冨永芳博：副甲状腺（上皮小体）摘出術のコツと注意点．手術 60 別冊：1959-1964, 2006
3) Tominaga Y：Surgical treatment of secondary and tertiary hyperparathyroidism. Surgery of Thyroid and Parathyroid Glands, 2nd ed（Rundolph GW ed），pp639-647, Elsevier, Philadelphia, 2012

第3章　二次性副甲状腺機能亢進症の治療

3．副甲状腺摘出術（PTx）

3）周術期管理

冨永芳博

はじめに

SHPTに対する術後管理で重視する点は，①一般の甲状腺・副甲状腺の手術後に留意する点，②多くが透析患者であるので，透析患者の術後管理で留意する点，③SHPTの患者は，程度の差はあれhungry boneの状態であるので，Caの補充に留意すべき点である（第3章2-3)-Ⅱ参照）。

Ⅰ．一般の甲状腺・副甲状腺の手術後に気を付ける点

1．創部後出血

透析患者は易出血性であり，さらに抗凝固薬，血小板凝集阻害薬を内服している症例が多いため，後出血には十分な配慮が必要である。適切な対応がなされないときは死を招くことがありえる。十分な創部の止血，ドレーンの挿入，血圧の管理を行い，透析は原則的に手術後1日目はskipする。しかも，血液透析時の抗凝固薬はナファモスタットを使用しているにもかかわらず，500例に1例くらいの頻度で後出血が合併する。原因ははっきりしないが，高血圧，激しい怒責は一因と言えよう。多くは術後6時間以内，遅くても翌朝までに起こることが多い。ジワジワ腫脹してくるタイプと，突然創部が脹れてくるタイプが存在する。翌朝まで後出血がなければ，まず大丈夫である。適切な方法で血液透析が行われれば，血液透析中に後出血が生じることはない。

後出血の対応としては，「迷ったら開けよ」が鉄則である。

次に気管内挿管に拘泥しない。喉頭浮腫が合併していることがあり，気管内挿管は難しいことが多い。創部，筋層を抜糸，開創し，気管の圧迫を除くことが有効である。気管内挿管に先んじて行うのが適切な場合もある。気管内挿管後あるいは気道確保の後，手術室に移動し，ゆっくり徹底的に止血するが，出血点を確認できないことがままある。喉頭浮腫が改善したことを耳鼻科の医師が確認した後に抜管している。

出血は死亡の危険も存在するため，対応のマニュアルを作成し，スタッフ，新人医師に周知を徹底すべきである。

2．反回神経麻痺

NIMを用いれば，術中にRLN麻痺の診断は，まずつく。片側のRLN麻痺については緊急性はない。問題となるのは両側のRLN麻痺である。初回手術で両側RLN麻痺となることは，まずない。他院で初回手術を施行し，当科で再手術を施行する場合である。嗄声は明瞭ではなく，一見して反回神経麻痺は存在しないと判断のうえ，再手術を施行し，損傷していない側の神経を損傷してしまうと両側神経麻痺となる。再手術例では，あるいは副甲状腺が梗塞を引き起こし，反回神経麻痺の可能性のある症例では，術前に必ず喉頭ファイバーで声帯の動きを確認すべきである。

両側反回神経麻痺では声帯は正中で固定し，気道が閉じてしまうため，気管切開が必要となる。術後は気道狭窄に十分注意する必要がある。

Ⅱ．透析患者の術後に留意する点

1．体液過剰

心筋梗塞，IHD，ASなどが発症しなければ，心不全，体液過剰となることはない。必要に応じて，緊急HD，ECUM，CHDFなどを施行する。

2．出血

「創部後出血」の項を参照。

3．高カリウム血症

第3章2-3)-Ⅰの項を参照。

III. Hungry bone に対する術後 Ca 補充療法

SHPT は程度の差はあれ，線維性骨炎優位の骨量の減少が認められる．PTx にて PTH が急激に低下すると骨吸収は急速に低下し，骨形成が優位となる．それに伴いリン酸 Ca は骨へと移行し，低 Ca, 低リン血症を示す．HD 患者では血清のリンが著しく低下し，経口，経静脈的にリンの補充を必要とすることはない．血清リン値が 3.5 mg/dL 以下では，リンの食事制限を血清リン値が正常化するまで緩和している．

高度な低 Ca 血症は手先，口の回りの痺れ感，筋肉の硬直，こむら返りなどの低 Ca 症状を呈し，Ca の補充が必要となる．Ca 補充量は hungry bone の程度に相関するし，また術直後に残存した副甲状腺組織量に影響を受ける．つまり術式別にみると，全摘出術 without autograft ＞全摘出術 with autograft ＞亜全摘出術の順で Ca 補充量が必要となる．

Hungry bone の程度，つまり骨代謝マーカー（総 ALP, BAP, OCT, TRAP など）と Ca 補充量は相関する．Era 1 では線維性骨炎が強く，最初の症例では泊り込みでカルチコールの経静脈投与を行った．Era 2 では全例中心静脈（CV）ライン（当時は鎖骨下静脈，または内頚静脈より挿入）からカルチコール 20 A ＋ 5 ％ TZ（ブドウ糖液）500 mL 20 mL/hr の経静脈投与，アルファロール 3 μg/day, 炭酸 Ca 12 g/day を，血清 Ca 値が 7 mg/dL まで低下したら開始し，血清 Ca 値で投与量を調節した．

Era 3 の早期ではカルチコールを塩酸 Ca に変更，3A より開始．Era 3 の後期では，hungry bone の程度の低い総 ALP 500 IU/L 以下の症例では CV ラインの挿入は skip し内服だけにしている．さらに Era 4 では，経口投与量も随時減量している．炭酸 Ca は胃内の pH が高いとイオン化しないため，酢酸 Ca, 乳酸 Ca に変更すべきこともある．また，アルファロールで Ca 値が上昇しないときはロカルトロールに変更している．

第3章 二次性副甲状腺機能亢進症の治療

4. 副甲状腺摘出術の利点・欠点

冨永芳博

I. PTxの利点

　副甲状腺機能は，①Ca-CaSR系，②ビタミンD-VDR系，③FGF23-Klotho系，④P-P receptor?系の4つの系によって主にregulateされている。高度SHPTでは，この4つの系すべてにreceptorの減少など破綻が生じる。PTxはmass reductionで，しかも異常が軽度なびまん性過形成の組織を残存させることにより，すべての系を改善させることが期待される（表1）。

　PTxにより，SHPTによって引き起こされる諸症状は著しく改善する。神経・筋・精神症状といわれる諸症状（うつ，不眠，筋力低下，イライラ感など），頑固な痒みなど，PTx後は著明に改善する。気分は爽快となり，食欲は亢進し，肥るために，透析時のドライウェイトを増やすことが多い。ただ，自覚症状の改善についての客観的評価は困難である[1]。

　典型的な線維性骨炎所見，ALPの高値，いわゆるhungry bone diseaseは改善する。BMCは海綿骨では有意に増加する。もちろん，SHPT由来の骨・関節痛は改善するが，アミロイド関節症由来の骨・関節痛は改善しない。骨折のリスクも低下すると報告されているが，骨格の変形，低身長も

表1　PTxの効果

1）最も劇的にSHPTを改善させる
2）術後血清リン値，Ca値をtarget rangeに維持させやすい
3）QOLを改善させる
4）生命予後を改善させる
5）cost effectivenessが高い

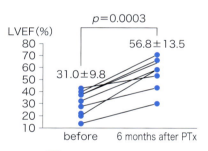

図1　DCM like heart
LVEFの改善。

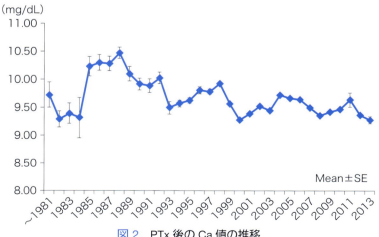

図2　PTx後のCa値の推移

第 3 章　二次性副甲状腺機能亢進症の治療

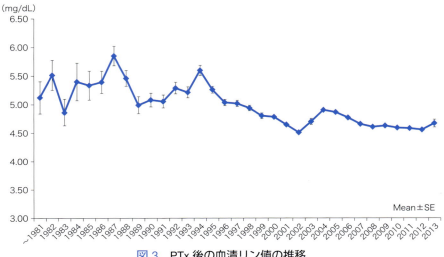

図 3　PTx 後の血清リン値の推移

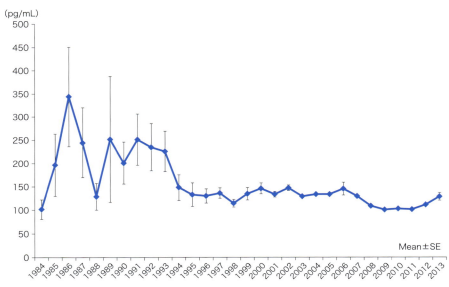

図 4　PTx 後の intact PTH 値の推移

改善しない[2〜5]。

ESA 抵抗性の貧血も，DCM like heart における低心機能も改善する（図 1）[6〜12]。

PTx にて血清 Ca 値，リン値の管理は容易となる（図 2〜5）。JSDT のガイドラインが提唱するストライクゾーンへ入る比率は，PTx 前に比して後では明らかに高い（図 6・7）[13〜15]。当然，食事制限も緩徐となる。心臓弁などの異所性石灰化は心血管系合併症（冠動脈硬化症，閉塞性動脈硬化症，大動脈弁石灰化，大動脈弁狭窄症，閉鎖不全）を引き起こし，生存率に大きな影響を与える。PTx で異所性石灰化の改善は期待できないが，進行を緩徐にすることは可能である[16〜18]。よって，生存率の改善が期待される。

PTx にて生存率が改善したという報告はいくつか存在する[19〜24]。米国の報告では，PTx 後 580

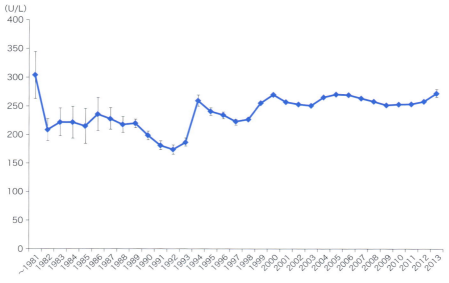

図5　PTx後の血中ALP値の推移

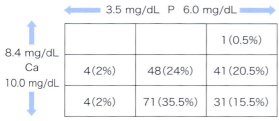

図6　PTx前血清Ca値とリン値の分布（n=200）

図7　PTx1年後の血清Ca値とリン値の分布（n=200）

日で生存カーブはPTxのほうが良好となる（図8）。PTx早期にPTx群で生存カーブが低いのは，周術期にPTx群で死亡率が高いためである。同様の論文が米国から報告され，周術期の死亡率は2.0%である[22]。われわれのseriesでは周術期の死亡率は3/3,000（0.1%）であり，周術期の管理，PTxの適応に差があることが推測される。

最近，PTx後の生存率について同様の検討がなされた。Komabaらの論文[23]によれば，内科的治療に比してPTx施行群で有意に生存率は良好である（図9）。わが国の検討では，生存曲線はPTx直後からPTx群で良好である[24]。これは，周術期の死亡例がわが国ではきわめて少ないことによる（自験例3/3,000例）（図10）。当科の3,000例の経験でも，PTx時の平均年齢55歳，透析歴12年にもかかわらず，PTx後10年の生存率は約80%であった。特に若く，長期生命予後が期待できる症例では，早めにPTxを選択するのがよいのであろう。

シナカルセト使用群と対照群での全死亡リスク，心血管系疾患による死亡リスク，入院加療のリスクなどを前向き検討した結果では，少なくてもシナカルセトが優れていたとの報告はない[25]。

医療経済

シナカルセトに比してPTxが経済性（cost effectiveness）に優れるという報告はいくつか存在する[26,27]（図11）。経済性の観点からは，比較的早期な時期にPTxを施行すべきである。特に長期生命予後が期待できる症例では，内科的治療に固執する必要はない。

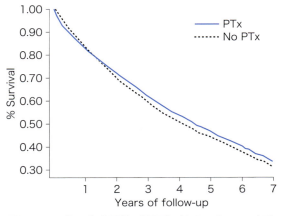

図8 PTx後の生命予後（米国）（文献19）より引用）

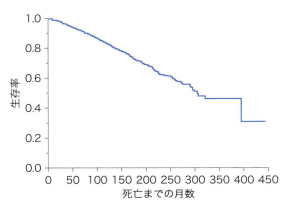

図10 PTx後の生命予後（自験例）（Kaplan-Meier）

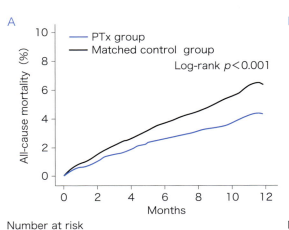
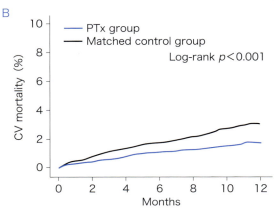

図9 PTx後の生命予後（駒場）（文献23）より引用）

II．PTxの欠点

PTxの欠点としては，全身麻酔下の手術であり侵襲性のある治療であること，反回神経麻痺，術後出血などの合併症が起こりうること，副甲状腺機能低下症，再発・持続性副甲状腺機能亢進症のリスクが存在すること，さらに約1週間程度の入院加療が必要であること，頸部に創の跡がつくこと，などが挙げられる。

III．摘出腺数と摘出重量

表2は，初回PTxで摘出した副甲状腺の腺数の分布を示す。4腺摘出例78.8％，5腺以上の過剰副甲状腺を摘出できた症例17.3％，3腺以下しか摘出できなかった症例は3.9％であった。

過剰副甲状腺の頻度が高いのは，SHPTはすべての腺に刺激が加わり，小さな腺が腫大して検出しやすくなった点が挙げられる。特に，われわれは胸腺舌部をルーチンに切除するが，そのなかに顕微鏡レベルで確認できる小さな腺がみつかることが要因である。

図12は，初回手術時の摘出総重量の平均値の経年的変化を示す。Era 3，4で重量は徐々に低下している。VDRAまたはシナカルセトは，重量の

4. 副甲状腺摘出術の利点・欠点

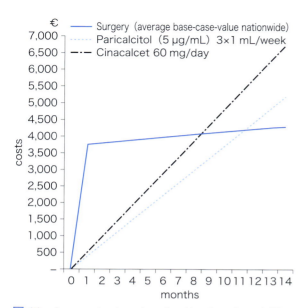

図11 Average treatment costs of treatment modalities over time（文献27）より引用）

表2 初回PTxで摘出した腺数（1981～2009）

number of glands	number of patients	%
1	2	0.1%
2	10	0.4%
3	78	3.4%
4	1,833	78.8%
5	363	15.6%
6	38	1.6%
7	3	0.1%
total	2,327	100.0%

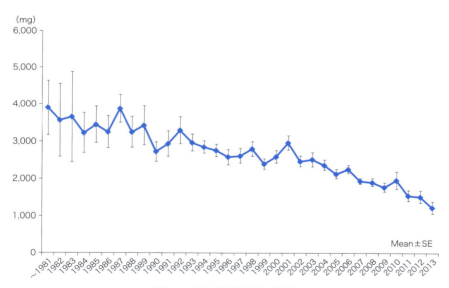

図12 摘出腺総重量の推移

小さなびまん性過形成の副甲状腺細胞をregressionする可能性はあるので，結節性過形成の腺の重量は変化なく，びまん性過形成が縮小した結果と考えられる。

Ⅳ．甲状腺腫瘍

PTxに際し，画像診断がルーチンに施行されるにつき，偶発的に甲状腺腫瘍が発見されることが稀ではなくなった。SHPTに合併する甲状腺癌の特性を表3に示す[28]。

表3 SHPTに合併する甲状腺癌

・SHPTのPTxの際，偶然に発見。
・多結節性（multi foci）に発生することが高頻度なので，全摘出術を基本術式とする。
・リンパ節に転移が組織学的に発見されるが，原発巣が見当たらないことがある。
・多くは高分化型乳頭癌である。

甲状腺乳頭癌が疑われればFNABを施行し，陽性であればガイドラインに沿って甲状腺切除術を施行している。透析患者は乳頭癌が多発することが高頻度のため，甲状腺全摘出術を採用することが多い。

特に副甲状腺と考え切除した結節が乳頭癌のリンパ節転移であることがある。術中に判明すれば同側の葉切除を追加するが，原発巣が判明しないことも稀ではない。

V．甲状腺機能亢進症

PTxの後，稀に甲状腺機能亢進症を示すことがある。甲状腺ホルモン値の測定で気付くことがある。頻脈を訴えることがあるが，β遮断薬の投与が必要となることは稀である。

甲状腺の手術の際のmanipulationが原因と考えられている。通常，自然に改善する。

文　献

1) Pasieka JL, Parsons LL : A prospective surgical outcome study assessing the impact of parathyroidectomy on symptoms in patients with secondary and tertiary hyperparathyroidism. Surgery 128 : 531-539, 2000
2) Chou FF, Chen JB, Lee CH, et al : Parathyroidectomy can improve bone mineral density in patients with symptomatic secondary hyperparathyroidism. Arch Surg 136 : 1064-1068, 2001
3) Yajima A, Ogawa Y, Takahashi HE, et al : Changes of bone remodeling immediately after parathyroidectomy for secondary hyperparathyroidism. Am J Kidney Dis 42 : 729-738, 2003
4) Yajima A, Inaba M, Tominaga Y, et al : Bone formation by minimodeling is more active than remodeling after parathyroidectomy. Kidney Int 74 : 775-781, 2008
5) Rudser KD, de Boer IH, Dooley A, et al : Fracture risk after parathyroidectomy among chronic hemodialysis patients. J Am Soc Nephrol 18 : 2401-2407, 2007
6) Goto N, Tominaga Y, Matsuoka S, et al : Cardiovascular complications caused advanced secondary hyperparathyroidism in chronic dialysis patients : specifical focus on dilated cardiomyopathy. Clin Exp nephrol 9 : 138-141, 2005
7) Goicoechea M, Gomez-Campdera F, Polo JR, et al : Secondary hyperparathyroidism as cause of resistance to treatment with erythropoietin : effect of parathyroidectomy. Clin Nephrol 45 : 420-421, 1996
8) Chou FF, Lee CH, Lee CT : Muscle force and bone mineral density after parathyroidectomy and subcutaneous autotransplantation for secondary hyperparathyroidism. World J Surg 23 : 452-457, 1999
9) Yasunaga C, Nakamoto M, Matsuo K, et al : Effects of a parathyroidectomy on the immune system and nutritional condition in chronic dialysis patients with secondary hyperparathyroidism. Am J Surg 178 : 332-336, 1999
10) Chou FF, Chen JB, Hsieh KC, et al : Cognitive changes after parathyroidectomy in patients with secondary hyperparathyroidism. Surgery 143 : 526-532, 2008
11) Goldsmith DJ, Covic AA, Venning MC, et al : Blood pressure reduction after parathyroidectomy for secondary hyperparathyroidism : further evidence implicating calcium homeostasis in blood pressure regulation. Am J Kidney Dis 27 : 819-825, 1996
12) Pizzarelli F, Fabrizi F, Postorino M, et al : Parathyroidectomy and blood pressure in hemodialysis patients. Nephron 63 : 384-389, 1993
13) Tanaka Y, Funahashi H, Imai T, et al : Parathyroid function and bone metabolic markers in primary and secondary hyperparathyroidism. Semin Surg Oncol 13 : 125-133, 1997
14) Tominaga Y : Current status of parathyroidectomy for secondary hyperparathyroidism in Japan. Nephrol Dial Transplant Plus 1 (Suppl) : iii35-iii38, 2008
15) Mazzaferro S, Pasquali M, Farcomeni A, et al : Parathyroidectomy as therapeutic tool for targeting the recommended NKF-K/DOQI™ ranges for serum calcium, phosphate and parathyroid hormone in dialysis patients. Nephrol Dial Transplant 23 : 2319-2323, 2008
16) Duffy A, Schurr M, Warner T, et al : Long-term outcomes in patients with calciphylaxis from hyperparathyroidism. Ann Surg Oncol 13 : 96-102, 2006
17) Patetsios P, Bernstein M, Kim S, et al : Severe necrotizing mastopathy caused by calciphylaxis alleviated by total parathyroidectomy. Am Surg 66 : 1056-1058, 2000
18) Di Leo C, Gallieni M, Bestetti A, et al : Cardiac and pulmonary calcification in a hemodialysis patient : partial regression 4 years after parathyroidectomy. Clin Nephrol 59 : 59-63, 2003
19) Kestenbaum B, Andress DL, Schwartz SM, et al :

19) Survival following parathyroidectomy among United States dialysis patients. Kidney Int **66**：2010-2016, 2004
20) Trombetti A, Stoermann C, Robert JH, et al：Survival after parathyroidectomy in patients with end-stage renal disease and severe hyperparathyroidism. World J Surg **31**：1014-1021, 2007
21) Costa-Hong V, Jorgetti V, Gowdak LH, et al：Parathyroidectomy reduces cardiovascular events and mortality in renal hyperparathyroidism. Surgery **142**：699-703, 2007
22) Ishani A, Liu J, Wetmore JB, et al：Clinical outcomes after parathyroidectomy in a national wide cohort of patients on hemodialysis. Clin J Am Soc Nephrol **10**：90-97, 2015
23) Komaba H, Taniguchi M, Wada A, et al：Parathyroidectomy and survival among Japanese hemodialysis patients with secondary hyperparathyroidism. Kidney Int **88**：350-359, 2015
24) Iwamoto N, Sato N, Nishida M, et al：Total parathyroidectomy improves survival of hemodialysis patients with secondary hyperparathyroidism. J Nephrol **25**：755-763, 2012
25) The EVOLVE Trial investigators：Effect of cinacalcet on cardiovascular disease in patients undergoing dialysis. N Engl J Med **367**：2482-2494, 2012
26) Narayan R, Perkins RM, Berbano EP, et al：Parathyroidectomy versus cinacalcet hydrochloride-based medical therapy in the management of hyperparathyroidism in ESRD：a cost utility analysis. Am J Kidney Dis **49**：801-813, 2007
27) Schneider R, Kolios G, Koch BM, et al：An economic comparison of surgical and medical therapy in patients with secondary hyperparathyroidism—the German perspective. Surgery **148**：1091-1099, 2010
28) 山本貴之，冨永芳博：透析患者の悪性腫瘍の危険因子と予防対策　甲状腺がんの早期発見．臨牀透析 **31**：53-57, 2015

第3章 二次性副甲状腺機能亢進症の治療

5. 手術後のさまざまな二次性副甲状腺機能亢進症

1）移植副甲状腺の機能検査

冨永芳博

はじめに

副甲状腺全摘出後前腕筋肉内自家移植術後の副甲状腺機能を把握することは，副甲状腺機能低下症，それに由来する骨病変，生命予後を知るために，また機能亢進症による再手術の適応を判断するためにも必要である。

われわれの前腕筋肉内自家移植術では，SHPT患者ではほとんどすべての症例で移植副甲状腺は機能し，またPTHが低値な症例においても，生命予後には大きな影響はないと考える。自験例の経時的平均PTH値は，Era 3，4では120 pg/mL前後で経過しており，JSDTのtarget range内にある。

移植腺が機能しているか調べるために，最も簡便でよく用いられている方法は，PTH gradientを求める方法である（図）。

PTH gradient＝移植側で測定したPTH値/非移植側で測定したPTH値で求められ，gradient＞1.5で有意と判断し，移植腺は機能していると判断する[1]。

当科では移植側は，多くの症例では透析のためのバスキュラーアクセスがないほうの肘静脈での5分間駆血の後，できる限りfeeding veinより採血する。非移植側は採血の部位は問わないし，通常の駆血時間で採血する。PTHの測定はintact PTH測定用のキットを用いて測定している。

PTH gradientは通常，術後約1週間で1.5以上となり，移植腺が機能していることが推測される。当然のことながら，overallの副甲状腺機能は，非移植側で測定したPTH値になる[2]。ときに移植側より採血し，著しく高いPTH値をみて驚くことがあるが，非移植側より採血しなおす必要がある。

長期的な至適副甲状腺機能

CKDステージ5D患者における至適PTH値に関しては，各地域で大きな隔たりがある（表）。

JSDTが生命予後の立場から提示している至適PTH値は，60〜240 pg/mLである。

はたして，PTxを施行した症例でも同じ基準で

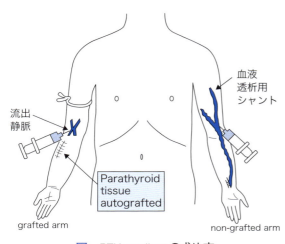

図　PTH gradientの求め方
左右肘静脈で採血してPTH値を測定する。（文献1）より引用）

表　DOPPS参加各国における至適PTH濃度

Professional organization	PTH target level (pg/mL)
European Renal Association-European Dialysis and Transplant Association	85〜170
National Kidney Foundation	150〜300
Australian New Zealand Society of Nephrology	1〜3 times upper normal range
Japanese Society for Dialysis Therapy	60〜240
Kidney Disease Improving Global Outcomes	2〜9 times upper normal range

（文献3）より改変引用）

管理すべきかという答えは，現在明らかではない。DOPPSの発表では，PTH値の低いgroupで生命予後が悪いのだが，PTxの経験症例は除くといわれており，PTx後はPTH値は比較的低値でも許容されよう[3]。また，total PTX without autograftで術後，比較的PTH値が低い症例でも予後は悪くないので，PTx後のPTH値は，あえて介入し，適切なやや高値へ導く必要はないかもしれない。

文　献

1) 冨永芳博：術後上皮小体機能検査．移植上皮小体機能．腎性上皮小体機能亢進症の外科．pp104-109，医歯薬出版，東京，1993
2) Niederle B, Roka R, Brennan MF：The transplantation of parathyroid tissue in man：development indications, technique, and results. Endocr Rev 3：245, 1982
3) Tentori F, Wang M, Bieber BA, et al：Recent changes in therapeutic approaches and association with outcomes among patients with secondary hyperparathyroidism on chronic hemodialysis：the DOPPS study. Clin J Am Soc Nephrol 10：98-109, 2015

第3章 二次性副甲状腺機能亢進症の治療

5. 手術後のさまざまな二次性副甲状腺機能亢進症

2）手術後再発

冨永芳博

　SHPTに対するtotal PTx with forearm autograft後の再発は，min PTH値（術翌朝に測定したPTH値）が60 pg/mL以下であり，PTHが再上昇し，術後6カ月以降に再手術が必要となった症例と定義している。再発でのPTH過剰originの可能性は表のごとくである。移植腺由来の再発か否かは，移植腺由来であればPTH gradient高値，カサノバテスト陽性，腫大移植副甲状腺触知，腫大移植副甲状腺のMRI，USでの腫大の確認などで，移植副甲状腺由来か否かを鑑別できる（図1・2）[1,2]。

　移植腺由来の再発の発生危険因子としては，若年者，リンの管理が悪いこと，結節性過形成の移植などが挙げられる。自験例で結節性過形成より切片を作製し移植した際とびまん性過形成を移植した際の再発率を検討した結果では，有意に結節性過形成を移植した際のほうが再発率は高かった[3]（図3）。Overallの再発率は，初回手術後10年で約20％であった（図4）。再発例では，手術適応は初回手術時の適応に原則的に準ずる。触診，画像診断で腫大した移植副甲状腺が確認されることが望ましい。移植副甲状腺の切除は局所麻酔下で比較的侵襲が小さい手術なので，腫大した副甲状腺組織が確認されれば，比較的早い時期に移植副甲状腺切除術を施行している（図5・6）。

　移植腺由来か頸部縦隔などの残存腺由来かを，どうしても確認できないときは，鑑別する方法としてカサノバテストがある。以下にわれわれが施行している修正カサノバテストを示す（図7）。移植側の上腕をマンシェットで巻き，最高血圧＋200 mmHgで20分駆血する。反対の正肘静脈で0，5，10，15，20分駆血を解除して10分後に採血する。移植腺由来であればPTH値は有意に低

表　PTH過剰分泌部位（初回手術後の持続性機能亢進症，再発症例）

- 移植副甲状腺組織
- 頸部，縦隔残存腺（縦隔内，甲状腺内完全埋没，下降不全など）
- Parathyromatosis（副甲状腺細胞播種）
- 副甲状腺癌（遠隔転移）

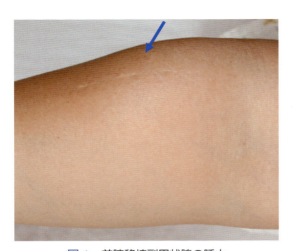

図1　前腕移植副甲状腺の腫大

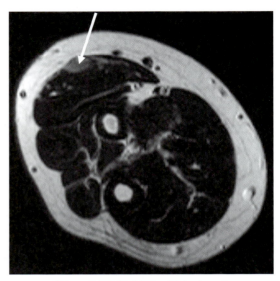

図2　移植副甲状腺の腫大（MRI）

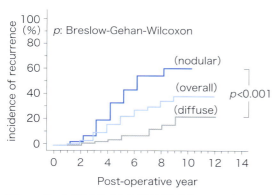

図3 びまん性過形成と結節性過形成の再発率の相違

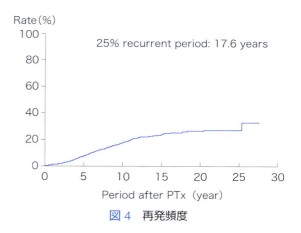

図4 再発頻度

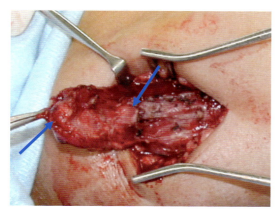

図5 移植副甲状腺の周囲筋肉とen-blocに切除

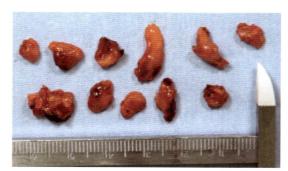

図6 切除した移植副甲状腺

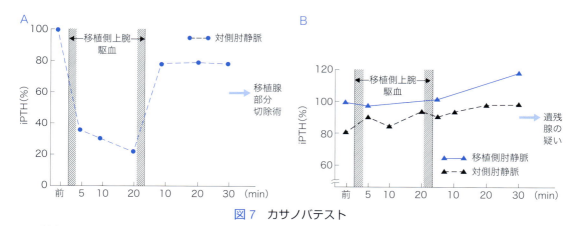

図7 カサノバテスト

A：症例A　B：症例B
症例Aでは移植側上腕の駆血で対側肘静脈の1-84 PTHは低下し，移植腺がPTHの過剰分泌のoriginと考えられた．症例Bでは駆血後も1-84 PTHは低下せず，移植腺以外に残存腺が存在することが考えられた．縦隔内の過剰副甲状腺を画像診断で確認し切除した．

下するが，頸部または縦隔に存在する場合はPTH値は低下しない。両者が存在する場合には，PTHの低下は不十分である[2]。

移植副甲状腺切除術は，原則的に局所麻酔下に行う。以前は触診で触れる腫大した結節のみ切除していたが，PTHの低下が不十分であったり，すぐにPTH値が再上昇し，再々手術を要することが多いため，最近では周囲筋肉と移植腺をen-blocに切除している。この方法でも機能低下症で難渋することはなく，再々手術の頻度は低下した。

文　献

1) Tominaga Y, Matsuoka S, Uno N, et al：Removal of autografted parathyroid tissue for recurrent renal hyperparathyroidism in hemodialysis patients. World J Surg 34：1312-1317, 2010
2) de Francisco AL, Amado JA, Casanova D, et al：Recurrence of hyperparathyroidism after total parathyroidectomy with autotransplantation：a new technique to localize the source of hormone excess. Nephron 58：306-309, 1991
3) Tominaga Y, Tanaka Y, Sato K, et al：Recurrent renal hyperparathyroidism and DNA analysis of autografted parathyroid tissue. World J Surg 16：595-603, 1992

5. 手術後のさまざまな二次性副甲状腺機能亢進症

3）残存副甲状腺の診断

冨永芳博

　SHPTに対するPTxでは，すべての腺が摘出できたか否か，つまり残存腺があるか否かを知ることは，その後PTHが再上昇した際にそのoriginを予測するうえできわめて重要である。

　SHPTでは，PTx後の血清Ca値はhungry boneの程度，Ca補充療法の量などによって大きく変動する。

　そこでわれわれは，intact PTH値の正常上限値（60 pg/mL）を用い，手術翌日朝に採血，測定したi-PTH（min PTH）が60 pg/mL以上である場合，残存腺が存在すると推測し，持続性HPTと定義した。

　表にmin PTH値と，再手術で頸部または縦隔より残存腺を切除した頻度を比較する。min PTH＜60 pg/mLで再手術率15/1,536（0.98％），min PTH＞60 pg/mLでは再手術率20/130（15.3％）であり，min PTH 60 pg/mLは残存腺の有無を判断するうえで有意義な指標と考える[1]。

表　診断（August 1999～June 2013, n=1,666）

(min PTH pg/mL)		Incidence	
10<	2/564	0.35%	15/1,536
10～30	6/838	0.70%	0.98%
30～60	7/134	5.2%	
60～240	11/99	11.1%	20/130
240～500	5/23	21.7%	15.38%
500＞	4/8	50.0%	

　術翌日のmin PTHが高い症例では，特に縦隔内，下降不全の腺が多いが，min PTHが低い症例では左甲状腺下極付近に腺が存在した。再手術の時期はmin PTHが高い症例で早期であった。

文　献

1) Tominaga Y：Surgical treatment of secondary and tertiary hyperparathyroidism. Surgery of Thyroid and Parathyroid Glands, 2nd ed（Rudolph GW ed），pp639-647, Elsevier, Philadelphia, 2012

第3章　二次性副甲状腺機能亢進症の治療

5. 手術後のさまざまな二次性副甲状腺機能亢進症
4）持続性再発性副甲状腺機能亢進症に対する再手術

岡田　学

Ⅰ. 当院における残存腺に対する再手術の適応

われわれは，初回のPTx後も下記の項目を満たす症例については再手術を検討する。

1）PTHの値が持続的に高値（intact PTHが500 pg/mL以上）であり，内科的治療ではコントロールが困難。

2）内科的治療抵抗性の高リン血症（血清リン値が6.0 mg/dL以上），もしくは高Ca血症（血清Ca値が10.0 mg/dL以上）が存在する。

3）残存している腫大副甲状腺が画像診断にて検出されている。

また，PTH値，Ca値，リン値が上記の値以下であっても，SHPTによる自覚症状を有している症例や，骨代謝・ESA抵抗性の貧血・DCM like heartによる心不全などの改善を目的とした場合には再手術を選択する。

Ⅱ. 残存腺の同定と術式の選択

残存腺由来のSHPTに対して再手術を行う際，確実に残存腺が切除可能であることと，残存副甲状腺がみつけることができないとき，合併症を避けるためには責任病変の同定と，それに合わせた適切な術式の選択が必要不可欠である。

まず，初回の手術記録と病理検査結果を確認し，摘出された副甲状腺の位置と数，合併切除された臓器の有無について把握する。次に，残存腺の位置を同定するための画像診断を行う。

われわれは，残存腺の存在を疑った患者の責任病変を同定するためにMIBIシンチグラフィ・CT・頸部超音波検査をルーチンで施行している（図）。MIBIシンチグラフィは縦隔内や下降不全の腺を同定するうえで非常に有用であり，超音波・CTは残存腺の正確な位置および周囲臓器との関係性を把握するうえで便利である。

画像検査によって残存腺の位置が明らかとなれば，再手術時のアプローチの仕方について判断することができる。われわれの経験では，再手術症例のうち異所性腺を原因とする症例が約6割程度であり，異所性腺のなかでは縦隔内残存腺の頻度が最も高く，下降不全がそれに次いだ。

縦隔内残存腺に対してのアプローチの方法として，胸骨正中切開もしくはL字型小切開で縦隔に

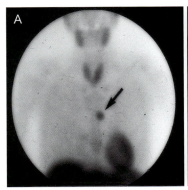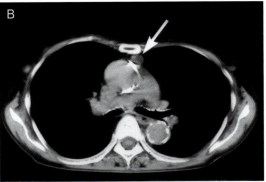

図　縦隔内残存腺を有した症例のMIBIシンチグラフィ（A）とCT（B）の画像
矢印が残存腺を示している。

表 当院で施行された残存腺摘出術165例の残存腺の存在部位

	初回手術当院	初回手術他院	p値
症例数	82例	83例	
初回手術時の摘出腺数（平均）	3.9腺	2.9腺	
延べ再手術回数	85回	92回	
再手術での摘出腺数合計	93腺	146腺	
通常の位置			
右上	10腺（10.7%）	27腺（18.5%）	N.S.
右下	4腺（4.3%）	16腺（11.0%）	N.S.
左上	8腺（8.6%）	22腺（15.1%）	N.S.
左下	17腺（18.3%）	20腺（13.7%）	N.S.
合計	39腺（41.9%）	85腺（58.2%）	$p=0.017$
異所性腺			
下降不全	8腺（8.6%）	4腺（2.7%）	N.S.
甲状腺内	6腺（6.5%）	2腺（1.4%）	N.S.
頸動脈周囲	5腺（5.4%）	3腺（2.1%）	N.S.
食道周囲	1腺（1.1%）	1腺（0.7%）	N.S.
胸腺内	7腺（7.5%）	31腺（21.2%）	$p=0.006$
縦隔内	22腺（23.7%）	16腺（11.0%）	$p=0.011$
そのほか	5腺（5.4%）	4腺（2.7%）	N.S.
合計	54腺（58.1%）	61腺（41.8%）	$p=0.017$
過剰腺を有した割合	80.8%（63例/78例）	49.0%（26例/53例）	$p=0.017$

初回手術を当院で施行した群と，他院で施行した群で比較した．初回手術を当院で施行された群では初回手術時の摘出腺数が多く，残存腺が異所性である割合が高かった．χ^2検定を用いて$p<0.05$を統計学的に有意とした．
N.S.＝有意差なし，百分率は小数点以下第2位を四捨五入した．

到達する方法があり，さらに近年では胸腔鏡下の内視鏡手術なども選択されている．一方，頸部残存腺に対しては，一部の下降不全症例を除いて，初回手術の皮膚切開をそのまま利用する．ただし，高度な癒着や強固な瘢痕組織を避ける目的で，前頸筋を正中切開せずに胸鎖乳突筋と前頸筋の間を剝離するlateral approachを選択することが多い．残存腺が初回手術の皮膚切開からアプローチすることが困難な位置に存在する場合は，新たに皮膚切開を追加している．また，頸部の再手術では，癒着や瘢痕形成のため反回神経（RLN）の確認が困難で，麻痺のリスクの高い症例がときに存在する．RLNの麻痺があっても，嗄声が改善していることがありうる．われわれは甲状腺手術に際し，RLNの確認・温存のため普及しつつあるNIMを，PTxに対してもルーチンで使用している．神経損傷のリスクが高い再手術症例では，神経刺激装置は特に有用と考えている．術前に喉頭ファイバーにて声帯麻酔の有無をチェックすることも必要である．

術中に迅速病理検査を施行し，摘出された組織が副甲状腺であることを術中に確認している．また術中PTHモニタリングも行っているが，再手術においては摘出後のPTH値が初回手術時の移植腺の機能に影響を受けることから，現段階では明確な判断基準は設けられていない．

Ⅲ．当院における再手術症例

われわれは1982年8月〜2014年7月の間に3,023例のSHPTを経験した．そのうち165例に対して残存腺摘出術を行った．165例のうち82例は初回手術を当院で施行されており，残りの83例は初回手術を他院で施行され残存腺摘出目的で当院へ紹介された．表に165例の残存腺の存在部位を示した．

合計177回の再手術を行い，239腺を摘出した．

初回手術を当院で行った群では約8割が初回手術時に4腺以上摘出されており，残存腺の異所性腺の占める割合が初回手術を他院で施行された群と比較して有意に高かった。また，異所性腺の分布に関しては，初回手術を当院で行った群では縦隔内の割合が，初回手術を他院で行った群では胸腺内の割合が有意に高かった。

当院では術前画像診断を重視すること，副甲状腺検索のアルゴリズムが確立されていることが，初回手術での4腺以上の確認・切除に寄与していると思われる。また，初回手術で胸腺舌部をルーチンで切除していることが，胸腺内残存腺による持続性・再発性SHPTの頻度を低くしていると考えられた。

また，注目すべきことに残存腺の4〜6割は解剖学的に通常の位置に分布していることがわかる。このことは，摘出された腫大副甲状腺の周囲に副甲状腺組織が残存している可能性を示唆している。

上記の結果から，残存腺による再手術を減少させるために，初回手術における胸腺舌部の切除は有効であると考えられる。また，腫大副甲状腺そのものだけではなく，副甲状腺周囲の脂肪織も一緒に切除することで副甲状腺組織の残存を防ぐことにつながると思われる。そして，副甲状腺の解剖と発生に関する知識に精通することは，初回手術および再手術を成功させるために必要不可欠である。

5. 手術後のさまざまな二次性副甲状腺機能亢進症

5）副甲状腺の数と位置異常

松岡　慎　　宇野暢晃　　冨永芳博

はじめに

副甲状腺の手術で最も重要な点の1つは，いかに病的副甲状腺を検出し切除するかである。そのためにわれわれは術前画像診断を施行し，探索のためのアルゴリズムを作成し，さらにIOPTHモニタリングを利用し，術中病理診断を施行し，さらに手術翌朝にintact PTHレベルを測定しmissed glandが存在するか否かを検討している。

I．副甲状腺の数の異常

自験例のEra 1, 2での検討では，過剰副甲状腺の頻度は105/570（18.4％），うち固有の腺の近傍にあるsplitまたはrudimentary type 24.0％，固有の腺から離れた部位に存在するproper type 60.8％であった。Proper typeの存在する部位は，順に胸腺舌部，甲状腺左葉下極，縦隔内であった。

最近のEra 3, 4の検討では，4腺が最も多く1,833/2,327（78.8％），3腺以下90/2,327（3.9％），過剰副甲状腺5腺以上404/2,327（17.3％）であった[1~3]。

ほかの検討の結果は，第1章2を参照。

II．副甲状腺の位置異常

異所性副甲状腺で問題となるものは，胸腺舌部，縦隔内，下降不全，甲状腺内完全埋没，Berry靱帯周囲，ほかに気管と食道の間，食道背側carotid seath内，carotid A外側などがあるが頻度は低い。SHPTではすべての腺に刺激が加わり，すべての腺が腫大するリスクが存在するため，異所性腺の頻度はPHPTより高く，重要な問題である。

1．胸腺舌部内

われわれは頸部創よりルーチンに，可及的に多く胸腺舌部を切除しているので，胸腺舌部内に存

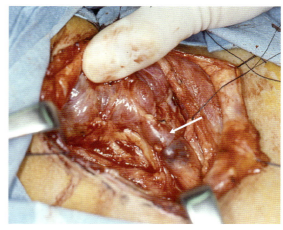

図1　胸腺切除
胸腺内に副甲状腺（矢印）埋没。

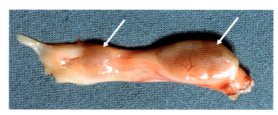

図2　胸腺埋没副甲状腺2腺
胸腺舌部内に存在（矢印：副甲状腺）。

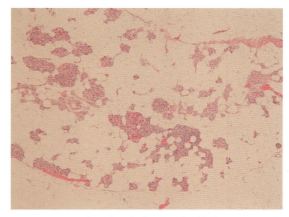

図3　胸腺内に存在する副甲状腺nest
SHPTでは増殖する。

在する副甲状腺の検出率は高い。Microscopic に検出された副甲状腺組織（parathyromatosis type 1）も含む（図1～図3）。

当科で施行した PTx 症例 2,142 例中，2000 年 1 月～2006 年 6 月までの初回 PTx を施行した症例 902 例の胸腺内副甲状腺について検討した（図4）。

初回 PTx 902 例のうち，胸腺内に下腺を有した症例は 269/902（29.8％）であった。62/902（6.9％）は，過剰副甲状腺を胸腺内に有していた。

下腺および過剰副甲状腺の両方を胸腺内に認めた症例は，78/902（8.6％）であった。そのため，409/902（45.3％）もの副甲状腺が胸腺内に存在するとの結果だった。

胸腺内に下腺の副甲状腺を認めた 347 例のうち，手術中に肉眼的に確認でき切除できた症例は 337/347（97.1％）である（図5）。術後に顕微鏡的に確認できた症例は 10/347（2.8％）認めた。

胸腺内に過剰副甲状腺を認めた症例 140/902（15.5％）のうち，肉眼的に確認でき切除できた症例は 5/140（3.6％）のみであった。術後に顕微鏡的に確認できた症例が 129/140（92.1％）と，高頻度であった。また，肉眼的および顕微鏡的の両方に認めたものは 6/140（4.3％）であった。

胸腺内に副甲状腺が存在した頻度は 370/895（41.3％）と，高頻度であった。また，手術中に肉眼的には確認できなくても，高頻度に胸腺内に過剰副甲状腺を認めることが判明した。

SHPT に対する PTx において最も重要なことは，副甲状腺を確実に探索し，全腺すべてを切除することにある。

PTx の初回手術においては，再発・持続性 HPT を防ぐために，われわれが施行しているように，ルーチンに胸腺組織は可及的に切除することが重要である[4]。

2. 下降不全の副甲状腺（undescended parathyroid gland）

下降不全副甲状腺の頻度は，剖検例で 0～1.9％[3,5～10]，SHPT 手術例で 1.5～2％[11,12]と報告されている（表1）。われわれの検討でも，1,643 例中

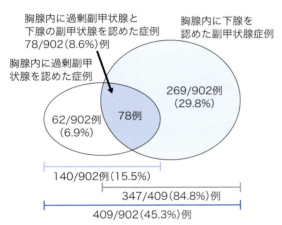

図4 初回 PTx 時の胸腺内に副甲状腺を認めた割合

表1 名古屋第二赤十字病院における下降不全副甲状腺の頻度（July 1972～April 2004）

Initial operations in our department	9
Re-operations in our department	7
Initial operations in our hospital	4
Initial operations in other hospitals	3
Total	16（8 male patients，8 female patients）
Frequency	16/1,643（0.97％）

（文献 13）より引用）

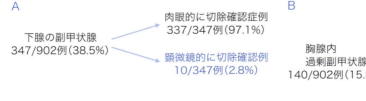
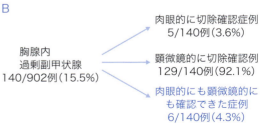

図5 胸腺内に副甲状腺が存在した割合
A：胸腺内に下腺の副甲状腺を認めた症例　B：胸腺内の過剰副甲状腺を認めた症例

16例に下降不全副甲状腺を認め，その頻度は0.97%であった。

III. SHPT手術時に発見された下降不全副甲状腺自験例の詳細[13]

1. 初回手術例について

初回手術時，術前診断がついていた症例は9例中3例で，ほかの6例は下降不全胸腺を伴っており，これを手がかりに発見できた（図6・7）。これは，副甲状腺の発生学的なものに起因していると思われ，手術中下降不全副甲状腺の発見の指標となった。SHPTに対して確実な副甲状腺全摘出術を施行するポイントとして，胸腺を切除することが重要であると考えている。このため，われわれはルーチンに胸腺舌部を切除している。胸腺に注目しているからこそ，取り残しを免れたとも考えられる。

2. 再手術例について

再手術症例7例において，初回手術にて3腺切除した症例が4例，4腺切除した症例が3例である（図8）。すなわち，下降不全副甲状腺を認めた再手術例42.9%に過剰副甲状腺が存在した。総数が少ないこともあり，下降不全副甲状腺が過剰副甲状腺を伴いやすいかどうかという評価は難しい。

再手術は，画像診断で副甲状腺を確認した症例にのみ施行しているが，再手術術前画像診断ではCT，US，MRIで全例確認できた。^{99m}Tc-MIBI scintigramでは確認できなかったが，^{201}TlCl scintigramでは確認できた症例が3例存在した。すなわち，全体にシンチグラムよりCT，US，MRIのほうが，下降不全副甲状腺の発見に有用といえ

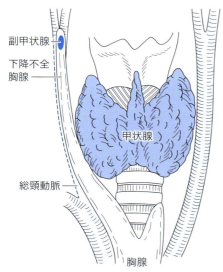

図6 胸腺と下降不全副甲状腺（冨永芳博：手術 60：1959-1964, 2006より引用）

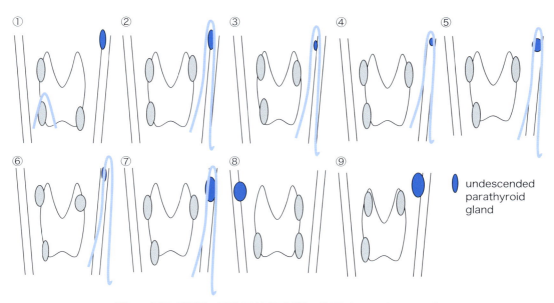

図7 初回手術例の下降不全副甲状腺の位置（文献13)より引用）

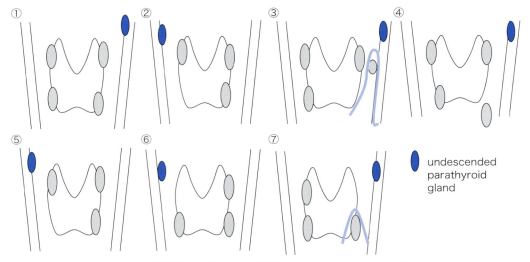

図8　再手術例の下降不全副甲状腺の位置（文献13)より引用）

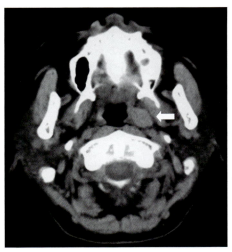

図9　Parapharingeal areaの下降不全の腺：CT像
矢印が副甲状腺。

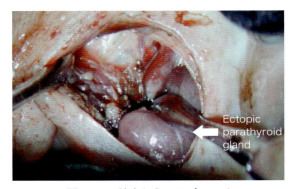

図10　口腔内からのアプローチ
下降不全副甲状腺を切除した。

た。^{99m}Tc-MIBI scintigramは，顎下腺のuptakeと重なって確認が困難と考えられた。SPECTにて確認できたとの報告もある。一般的にCT，MRI，特にUSでは，下降不全副甲状腺の存在が念頭にない限り診断することは困難である。また，副甲状腺は甲状腺上極より頭側に存在することがあるため，再発や持続性HPTで責任病巣が不明な場合には，下降不全副甲状腺の存在を念頭に置いて顎下部の精査も必要である[14]。

Parapharingeal areaに存在した下降不全副甲状腺の1例（図9）は，口腔内より下降不全副甲状腺を切除した（図10）。

Ⅳ．甲状腺内完全埋没副甲状腺（intrathyroidal parathyroid gland）

われわれのseriesでの甲状腺内完全埋没副甲状腺（副甲状腺は完全に甲状腺組織に包まれている必要がある。被膜下に顔を出している腺は含まれない）の頻度は，52/2,359症例（2.2％），56/9,597（0.58％）腺であり，PHPTのseriesと比して決して高頻度ではない（表2）。52例中50例は初回手術時切除可能，2例は持続性SHPTで，二期的に切除した甲状腺内の結節が甲状腺由来か，副甲状腺かを見極めることは非常に困難なことが多い。Low echogenicな結節で内部血流エコーが豊富な

表2 甲状腺内完全埋没副甲状腺の頻度

- The frequency of intrathyroidal parathyroid glands in our series of SHPT was 52/2,359（2.2％）cases, 56/9,597（0.58％）glands.
- In 50 patients, intrathyroidal glands were removed at initial PTx. In 2 other patients intrathyroidal glands were responsible for persistent HPT and were removed.
- These intrathyroidal glands were removed by
  lobectomy：9 glands
  partial lobectomy：18 glands
  enucleation：29 glands

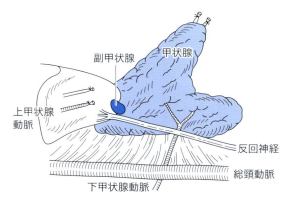

図12 Berry 靱帯付近の解剖

甲状腺は上極より脱転。（冨永芳博：手術 60：1959-1964, 2006 より引用）

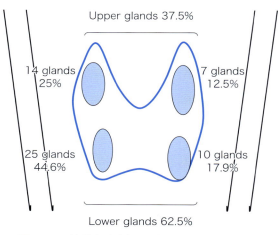

図11 甲状腺内完全埋没副甲状腺の部位と頻度

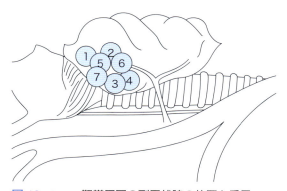

図13 Berry 靱帯周囲の副甲状腺の位置と重量
1：48 mg, 2：36 mg, 3：66 mg, 4：39 mg, 5：51 mg, 6：33 mg, 7：50 mg

場合には，intrathyroidal parathyroid gland を疑う。
FNAB（穿刺吸引細胞診）で判断するか（必ずしも容易ではない），穿刺液の PTH 値を測定し，PTH 値が高ければ副甲状腺といえる。細胞診は副甲状腺細胞の播種のリスクがあるため，原則的にわれわれは施行しない。
われわれのアルゴリズムでは最終的に甲状腺切除を recommend しているが，IOPTH などで可及的に甲状腺切除は避けるべきであろう。
われわれの series における埋没副甲状腺の部位を図11に示す。通常，埋没副甲状腺は下副甲状腺由来といわれているが，われわれの series では上腺由来 37.5％，下腺由来 62.5％であった。

V．Berry 靱帯周囲の副甲状腺

上の腺はときに，RLN が喉頭に入り込む周辺に存在する。われわれの series では，7/536（1.3％）で存在した。この部位の副甲状腺を確認するためには上甲状腺動静脈を結紮し，甲状腺を上極より剝離しないと確認できない（図12）。
図13に示すごとく，いずれも正常大の小さな腺であった。RLN が近くを走行しているので，慎重な操作が必要である。

VI．縦隔内副甲状腺

縦隔内に存在し，頸部創からのアプローチのみでは切除できない部位に存在する腺を縦隔内副甲状腺と定義した。無名静脈より尾側に存在する腺に関しては，頸部創からのアプローチのみでは危険と考え，呼吸器外科医の援助の下，胸骨切開，または内視鏡的アプローチ（縦隔鏡，胸腔鏡）で手術を行っている。（表3・4）

MIBI scintigram で縦隔内に異常集積を認めたら，その部位を focus に CT または MRI で mass を確認する．MIBI と 2 つ以上のモダリティで同じ位置に副甲状腺と思われる mass を確認できなければ，手術は施行しない．

初回手術時画像診断で縦隔内副甲状腺が確認されたとき，一期的に頸部と縦隔を開創し，頸部副甲状腺と縦隔内副甲状腺を同時切除するか，あるいは，まずは通常の頸部手術を行い，SHPT が持続し内科的治療に抵抗する時，縦隔内副甲状腺を切除する（二期的）かは迷うことがある．原則的には二期的に施行しているが，頸部創に腫大副甲状腺が確認できず，縦隔内には大きく腫大した副甲状腺が存在した場合には一期的に施行する場合もある．

2001 年 3 月頃までは，全例胸骨縦切開で開創し，縦隔内副甲状腺を周囲脂肪織と en-bloc に切除していたが，2001 年 4 月以降は呼吸器外科医により縦隔鏡，または胸腔鏡にて切除している．胸腔鏡下では副甲状腺の被膜損傷のリスクがあるときは Kilian 法，またはその変法で第 2 肋間までの L 字切開にとどめることもある．

文献

1) Numano M, Tominaga Y, Uchida K, et al：Surgical significance of supernumerary parathyroid glands in renal hyperparathyroidism. World J Surg 22：1098-1103, 1998
2) Pattou FN, Pellissier LC, Noël C, et al：Supernumerary parathyroid glands：frequency and surgical significance in treatment of renal hyperparathyroidism. World J Surg 24：1330-1334, 2000
3) Akerström G, Malmaeus J, Bergström R：Surgical anatomy of human parathyroid glands. Surgery 95：14-21, 1984
4) Uno N, Tominaga Y, Matsuoka S, et al：Incidence of parathyroid glands located in thymus in patients with renal hyperparathyroidism. World J Surg 32：2516-2519, 2008
5) Gilmour JR：The gross anatomy of the parathyroid glands. J Pathol 46：133-149, 1938
6) Norris EH：The parathyroid glands and lateral thyroid in man：their morphogenesis, histogenesis, topographic anatomy and prenatal growth. Contrib Embryol Carnegie Inst Wash 26：247-294, 1937
7) Edis AJ, Purnell DC, van Heerden JA：The undescended "parathymus". Ann Surg 190：64-68, 1979
8) Billingsley KG, Fraker DL, Doppman JL, et al：Localization and operative management of undescended parathyroid adenomas in patients with persistent primary hyperparathyroidism. Surgery 116：982-990, 1994
9) 登 政和：上皮小体の外科解剖．外科診療 29：147-155, 1987
10) Wang C：The anatomic basis of parathyroid surgery. Ann Surg 183：271-275, 1976
11) 田中浩史，長坂隆治，波井 康，他：腎性上皮機能亢進症における上皮小体下降不全について．腎と透析 40 別冊腎不全外科 1996：168, 1996
12) 泉 純子，和田祐和，岡本譲二，他：下降不全副甲状腺による持続性腎性副甲状腺機能亢進症の 2 例．内分泌外科 15：195-199, 1998
13) Matsuoka S, Tominaga Y, Uno N, et al：Surgical significance of undescended parathyroid gland in renal hyperparathyroidism. Surgery 139：815-820, 2006
14) Yamashiro N, Tominaga Y, Matsuoka S, et al：A supernumerary parathyroid gland located in an unusual site, parapharyngeal space, in a patient with persistent renal hyperparathyroidism. Nephrol Dial Transplant 23：419-420, 2008

表3 縦隔内副甲状腺（July 1972〜Jun 2007）

Initial operations in our department	1 patient
Re-operations in our department	30 patients
Initial operations in our hospital — persistent	23 patients
— recurrent	1 patient
Initial operations in other hospitals	6 patients
Total	31 patients
Frequency	31/2,242（1.38%）

表4 縦隔内副甲状腺の部位と手術例

		Area	(sternotomy/endoscopic)	patients	
Superior mediastinal parathyroid glands	1	paratracheal or pretracheal area	(0/1)	1	3%
	2	aortico-pulmonary window	(7/1)	8	26%
Anterior mediastinal parathyroid glands	3	head side of innominate vein	(2/0)	2	6%
	4	tail side median	(7/5)	12	39%
	5	tail side not median	(4/3)	7	23%
Total		mediastinal parathyroid glands	(20/10)	30	100%

第3章 二次性副甲状腺機能亢進症の治療

5．手術後のさまざまな二次性副甲状腺機能亢進症

6）Parathyromatosis

冨永芳博

Parathyromatosis は，良性の副甲状腺組織（parathyroid nest）が周囲組織に播種した病態をいう。Type 1 と type 2 が存在し（図1），type 1 とは胸腺組織内に小さな nest が迷入したものをいう。CKD では副甲状腺組織（nest）が腫大する。

Type 2 とは，副甲状腺切除の際に誤って被膜を損傷してしまい，内容物が周囲に播種した状態をいう。自験例では，その頻度は 0.44％ である（表）。最も高率に発症するのは他院初回手術時で，初回手術の方法が不明な群である。手術では，周囲組織，多くは甲状腺組織，脂肪織と en-bloc に切除する（図2・3）。必ずしもすべての組織を切除することは困難で，多くは再手術を要する[1]。シナカルセトのrescue therapyでコントロール可能となった症例もあるが（図4・5），一般に管理困難である[2]。予防は，初回手術時に被膜を損傷しない，分割で副甲状腺組織を切除しない，再手術の際は周囲組織と en-bloc に切除する，などである。しかしながら，発症すると管理は困難である。

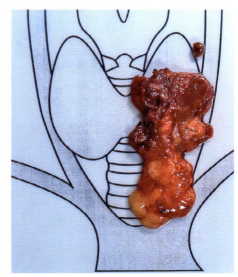

図2　Parathyromatosis の肉眼像
en-bloc に切除した甲状腺表面に副甲状腺組織が認められる。

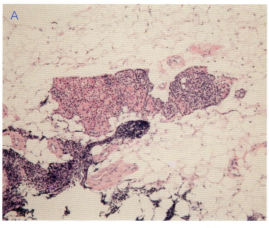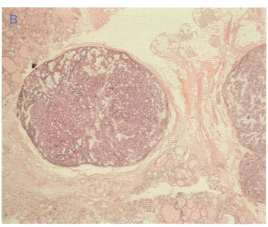

図1　Parathyromatosis
Parathyromatosis は，良性の副甲状腺組織が周囲組織に播種した病態をいう。
A：Type 1；胸腺組織内に小さな nest が迷入したもの。
B：Type 2；副甲状腺切除の際に誤って被膜を損傷してしまい，内容物が周囲に播種した状態。

第3章 二次性副甲状腺機能亢進症の治療

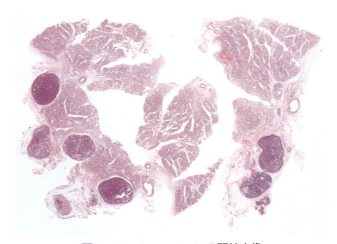

図3 Parathyromatosis の弱拡大像
en-bloc に切除した甲状腺表面に副甲状腺組織が認められる。

表 当科での parathyromatosis の頻度と原因

当院手術	初回手術	患者数	parathyromatosis	頻度
初回手術から当院	副甲状腺亜全摘出術	20	1	5%
	副甲状腺全摘出後 前腕筋肉内自家移植術	1,713	2	0.12%
再手術のみ当院	他院初回手術にて 詳細不明のもの含む	65	5	7.7%
合計		1,798	8	0.44%

(文献1) より引用)

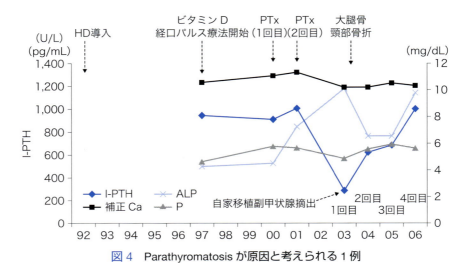

図4 Parathyromatosis が原因と考えられる1例
複数回の PTx では改善せず, シナカルセトの投与で管理可能であった。

120

5. 手術後のさまざまな二次性副甲状腺機能亢進症/6）Parathyromatosis

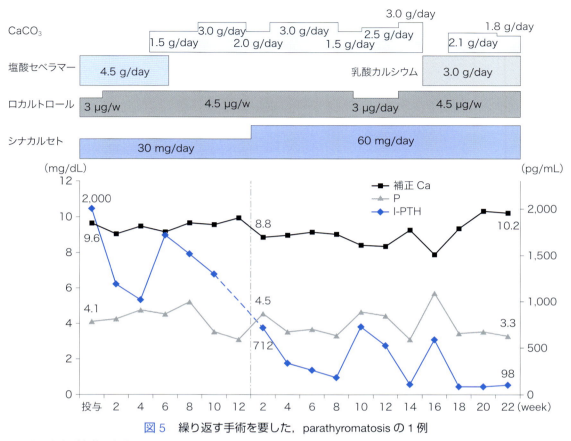

図5 繰り返す手術を要した，parathyromatosis の1例

シナカルセトが有効である。

文 献

1) Matsuoka S, Tominaga Y, Sato T, et al：Recurrent renal hyperparathyroidism caused by parathyromatosis. World J Surg 31：299-305, 2007

2) Eriguchi R, Umakoshi J, Tominaga Y, et al：Successful treatment of inoperable recurrent secondary hyperparathyroidism with cinacalcet HCL. Nephrol Dial Transplant Plus 4：218-220, 2008

第3章　二次性副甲状腺機能亢進症の治療

5. 手術後のさまざまな二次性副甲状腺機能亢進症

7）副甲状腺癌

冨永芳博

SHPTにおいて，副甲状腺癌は診断も治療も困難である。

SHPTに発生する副甲状腺癌はきわめて頻度が低い[1,2]。病理学的診断は困難で，表1にその基準を示す。当科では5例の遠隔転移（肺4例，骨・リンパ節1例）を経験した（表2〜5）。4例は他院初回手術で，1例は当院初回手術であった。他院初回手術の4例中3例は被膜浸潤，血管浸潤もなく悪性度も高くなく，HRPT2の染色も陽性で，parathyromatosisとの鑑別が困難であったが，明らかに肺転移があり，手術でこれを切除し，組織学的に副甲状腺と診断されたため副甲状腺癌と診断した。その後2例は10年以上生存した。残り2例は，臨床的にも副甲状腺癌による高Ca血症で死亡した。興味深いことは，当科で経験した5例とも副甲状腺癌の発生に関与するといわれている癌抑制遺伝子であるHRPT2由来のparafibrominが陽性である点である。PHPTでの副甲状腺癌の

表1　副甲状腺癌の診断基準

1. 周囲組織（甲状腺，筋肉，神経，食道）への浸潤
2. 頸部リンパ節転移あるいは遠隔臓器（肺，肝臓，骨）への転移
3. SchantzとCastlemanの組織学的診断基準；厚いfibrous band，核分裂像，被膜浸潤あるいは脈管侵襲

（文献1）より引用）

表2　当科で経験した，遠隔転移を示した5例の臨床所見

	Case 1	Case 2	Case 3	Case 4	Case 5
Gender, age	F, 43	M, 39	F, 50	M, 47	M, 45
Primary disease	CGN?	CGN?	CGN?	nephrotic syndrome	CGN
Duration of HD at initial PTx (month)	89	96	178	211	288
Familial HPT	non	non	non	non	non
Radiation therapy	non	non	non	non	non
Initial operation	Other hospital	Other hospital	Other hospital	Other hospital	Our hospital

表3　術式選択と転帰

	Case 1	Case 2	Case 3	Case 4	Case 5
At other hospital	①PTx (3 glands) ②Re-neck ③mediastinal	①PTx (3 glands) ②Removal of autograft	①PTx (1 or 2 glands)	①PTx (3 glands)	
At our hospital	①PTx LN dissection ②Lung resection	①removal of residual glands ②Lung resection	①Lung resection	①PTx LN dissection ②Lung resection	①Total PTx ＋A ②Chest wall resection ③LN dissection
Survival	Alive	Dead calciphylaxis	Alive	Dead Hyper Ca	Dead Hyper Ca

表4 当科で経験した，遠隔転移を示した5例の病理組織所見

Case	1	2	3	4	5
Trabecullar arrangement	−	+	−	++	+
Thick fibrous band	+	+	−	+++	++
Mitosis	−	−	−	++	++
LI of Ki67	7	27	2	90	527
Capsular/vessels invasion	−	−	−	+	−
Diagnosis	Hyper plasia?	Hyper plasia?	Hyper plasia?	Ca	Ca

Ca：carcinoma，LI：labelling index

表5　Parafibromin 染色

	Distant metastatic tumor	Primary glands
Case 1	Lung metastatic tumor(+)	
Case 2	Lung metastatic tumor(−)	Right lower gland(+) Left upper gland (+) Left lower gland (±)
Case 3	Lung metastatic tumor(+)	
Case 4	Lung metastatic tumor(+) Nodular metastasis (+)	Left lower gland (+)
Case 5	Chest wall metastatic tumor (+) Nodular metastasis (+)	Right upper gland(+) Right lower gland(+) Left upper gland (+) Left lower gland (+)

いずれの腺も染色された。

産生蛋白（parafibromin）とは異なる機序で癌が発症したと推測される[3]。

　周囲組織（食道など）に癒着している際には副甲状腺癌を念頭に，周囲組織とen-blocに切除する必要がある。しかしながらSHPTでは，梗塞などで癒着，線維化が認められることも稀ではないので，鑑別は困難なことも稀ではない。

　典型的な副甲状腺癌の1例（Case 5）を提示する。

　症例は45歳，男性。慢性糸球体腎炎にて末期腎不全となり，288カ月の血液透析の後，高度なSHPTにてPTxを施行した。家族歴，radiationのhistoryはない。初回手術は当科で型のごとく施行した。手術翌日 i-PTH 18 pg/mLまで低下するも，PTHは速やかに上昇した（図1）。MIBIで左胸壁にuptakeを認め，副甲状腺癌を疑い胸壁切除術を施行した。PTHは84 pg/mLまで低下するも，速やかに再上昇した。所属リンパ節の腫大を認め，外側域リンパ節dissectionを施行するもPTH，Caの値は低下せず，永眠された。病理組織診断（図3）はparathyroid carcinomaで，parafibrominはいずれの組織も染色された（図4）。

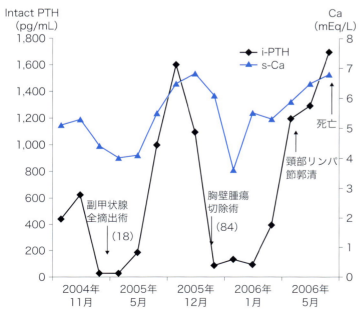

図1　症例5の経過表

いったん低下したPTH値は速やかに再上昇した。リンパ節郭清術後，速やかに再上昇した。

第3章 二次性副甲状腺機能亢進症の治療

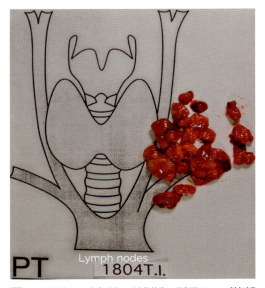

図2 症例5：旁気管，外側域，所属リンパ節郭清術

所属リンパ節に多発性に転移。

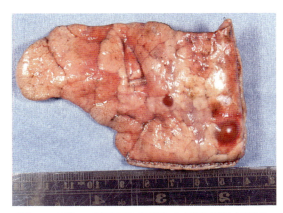

図3 症例2：肺表面に転移した副甲状腺小結節

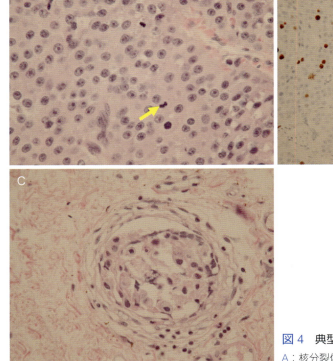

図4 典型的な副甲状腺癌の病理組織所見
A：核分裂像，B：多数の Ki67 陽性細胞，C：血管浸潤像

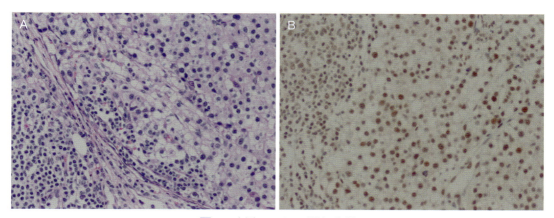

図5 症例5：リンパ節転移巣
A：HE染色，B：parafibromin染色；陽性

文　献

1) 亀山香織：病理学から．平田結喜緒（監修）：副甲状腺・骨代謝疾患診療マニュアル，pp34-35，診断と治療社，東京，2015
2) Janice L. Pasieka, Rafael O, et al: Parathyroid Carcinoma. Surgery of the Thyroid and Parathyroid Glands, Second Ed（Gregory W. Randolph），Elsevier, pp665-672, 2012
3) Tominaga Y, Tsuzuki T, Matsuoka S, et al：Expression of parafibromin in distant metastatic parathyroid tumors in patients with advanced secondary hyperparathyroidism due to chronic kidney disease. World J Surg **32**：815-821, 2008

第3章 二次性副甲状腺機能亢進症の治療

5. 手術後のさまざまな二次性副甲状腺亢進症

8）Spontaneous remission（副甲状腺の梗塞，出血）

冨永芳博

　Spontaneous remission of HPT は，何らかの治療を施行しないにもかかわらず，HPT が改善する病態を指す。最も頻度の高い病因は1腺腫大の腺腫による PHPT で，腫大した腺腫に梗塞（出血性梗塞）が発生したことによる[1]。Multigland disease である CKD による SHPT でも，asymmetric enlargement で腫大の程度に差があり，著しく大きな腺に梗塞が起きれば remission が生じる。

　多くは低 Ca 血症による症状と血清 Ca 値，PTH 値の低下で remission が起こったことに気づく。発症直後は Ca 補充療法を要することが多い。どの程度正常な副甲状腺が残存しているかによって臨床症状は変化する。梗塞が発症した直後に頸部の痛み，熱感，圧痛を感じることもある。US で観察すると，発生直後は病因となる腺は膨化して大きくなる。腺の内部は均一ではなく，血流に乏しい。観察を持続すると腺は次第に縮小する。

　症例は CKD で維持透析中の患者で，反回神経麻痺を合併した症例である。経過を表に示す。梗塞の原因は明瞭ではないが，短期間に副甲状腺が著しく腫大したこと，feeding artery に硬化性病変が生じた可能性もある。シナカルセト使用症例で，以前に比して高頻度に出血性梗塞が観察されることには留意が必要である。梗塞が生じた腺では周囲との癒着を生じ，RLN 損傷の危険が増すので注意が必要である（図1～3）。

表　症例：50歳代・男性

【現病歴】	血液透析歴19年の患者。2009年4月から嗄声が出現し，当院耳鼻科を受診し左の反回神経麻痺を指摘された。CT にて甲状腺左葉後面の食道に接する腫瘤を認めた。当院内分泌内科にて頸部エコーを施行したところ，甲状腺左葉に24 mm 大の腫瘤を認めた。甲状腺癌の反回神経への浸潤を最も疑い，2009年6月，手術目的で当科へ入院となった。
【既往歴】	CKD（原疾患不明），二次性副甲状腺機能亢進症（内科的治療にて intact PTH 300 pg/mL 程度に管理されていた）。高血圧症。
【手術】	副甲状腺左上腺を甲状腺左葉と en-bloc に切除した。

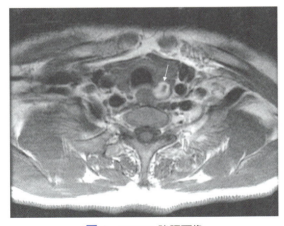

図1　MRI T1 強調画像
左下副甲状腺の腫大，囊胞性変化が疑われる。

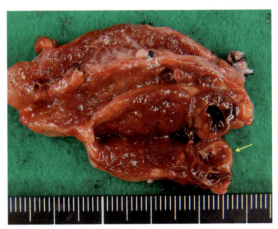

図2　左下副甲状腺の割面像
出血性梗塞（矢印）を示す。

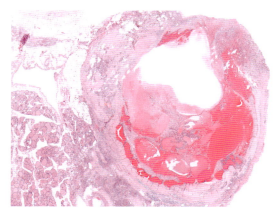

図3 同部,梗塞の壊死像
幸い手術にて反回神経は剥離,温存可能であった。

　副甲状腺出血,extra capsular parathyroid hemorrhage はきわめて稀な病態であるが,気道の圧迫により窒息の原因となるため,留意が必要である。PHPT あるいは SHPT で PTx までの待機中に,突然,頸部の腫脹,頸部痛,嚥下障害,呼吸困難を訴える。気道確保後,US,CT などで血腫を確認後,速やかに PTx を施行すべきである[2]。

　最近,血腫の報告が増加した感があるが,シナカルセトの投与が関与しているかもしれない。いずれにせよ HPT の症例では,parathyroid hemorrhage の危険が存在することを念頭に置くべきである。

文　献

1) Kovacs KA, Gay JD：Remission of primary hyperparathyroidism due to spontaneous infarction of a parathyroid adenoma. Case report and review of the literature. Medicine（Baltimore）77：398-402, 1998
2) Kozlow W, Demeure MJ, Welniak LM, et al：Acute extracapsular parathyroid hemorrhage：case report and review of the literature. Endocr Pract 7：32-36, 2001

第3章　二次性副甲状腺機能亢進症の治療

6. 外科治療のトピックス

1）術中 intact PTH モニタリング

平光高久

はじめに

　Intact PTH 測定キットの普及により，迅速かつ簡便に intact PTH 測定を行うことができる。キットによる違いはあるものの，反応時間は15〜30分とされており，手術中に intact PTH 値を知ることが可能である。それを利用したのが，術中 intact PTH モニタリングである。副甲状腺手術において，病的副甲状腺摘出の確認のために使用している。副甲状腺手術前と副甲状腺摘出後の intact PTH 値を比較することにより病的副甲状腺が摘出されたこと，すべての副甲状腺が摘出されたことを確認する。PHPT，SHPT に関する現在の診断基準について述べる。

I．PHPT

　PHPT に対する PTx（特に腫大腺のみを摘出する focused exploration）では，術中 intact PTH モニタリングが従来から行われている。そのため，さまざまな診断基準が提唱されてきた。しかし，2006年 Barczynski らにより Halle，Miami，Rome，Vienna criteria が比較検討され，Miami criterion が診断精度において優れているとされた。Miami criterion では，病的副甲状腺摘出10分後の intact PTH 値と術前の intact PTH 値の50%以上低下を確認したところ，accuracy，sensitivity，specificity，positive predictive value，and negative predictive values が97.3%，97.6%，93.3%，99.6%，70%であった[1]。そのため，本診断基準が PHPT に対する副甲状腺摘出術では頻用されている。

II．SHPT

　SHPT に対する副甲状腺全摘出術では，副甲状腺の全摘出を手術中に確認するための術中 intact PTH モニタリングに関する診断基準が確立されないままであった。

　SHPT に対する副甲状腺全摘出術では，遺残腺が存在すると腎不全下で刺激を受け続け，SHPT が持続，再発するため，将来的に遺残腺の摘出が必要となる。そのため，初回手術で遺残腺なく副甲状腺を全腺摘出することが必須となる。その一方で，SHPT に対する副甲状腺全摘出術を行った患者の13%で，5腺以上の副甲状腺が確認されている。それらの過剰腺は胸腺内，縦隔内，甲状腺内，上頸部に存在していることもあり，遺残腺なく副甲状腺全摘出術を施行することが困難となる場合がある。そこで，術中に遺残腺なく副甲状腺を摘出できたことが確認可能であれば，不必要な検索，再発を避けることができるという concept に基づいて，当科で術中 intact PTH モニタリングに関する診断基準を確立することとなった[2]。

III．当科における術中 intact PTH （IO-iPTH）モニタリング

　当科で確立した IO-iPTH モニタリングの診断基準は，全身麻酔後の intact PTH（pre-IO-iPTH）から，副甲状腺全摘出および胸腺切除から10分後の intact PTH（post-IO-iPTH）が70%以上低下することとしている。さらに，手術翌日の intact PTH（POD1）が60 pg/mL 未満で，最終的に全腺摘出完了としている。

　実際に，iPTH（POD1）＜60 pg/mL まで低下を認めた症例で再発により手術を要したのは0.5%であり，iPTH（POD1）＜60 pg/mL まで低下を認めなかった症例で再発により手術を要したのは13.0%であったため，有意差を認めている。したがって，iPTH（POD1）＜60 pg/mL は再発による手術の必要性に関する良好な予測因子であった。また，intact PTH が70%以上低下，iPTH（POD1）

＜60 pg/mL を診断基準とした場合の感度，特異度，陽性的中率，陰性的中率，精度はそれぞれ97.5％，52.2％，94.7％，70.6％，92.9％であり，良好な結果が得られた．しかし，本診断基準には3つの pit fall がある．①感度，陽性的中率は優れているが，特異度，陰性的中率が低い．②post-IO-iPTH が pre-IO-iPTH から70％以下の低下であっても，追加検索により遺残腺が発見できない場合は，遺残腺を検索する手段がない．③IO-iPTH の結果を得るのに少なくとも30分を要する．

おわりに

副甲状腺摘出術における術中 intact PTH モニタリングは，コスト，時間を要するという問題点はあるが，手術の確実性を高めるために有用な手段と考えられるため，広く普及することが望まれる．

文　献

1) Barczynski M, Konturek A, Hubalewska-Dydejczyk A, et al：Evaluation of Halle, Miami, Rome, and Vienna intraoperative iPTH assay criteria in guiding minimally invasive parathyroidectomy. Langenbecks Arch Surg 394：843-849, 2009
2) Hiramitsu T, Tominaga Y, Okada M, et al：A retrospective study of the impact of intraoperative intact parathyroid hormone monitoring during total parathyroidectomy for secondary hyperparathyroidism STARD Study. Medicine 94：e1213, 2015
3) Uno N, Tominaga Y, Matsuoka S, et al：Incidence of parathyroid glands located in thymus in patients with renal hyperparathyroidism. World J Surg 32：2516-2519, 2008
4) Akerström G, Malmaeus J, Bergström R：Surgical anatomy of human parathyroid glands. Surgery 95：14-21, 1985
5) Wang C：The anatomic basis of parathyroid surgery. Ann Surg 183：271-275, 1976

第3章 二次性副甲状腺機能亢進症の治療

6. 外科治療のトピックス

2）術中神経モニタリング

平光高久

はじめに

甲状腺，副甲状腺手術の合併症の1つに反回神経麻痺（損傷）が挙げられる。甲状腺外科医，副甲状腺外科医にとって，反回神経周囲の処理は一番神経をすり減らす部分である。実際に，手術中に解剖学的に反回神経を問題なく温存できたと満足していても，術後の耳鼻科医による喉頭ファイバースコピーによる所見で声帯麻痺，不全麻痺などのレポートを受けとることがある。こういった事象を少しでも軽減し，術中に予測することにより全身麻酔後の抜管を安全に行うために，迷走神経，反回神経に対する術中神経モニタリングが使用されている。術中神経モニタリングは米国では40～45％の外科医に使用されており，しかもhigh volume centerでの使用が多いとの報告もある[1]。また近年，上喉頭神経外枝の温存が音声機能温存に重要であることが指摘されており，上喉頭神経外枝の同定に使用されることも多くなっている[2]。

I. 術中神経モニタリングとは

1. 仕組み

迷走神経，反回神経に電気刺激を加えることにより，神経を経由して声帯に刺激が到達する。声帯に到達した電気刺激は声帯の筋肉の収縮を促し，この筋電図を声帯にfitさせて留置してあるNIM TriVantage® EMG tube（Medtronic, Minneapolis, MN, USA）を介して，NIM-Response 3.0 systemで波形として描出される。基本的に，電気刺激の経路である神経に解剖学的，機能的な障害が認められない場合には，NIM-Response 3.0 systemで適切な波形を得ることが可能であるが，神経経路のどこかで障害があれば，障害部位より中枢側からの電気刺激に対しては波形を得ることができず，障害部位より末梢からの電気刺激では適切な波形が得られることとなる。

2. 準備

全身麻酔下にてNIM TriVantage® EMG tubeを挿管する。挿管チューブの滑りをよくするリドカイン，潤滑油などは筋電図を拾いにくくするため，避けるべきである。挿管時に筋弛緩薬の使用は，必要最小限にとどめる必要がある。手術中，筋弛緩薬を追加投与すると声帯の筋電図がNIM TriVantage® EMG tubeで拾えなくなってしまい，神経が温存されているにもかかわらず，NIM-Response 3.0 systemで波形を確認できなくなってしまうからである。

また，NIM TriVantage® EMG tubeが適切な位置に留置されることも大切である。ほとんどの甲状腺，副甲状腺手術は頸部伸展位で行うため，頸部伸展位をとってから喉頭ファイバーにてNIM TriVantage® EMG tubeが適切な位置にあることを確認する必要がある。その後，電極を装着して，NIM-Response 3.0 systemで再度電極，NIM TriVantage® EMG tubeのセットアップを確認する。いずれにせよ，これらの一連の操作には麻酔科医との連携が大切である。

3. 術中神経モニタリング

適切な筋電図を得るためには周囲からのnoiseを減らす必要があり，電気メスの本体をNIM-Response 3.0 systemから10 feet離して置くことが推奨されている。また，心臓のペースメーカー，Harmonic, LigaSureとの併用に関しては問題ないとされている[1]。

手術開始後，すぐに迷走神経，反回神経を刺激するのではなく，まず筋弛緩薬の効果が切れていることを確認する必要がある。まずは筋肉を直接刺激して，筋収縮を認めることを確認する必要がある。次に迷走神経の刺激を行い，これにより神経モニタリングが機能することを確認するととも

図

に、反回神経が neural mapping により安全に検索することができることを確認する。反回神経の検索、周囲剥離を行った後で最後に迷走神経を刺激して NIM-Response 3.0 system で適切な波形が得られることを確認できれば、迷走神経、反回神経が損傷されることなく手術が終了できたこととなる。手術中に迷走神経、反回神経の温存を確認しながら手術を行うため、神経刺激を頻回に行なうことになるが、この神経刺激による神経障害のリスクは低いことが示されている。

4. 適切な波形が得られなくなった場合

神経モニタリングを使用していた途中で、筋電図波形が出なくなったときには焦らず、まず flow chart に従い原因を解明することが大切である（図）[1]。そこで反回神経麻痺が疑われた場合は、反回神経の末梢側から順に中枢側に電気刺激して、麻痺の原因となっている場所を特定する。それにより麻痺の原因が、牽引、圧迫、把持などによるのかを解明する手助けとなる。また、明らかな反回神経損傷を認める場合には、反対側の手術の作戦を練るのにも役立つ。

II. 術中神経モニタリングに関する文献

甲状腺手術における術中神経モニタリングについての報告は数多く認められるが、副甲状腺手術に関する報告は数少ない。特に二次性副甲状腺機能亢進症手術への使用に関する報告はほぼ認められないため、当院での経験を後述する。

甲状腺手術での術中神経モニタリングの有用性に関しての報告によると、術中神経モニタリングを使用した症例における反回神経麻痺の発生率は4.7%、使用しない症例では5.7%とされており、術中神経モニタリングの使用の有無による反回神経麻痺の発生率においては有意差を認めていない[1]。しかし、再手術例などでは、術中神経モニタリングを使用した症例における反回神経麻痺の発生率は7.8%、使用しない症例では19%であったとの報告もあり、ハイリスク症例での術中神経モニタリングが有用とされている[3]。

III. 原発性副甲状腺機能亢進症手術での術中神経モニタリング

ほとんどの報告が甲状腺手術とともに評価されているため、原発性副甲状腺機能亢進症手術単独での使用報告は認めない。しかし、近年行われている focused exploration では実際視野が悪く、反回神経麻痺の可能性もあるため、術中神経モニタリングの使用が有用である可能性がある。今後の報告が望まれる。

Ⅳ. 二次性副甲状腺機能亢進症手術での術中神経モニタリング

　先述したように，二次性副甲状腺機能亢進症手術での術中神経モニタリング（IONM）の報告は，これまでのところ認められないため，当院での使用経験について述べる。二次性副甲状腺機能亢進症手術中のIONMの反応の有無と，術後の耳鼻科医師による声帯麻痺の有無によるIONMの診断率は，sensitivity 97.8％，specificity 43.5％，accuracy 94.7％と良好な結果が得られた。また，副甲状腺と反回神経の癒着を認めた症例におけるIONMの有効性について検討を行った。反回神経と副甲状腺の癒着の有無による術後声帯麻痺の発生頻度は，癒着を認める症例で17.6％，癒着を認めない症例で5.3％であり，反回神経との癒着を認める神経で多い傾向にあったが，有意差を認めなかった。さらに，反回神経との癒着を認める神経で1例，術中に反回神経損傷を認めた。有意差は認められないものの，IONMを使用しても術後声帯麻痺の頻度は高い傾向にあり，反回神経と副甲状腺が癒着を認める症例では特に注意を要すると考えられた。

おわりに

　術中神経モニタリングは反回神経の同定，機能温存評価には役に立つが，全く術中神経モニタリングを信用してしまうと，反回神経損傷を起こすことがあるため，確実な視認と術中神経モニタリングの併用が強く望まれる。

文　献

1) Randolph GW：Surgical anatomy of the recurrent laryngeal nerve. Surgery of the Thyroid and Parathyroid Glands（Randolph GW ed），pp300-342, Elsevier Science, Philadelphia, 2002
2) Masuoka H, Miyauchi A, Higashiyama T, et al：Prospective randomized study on injury of the external branch of the superior laryngeal nerve during thyroidectomy comparing intraoperative nerve monitoring and a conventional technique. Head Neck 37：1456-1460, 2015
3) Chan WF, Lang BH, Lo CY：The role of intraoperative neuromonitoring of recurrent laryngeal nerve during thyroidectomy：A comparative study on 1000 nerves at risk. Surgery 140：866-872, 2006

第3章 二次性副甲状腺機能亢進症の治療

6. 外科治療のトピックス

3）Surgical devices

山本貴之

はじめに

近年の医療においても，内視鏡手術やロボットシステムを用いた手術手技の保険適用の広がりも後押しとなり，その技術革新はめざましい進歩を遂げている。隣国の韓国では，内視鏡下甲状腺手術，副甲状腺手術もさることながら，甲状腺領域においてロボットシステムを用いた手術が普及している。わが国においても，内視鏡下の甲状腺手術は一部の施設で高度先進医療として行われている。その際使用されるsurgical deviceとして，超音波凝固切開装置と血管シーリングシステムが普及しているが，これらの用途は必ずしも内視鏡下手術に限られたものでなく，直視下手術においても手術操作の簡便化や手術時間の短縮などを目的とした使用が試みられている。本稿では頸部領域，特に副甲状腺手術に使用されうるこれらsurgical deviceの原理と特徴などについて述べる。

I．超音波凝固切開装置

1. 原理および特徴，使用のコツ

超音波振動の力で切開や凝固をするsurgical deviceであり，ハーモニックスカルペル®（ジョンソン・エンドジョンソン社），オートソニックス®（コヴィディエン社），ソノサージ®・ソノサージX®（オリンパス社）などがある。

47あるいは55.5 kHzの交流電流を，1秒間に47,000あるいは55,500回の超音波振動に変換し，この超音波エネルギーを利用したもので，組織の凝固と切開を同時にかつ低温で行うことができ，周辺組織への熱損傷が少ないことを特徴としている。超音波凝固切開装置は本体（ジェネレーター），ハンドピース，ブレードからなり，手術部位や術者の好みによりこのハンドピースとブレードの異なるsurgical deviceが使用されることになる。本体で発生した電気エネルギーは，先述したごとくハンドピース内で超音波振動に変換され，ブレードに伝達される。ブレードは長軸方向50〜100 μmの距離で振動し，組織に接触すると蛋白変性による凝固と，切開が発生する。ナイフを小刻みに動かしてステーキを切るイメージによくたとえられる。頸部領域で使用されるハサミ型超音波凝固切開装置の切開は，ブレードの振動で生じる摩擦熱，ブレードの振動による機械的な組織の擦り切れ，キャビテーションの3つの要素により生じる[1]。キャビテーションはブレードの振動に伴い，先端から長軸方向に生じる衝撃波である。凝固作用はなく粉砕作用のみをもつため，術中出血の原因となりうるので注意が必要である。また，ブレードの熱による組織損傷も注意が必要である。凝固切開時のブレードの温度は180℃に達し，蛋白変性をきたさない62℃以下に下がるまで，スイッチを切ってから30秒以上かかるといわれている。副甲状腺手術では反回神経，上喉頭神経外枝の温存に特に注意を払う必要があり，神経周囲でこれら超音波凝固装置を使用する際はその熱損傷を回避するため，神経を濡れガーゼで被覆した後，スイッチを入れるなどの配慮が重要である。こうした保護なしで，超音波凝固装置と神経をどれくらい離せば熱損傷を回避できるかについての検討は，2002年にOwakiらが報告しており，20秒未満の出力であればアクティブブレードから3 mmの安全幅が必要であると述べている[2]。Progorelicらは，超音波凝固切開装置の動作時間を分割すると有意に熱損傷が減少するため，5秒以内の連続動作と休止を推奨している[3]。いずれにしても十分な剝離を行い，神経を可視化した後，神経を保護した状態で神経周囲組織を超音波凝固装置で切開するか，距離が確保できない際は結紮・切離に切り替えるなど配慮が必要である。

133

2. 副甲状腺手術で使用されうる超音波凝固切開装置

先述したように，手術部位や術者の好みにより，このハンドピースとブレードの異なる surgical device が使用されるが，副甲状腺手術においては対象とする組織，血管が脆弱で細く，また表在部位で使用するためシャフトが短く，ブレードはよりファインなものが望まれる。ハーモニックスカルペル®にはこのニーズを満たすハーモニックフォーカス®（図1）があり，従来の開創手術用鉗子に近いデザインで，1本で把持，剝離，凝固，切開が行え，5 mm径までの血管の凝固とリンパ管のシールが可能とされている。

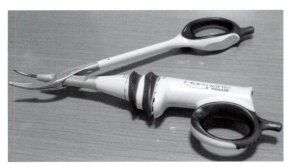

図1 ハーモニックフォーカス®（ジョンソン・エンドジョンソン社）

Ⅱ．血管シーリングシステム

1. 原理および特徴，使用のコツ

電気メスのバイポーラを血管シール用に工夫・改善したもので，出力装置に組み込まれたコンピュータフィードバック制御により，専用のハンドピースで把持された組織の種類や電気的抵抗値を判定し，シーリングに必要な最適出力の自動調整と自動停止を行うことができる。低電圧・高電流・パルス波形の電気エネルギー出力により，血管壁内のコラーゲンや結合組織を均一に融合・再生し一体化すると同時に，隣接組織に与える熱損傷も1～2 mm程度にできるとされている surgical device である。リガシュア®（コヴィディエン社），エンシール®（ジョンソン・エンドジョンソン社）などがある。

リガシュア®は，バイポーラの適正な電気エネルギーと圧力の組み合わせによって血管壁内のコラーゲンおよびエラスチンを融合・再生し，血管内腔を完全に一体化することによって血流を遮断する。従来のバイポーラでは血管内腔は一体化されず開いており，熱による蛋白変性で血液の凝固や血栓が生じ止血するのに対し，リガシュア®は血管壁を完全に閉鎖するのでシール強度が高いことが特徴である。通常の電気メスの4倍以上の4 Aの高電流を流すことによって，血管壁内のコラーゲンや結合組織を均一かつ短時間に融合して再生し，一体化することが可能である。また，通常の電気メスの1/5～1/20程度の200 V以下の低電圧であるため焦げつきが少なく，組織に与える熱損傷が少ない。さらに，従来のバイポーラで使用されているような連続的な出力でなく，パルス波形で出力することによって血管シーリング効率を向上させ，温度上昇を抑えている。そのため，周辺組織への熱の広がりも1～2 mm程度と少ない[4]。一方，エンシール®はポリマー材による温度コントロールをするシステムがあり，組織を把持するアゴの温度を約100℃以下でコントロールすることが可能である。鉗子内部の電流量を独自の＋極，－極の配置により，バイポーラ電気メス特有の電流による熱拡散をコントロールする。組織の把持にはⅠブレードシステムが使用されており，Ⅰブレードが進むと同時に上下のアゴを平行に閉鎖し，アゴの根本から先端まで組織により均一で高いコンプレッションを加えシーリングを行う。エンシール®を使用する際は，組織を緊張した状態にして挟み，組織の厚みを薄くして組織圧迫を十分に加えたうえでⅠブレードを用いるほうがよいとされている[5]。いずれのシーリングシステムも，超音波凝固切開装置と違いキャビテーションやミストが発生しないことは利点であり，7 mmまでの血管の凝固とリンパ管のシールが可能とされている。神経の熱損傷回避のため，超音波凝固切開装置と同様，注意が必要であるが，超音波凝固切開装置と違い2 mmの安全幅で切離が可能である。

2. 副甲状腺手術で使用されうる血管シーリングシステム

リガシュア®では，リガシュアハンドピース®（LigaSure Small Jaw®）（図2）が甲状腺・副甲状腺手術において普及しているが，一般的なエネルギーデバイスと比較し，把持した組織は約2秒の短時間でシーリングが完了できるようになっている。またアゴの熱履歴が低く，周囲組織への熱拡散による侵襲を軽減するように設計されている。アゴ先端の形状が従来品から改良され，剥離操作も行いやすくなり，デバイス持ち替えのストレスを軽減している。Small Jaw®使用上のポイントとして，宮らは，①先端部分やヒンジ部分にはシールされない場合があるので，脈管や組織はアゴの中心に置き，少し余裕をもって組織を挟む，②シーリングおよび切離の際は薄い組織が裂けてしまう可能性があるので，把持部以外から組織にテンションがかからないようにする，③壁の薄い血管やリンパ管は，なるべく周囲の組織を含めてシールする，④刃先に血液や蛋白質などの変性物が付着すると上手にシーリングできない可能性があり，また刃先が組織に張りつき二次損傷のリスクもあるため，こまめに刃先の汚れを除去する，⑤過剰な電流が流れる可能性があるので，Small Jaw®のアクティブ電極と鉗子，クリップなどの金属製のものを接触させない，⑥ブレードのステンレススチールの部分にニッケル・クロムを含むため，それらのアレルギーのある場合は使用しないようにする，などと報告している[4]。当科でも，熱拡散の軽減による神経損傷リスクの低下，持ち替えストレスの軽減，切離時間の短縮，確実なシーリングの観点からSHPT，THPTに対する副甲状腺全摘＋両胸腺舌部摘出に対してSmall Jaw®を使用することがあり，手術時間の短縮と出血量の軽減，少数外科医での手術を可能にしている。

Ⅲ．今後の展開

今回は副甲状腺手術に使用されうるsurgical

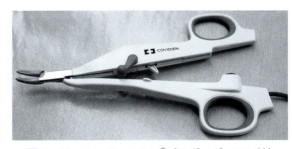

図2　LigaSure Small Jaw®（コヴィディエン社）

deviceにターゲットを絞ったため，主にハーモニックフォーカス®とリガシュアハンドピース®（LigaSure Small Jaw®）を中心に述べたが，超音波凝固切開装置と血管シーリングシステムが合わさったオリンパス社のサンダービート®や，低い電圧でスパークを発生させずにジュール熱のみで組織の脱水・乾燥を行い，甲状腺や副甲状腺などの実質臓器からの止血に効果的なErbe社のソフト凝固など，有用なsurgical deviceが次々と登場してきており，安全性かつ術者のストレス軽減に有用である。しかし，デバイス自体は高額であり，使用に際しては医療経済的観点および環境的観点を含めて検討していくことが今後の課題である。

文　献

1) 熊谷厚志，片山　宏，他：切開・縫合用機器とその使い方．外科治療 102：9-16, 2010
2) Owaki T, Nakano S, Arimura K, et al：The ultrasonic coagulating and cutting system injuries nerve function. Endoscopy 34：575-579, 2002
3) Progorelić Z, Perko Z, Druzijanić N, et al：How to prevent lateral thermal damage to tissue using the harmonic scalpel：experimental study on pig small intestine and abdominal wall. Eur Surg Res 43：235-240, 2009
4) 宮　章博，宮内　昭：甲状腺外科手術におけるLigaSure Small Jawの有用性．日本内分泌外会誌 30：193-196, 2013
5) 平池　修，大須賀穣，他：近年の手術関連機器の進歩．産婦の実際 63：1-7, 2014

第3章 二次性副甲状腺機能亢進症の治療

7. 外科治療の将来

冨永芳博

わが国のCKD治療は，大きな改革を強いられている。透析導入患者の大半が糖尿病性腎症，腎硬化症を原疾患とする[1]。透析導入患者は高齢化し，長期生存は期待できない。糖尿病患者，高齢者はSHPTが進行しにくいことが判明している[2]。当院の経験では，血液透析導入からPTxまでの期間は約12年であり，PTxを必要とするような高度なSHPTを合併するまでには10年以上の維持血液透析が必要であることを物語っている。よって今後は，高度なSHPTを合併する透析患者は減少することが推測され，当然PTxを必要とする患者も減少していくことが考えられる。しかしながら，CKDの保存期は長期化するので，透析導入時にすでにSHPTが進行している症例が増加する可能性もある。

最近報告されたDOPPSの論文によると（図1），ヨーロッパ，オセアニア，北アメリカ，わが国では，継時的にVDRA，シナカルセトの使用頻度は増加するとともにPTxの件数は減少している[3]。PTxの減少の程度は，わが国で諸外国に比して顕著である[4]。しかし，わが国でもPTx症例の増加の兆しがある。シナカルセト抵抗性のSHPTが増加する可能性があるからである。また，医療経済の立場から考えると，cost effectivenessに優れたPTxが選択されるときが来るかもしれない。

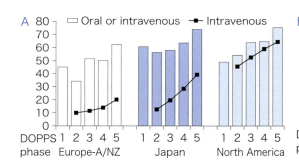
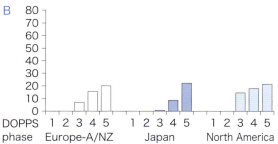
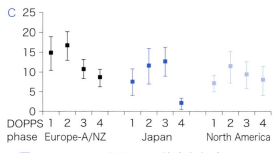

図1 DOPPSによるSHPT治療内容（VDRA，シナカルセトの使用状況，PTxの頻度）

A：VDRA処方率（% of patients）　B：シナカルセト投与率（% patients）　C：PTx施行率（per 1,000 patient years）．Eur-A/NZ includes Australia, Belgium, France, Germany, Italy, New Zealand, Spain, Sweden, and the United Kingdom；North America includes Canada and the United States；phase 1, 1996-2001；phase 2, 2002-2004；phase 3, 2005-2008；phase 4, 2009-2011；phase 5, 2012 to present.

＊Vitamin D type（oral or IV）was not in DOPPS phase 1.

SHPTの術式に関しては基本的に変更はなく，副甲状腺全摘出後前腕筋肉内自家移植術を基本術式としている．ただし，再発，機能低下症を防ぐためには，どの程度の副甲状腺組織を移植すべきか，またTHPTに対するPTxでは移植腎の生着率も改善しているので，副甲状腺機能低下症をいかに避けるかなど，検討すべき課題も存在する．

術前にシナカルセト使用後PTxを施行した症例の副甲状腺では，表に示したような病理組織学的な変化を示すことが高率である[5]．ただし，その変化はシナカルセトに特異的ではなく，シナカルセト非使用群でも認められる．副甲状腺の線維化（図2）は，術中副甲状腺の確認，切除を困難にし，出血性梗塞（図3）は周囲組織の癒着を引き起こし，反回神経の確認が困難で，麻痺の危険が増加した．概してシナカルセト使用群では手術が難しくなった．

これらの病理組織学的変化に対応して，いくつかの手技を導入している．

甲状腺の手術に際し，反回神経の確認，温存のため，普及しつつある神経刺激装置をSHPTに対するPTxに対してもルーチンにわれわれは使用している．特に，神経の癒着が認められる頻度の高いシナカルセト使用症例では有用である．

SHPT，THPTに対するPTxを担当する外科医は，どのような状況になろうと対応できるよう，副甲状腺の解剖，発生，病理，病態，内科的，外科的治療の進歩に精通している必要がある．1例1例を大事にして，経験を積み重ねていくことが重要である[6]．

ある程度の施設の集約化（センター化）もやむを得ないかもしれない．

表 シナカルセト使用後に高率に認められる副甲状腺の病理組織所見

・線維性変性
・ヘモジデリン沈着
・不均一な腫大
・濾胞性変性
・梗塞

文　献

1) 日本透析医学会：わが国の慢性透析療法の現況2014年12月31日現在．2015
2) Malberti F, Marcelli D, Conte F, et al：Parathyroidectomy in patients on renal replacement therapy：an epidemiologic study. J Am Soc Nephrol 12：1242-1248, 2001
3) Tentori F, Wang M, Bieber BA, et al：Recent changes

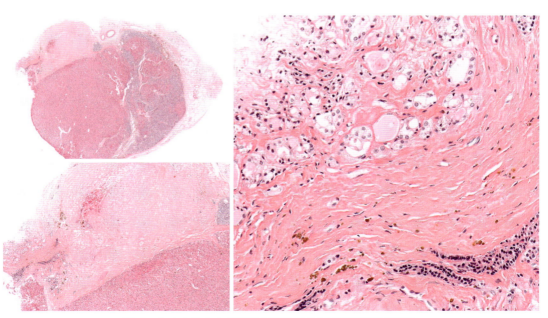

図2 シナカルセト使用後に認められた副甲状腺の線維化

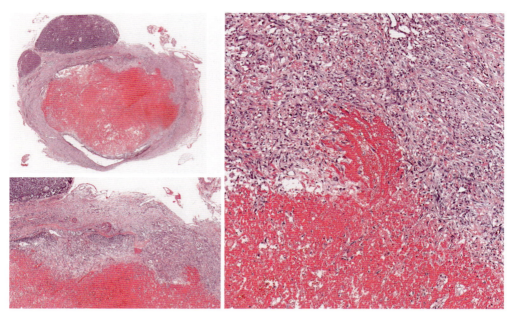

図3　シナカルセト使用後に認められた副甲状腺の出血性梗塞

in therapeutic approaches and association with outcomes among patients with secondary hyperparathyroidism on chronic hemodialysis : the DOPPS study. Clin J Am Soc Nephrol 10 : 98-109, 2015
4) Tominaga Y, Kakuta T, Yasunaga C, et al : Evaluation of parathyroidectomy for secondary and tertiary hyperparathyroidism by the Parathyroid Surgeons' Society of Japan. Ther Apher Dial 20 : 6-11, 2016
5) Sumida K, Nakamura M, Ubara Y, et al : Histopathological alterations of the parathyroid glands in haemodialysis patients with secondary hyperparathyroidism refractory to cinacalcet hydrochloride. J Clin Pathol 64 : 756-760, 2011
6) 山下弘幸：原発性副甲状腺機能亢進症の臨床—症例に学ぶ，2014

第4章

三次性副甲状腺機能亢進症(THPT)の治療

第4章 三次性副甲状腺機能亢進症（THPT）の治療

1．病態および発症のリスク因子

山本貴之

はじめに

腎移植後の一部の症例で高カルシウム（Ca）血症をきたすことは，腎移植が開始されるようになった直後より報告がみられ，副甲状腺が自立性を獲得し，高Ca血症などによるnegative feedbackに反応しなくなった状態として，三次性副甲状腺機能亢進症（tertiary hyperparathyroidism：THPT）と呼ばれた。しかし，実際の臨床においてこの病態は，透析期のCKD-MBDの持ち込み（carryover），先述した狭義のTHPT，ステロイドなどによる続発性骨粗鬆症，移植腎機能低下によるSHPTなどが混在した複雑な病態である。本稿では，THPTの病態とその発症に関わるリスク因子について概説する。

I．病　態

主な病態としては腎移植後に遷延する相対的なSHPTが挙げられ，高Ca血症＋低リン血症＋高PTH血症が特徴である。

腎移植が成功すると，血清PTHは移植後3カ月で徐々に低下していくが，約1/3の症例が移植後半年経過してもPTH＞100 pg/mLの高PTH血症が持続し，移植後5年経過しても約20％の症例がこの高PTH血症に該当すると報告されている[1]。この主な要因として，移植前の長期透析歴，移植前の重篤なSHPTの存在，副甲状腺の過形成の程度，移植腎機能などがある。一方，高Ca血症（＞10.5 mg/dL）を呈するのは移植後1年で約30％であるが，移植後5年では12.4％に低下する。

CKDの進展により，ビタミンDの活性化障害や尿細管でのCa再吸収低下に伴う低Ca血症や，リン排泄低下に伴う高リン血症により副甲状腺におけるPTH産生は亢進し，副甲状腺はびまん性過形成をきたす。CKDの進展に伴い，尿毒症による骨のPTH抵抗性から骨吸収障害をきたし，さらに低Ca血症が悪化する。透析が長期化すると，骨のPTH抵抗性はさらに悪化し，副甲状腺もVDRやCaSRの発現が減少した不可逆性の結節性過形成に至る。腎移植により尿毒症が改善すると，PTHの骨に対する抵抗性は改善し，骨代謝回転は亢進し，骨からCa，リンが放出されるようになるため，移植後半年～1年で骨塩量は大幅に減少する。一方，尿細管機能の改善によるビタミンDの活性化能の正常化や，Ca再吸収やリン排泄機能の改善によりPTHに対する負のフィードバックが作用し，PTHは移植後徐々に低下し，腫大した副甲状腺は縮小することが報告されている。当科で，移植前のSHPTに対しPTxを施行した副甲状腺の総重量と比較したところ，移植後のTHPTに対しPTxを施行した副甲状腺の総重量は統計学的に有意に縮小していた（図1）。びまん性過形成が主体の病変においては，移植後に腫大腺の縮小を認める。しかし，移植時にすでに結節性過形成に至った病変では移植後も高PTH血症が遷延し，高Ca血症＋低リン血症が顕著な，いわゆるTHPTの病態を呈することが報告されている[2]。そのため，KDIGOのガイドラインやJSDTによる慢性腎臓病に伴う骨・ミネラル代謝異常の診療ガイドライン[3]に示されているように，特に移植後1～2カ月はCaやリンの変動が大きく，週1回以上のモニタリングが必須である。最近，リン排泄ホルモンとして知られるfibroblast growth factor 23（FGF23）の役割もリン濃度調節に重要な働きをしていることがわかっており，CKD早期よりFGF23は高値となり，移植直後はこのFGF23が高濃度であることも，移植後の低リン血症に重要な役割を果たしている。

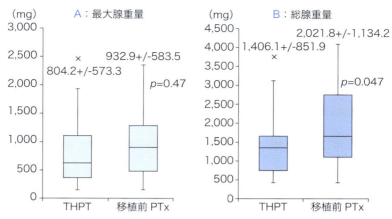

図1 移植前にPTx施行した群および移植後にPTx施行した群の副甲状腺重量の比較

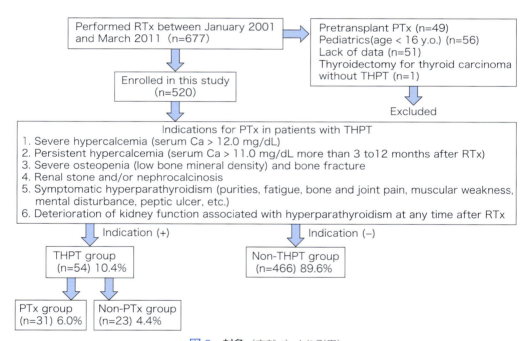

図2 対象（文献4）より引用）

II．THPT発症の移植前リスク因子

　THPT発症のリスク因子としては，腎移植時の血清Ca高値，ALP高値，PTH高値，移植前透析期間などが挙げられているが，これらはすべて現在透析医療で広く用いられているシナカルセトが導入される以前の検討である．そのため，必ずしも現状のリスク因子を反映しているとは限らない．当施設で2001年1月～2011年3月の約10年間で腎移植（RTx）を施行した677例のうち，移植前のPTx症例，16歳未満の小児症例，データ欠損例，甲状腺癌が原因で，それに付随してPTxを施行された症例を除外した520例を対象（図2）にTHPT発症のリスク因子をシナカルセト使用の有無も含め検討した後ろ向きコホート研究の報告[4])を示す．表1に示したごとく，単変量解析に

表1 Univariate Cox regression analysis for risk factors of THPT

Variables	Hazard ratio (95% CI)	p-value
Recipient age (y. o.)	1.016 (0.996〜1.037)	0.111
Gender (M/F)	0.970 (0.555〜1.695)	0.914
BMI	0.983 (0.911〜1.060)	0.655
Dialysis duration (months)	1.007 (1.005〜1.009)	<0.001**
Maximum parathyroid gland size before RTx (mm)	1.194 (1.139〜1.251)	<0.001**
Rate of using cinacalcet before RTx (2008.1〜)	6.573 (3.139〜13.77)	<0.001**
Pre-Ca (mg/dL)	3.122 (2.384〜4.089)	<0.001**
Pre-P (mg/dL)	1.161 (0.985〜1.369)	0.075
Pre-iPTH (pg/mL)	1.002 (1.001〜1.002)	<0.001**
Pre-ALP	1.001 (0.998〜1.003)	0.481
Post-Ca (mg/dL)	5.024 (3.658〜6.901)	<0.001**
Post-P (mg/dL)	0.247 (0.155〜0.394)	<0.001**
Post-iPTH (pg/mL)	1.005 (1.004〜1.006)	<0.001**
Post-ALP	1.004 (1.002〜1.005)	<0.001**
Post-S Cre (mg/dL)	0.952 (0.532〜1.705)	0.869

*$p<0.05$ **$p<0.01$ （文献4）より引用

表2 Multivariate Cox regression analysis for risk factors of THPT

Variables	Hazard ratio (95% CI)	p-value
Dialysis duration (months)	1.01 (1.00〜1.01)	0.009**
Maximum parathyroid gland size before RTx (mm)	1.23 (1.07〜1.41)	0.003**
Rate of using cinacalcet before RTx (2008.1〜)	0.67 (0.13〜3.36)	0.62
Pre-Ca (mg/dL)	2.72 (0.80〜9.22)	0.11
Pre-P (mg/dL)	0.91 (0.46〜1.80)	0.78
Pre-iPTH (pg/mL)	1.01 (1.00〜1.01)	0.041*
Post-Ca (mg/dL)	25.04 (5.03〜124.8)	<0.001**
Post-P (mg/dL)	0.66 (0.19〜2.35)	0.52
Post-iPTH (pg/mL)	1.01 (1.00〜1.02)	0.14
Post-ALP	0.99 (0.98〜1.00)	0.027*

*$p<0.05$ **$p<0.01$ （文献4）より引用

おいて移植前の透析期間，移植前のエコーで評価した副甲状腺の最大径，移植前のシナカルセトの使用率，移植前の高Ca血症，高PTH血症，移植直後（移植後2週間）の高Ca血症，低リン血症，高PTH血症，高ALP血症が有意なリスク因子であった．表2に示したごとく，多変量解析においては移植前の透析期間，移植前のエコーで評価した副甲状腺の最大径，移植直前の高PTH血症，移植直後の高Ca血症，高ALP血症が独立したTHPT発症のリスク因子であることが示され，この結果から移植前の透析期間が長く，移植前にすでにエコーで腫大した副甲状腺を認めた症例は，移植後2週間での血清Caが高値（>10.5 mg/dL）であればTHPTに移行するリスクが高いことが改めて示された．シナカルセト使用に関しては2008年1月からであり，背景因子に差があり，このことが多変量解析で有意差を示せなかった要因として否定できないため今後再検討を要するが，少なくとも腎移植前にシナカルセトを使用しSHPTをコントロールできていても，それ以上に移植前の透析期間が長く，移植前にすでにエコーで腫大した副甲状腺を認めた症例はTHPTに移行する可能性が高いことを念頭に置いて，移植後の管理を行うことが望ましいと考えられる．

文　献

1) Tominaga Y：Surgical and medical management of tertiary hyperparathyroidism. World J Endo Surg 2：105-109, 2010
2) Taniguchi M, Tokumoto M, Matsuo D, et al：Persistent hyperparathyroidism in renal allograft recipients：vitamin D receptor, calcium-sensing receptor, and apoptosis. Kidney Int 70：363-370, 2006
3) 日本透析医学会ワーキンググループ：慢性腎臓病に伴う骨・ミネラル代謝異常の診療ガイドライン. 透析会誌 45：301-356, 2012
4) Yamamoto T, Tominaga Y, Okada M, et al：Characteristics of persistent hyperparathyroidism after renal transplantation. World J Surg 40：600-606, 2016

第4章 三次性副甲状腺機能亢進症（THPT）の治療

2. 内科的治療

山本貴之

はじめに

THPTの治療において，治療効果および医療経済的な観点からもPTxに勝る治療法はないが，手術適応の判断に迷う症例や移植腎機能の回復とともにTHPTの病態が改善する症例もあり，そのような症例は内科的治療の適応と考える。移植後早期では免疫抑制薬，特にステロイドの影響による骨塩量低下や骨折の問題があり，移植後早期からのCKD-MBDへの対策は重要である。THPTに対する内科的治療のオプションとしてリン補充，ビスホスホネート，カルシトニン製剤，ビタミンD，カルシウム擬似様作動薬（calcimimetics）であるシナカルセトなどが文献的に報告されており，各治療法の利点，欠点も含め以下に述べる。

I. リン補充療法

重篤なTHPTでは腎移植後低リン血症が遷延することがあり，KDIGOのガイドラインにおいても，血清リン濃度が低値（1.0 mmol/L未満）のまま持続する症例に対してはリン補充療法を考慮すべきであると述べている。しかし，リン補充により血清Caおよび$1,25(OH)_2D$は減少し，PTH分泌を促すことからTHPTが悪化し，グラフト（移植腎）の石灰化が進行する可能性が報告されている[1]。またFGF23に関しても，THPTの際は高値であるが，リン補充によりさらにFGF23分泌が促進され高リン尿症が助長されるため，リン補充による臨床的有用性は限定的である。そのため，重篤な低リン血症の症例以外は腎移植後のリン補充は避けるべきであるとの意見もある。ただ，中性のリン酸塩であるNa_2HPO_4によるリン補充は血清CaやPTH濃度に影響しないかもしれないとした報告[2]もあり，今後の検討が待たれるが，現時点でのTHPTにおけるリン補充に関しては，血清リン濃度が1.0 mmol/L未満の際にCa，$1,25(OH)_2D$，PTH濃度に留意しながら，最小限補充するのみにとどめたほうが望ましいと考えられる。

II. ビスホスホネートおよびカルシトニン製剤

これらは腎移植後患者の骨塩量減少の予防に使用されるが，HPTに対しても補助的な効果が期待されている。ビスホスホネート製剤は骨中のヒドロキシアパタイトと結合し，破骨細胞による骨吸収を抑制することにより骨塩量減少の予防に寄与するとされており，アレンドロ酸（ボナロン®），エチドロン酸（ダイドロネル®），リセドロン酸（ベネット®），ゾレドロン酸（ゾメタ®），パミドロン酸（アレディア®）などがある。2005年に報告されたメタアナリシス[3]では，無治療群に比しビスホスホネート製剤と1,25ビタミンD＋カルシトニン投与による腰椎や大腿骨頸部のBMDの改善効果が示されているが，骨折率の低下に有意差はなかった。また，これらBMDの改善効果はビスホスホネートがPTH-mediatedな骨吸収を抑制し，高Ca血症を抑制している可能性についても報告[4]されているが，高Ca血症を抑制する効果については一過性であり，ビスホスホネート製剤では持続的にPTH濃度を減少させることはないと報告[5]されている。しかし，ビスホスホネート製剤を投与された症例が6カ月後に低回転骨が進行したことも報告されており，使用には注意が必要である。

一方カルシトニン製剤は，破骨細胞の機能抑制を介して骨吸収を抑制することにより骨塩量減少の予防効果のある薬剤であるが，腎移植後患者に経鼻カルシトニン製剤を使用し，無治療群と比較したところ，有意差はないものの高Ca血症を改

善し，腰椎の骨塩量を増加させる傾向にあったとする報告[6]があり，有効な可能性がある。

Ⅲ．ビタミン D

ビタミン D 製剤〔アルファカルシドール（アルファロール®，ワンアルファ®），カルシトリオール（ロカルトロール®），エルデカルシトール（エディロール®），など〕は，移植後の骨量減少の予防と破骨細胞を抑制することにより，皮質骨骨量の維持と骨塩量の改善効果が報告されている。またビタミン D は，Ca 吸収上昇を介し間接的にかつ直接的に PTH の生成を抑制するため，高 PTH 血症の治療としては理に適っており，低 Ca 血症が背景にある SHPT の治療薬としても汎用されている。しかしビタミン D 製剤は，血清 Ca を上昇させる作用があるため，高 Ca 血症が存在する THPT での使用は，実際のところ，使用しづらいのが現状である。腎移植後骨塩量減少の予防薬としてのビタミン D の有用性を検討した試験はあり，カルシトリオールまたはアルファカルシドールを，無治療もしくはプラセボと比較した 2 試験で BMD の増加が認められ，Josephson らの試験で認められた軽度の高 Ca 血症を除いて，副作用はほとんどなかったと報告されている[7〜9]。

Ⅳ．デノスマブ（抗 RANKL 抗体製剤）

腎移植後は免疫抑制薬としてステロイドが使用されることが多いが，ステロイドは骨芽細胞の機能や増殖を抑制しアポトーシスを誘導する一方，receptor activator of NF-κB ligand（RANKL）の上昇やオステオプロテジェリンの低下を介して破骨細胞にも働きかけ，骨吸収を促進する。またHPT においても，RANKL の活性化を介し骨吸収を促進する。2013 年 6 月に発売されたデノスマブ（プラリア®）は抗 RANKL モノクローナル抗体であり，RANKL の抑制を介し骨吸収を強力に抑制することから，ステロイド使用および HPT が背景にある THPT における RANKL 上昇を抑えることを介し，骨密度の改善効果の可能性がある。またデノスマブの副作用として低 Ca 血症があることから，逆に高 Ca 血症が問題となる THPT の治療薬として選択肢の 1 つとなる可能性がある。

Ⅴ．PTH 製剤

骨芽細胞の働きを刺激する PTH 製剤として，テリパラチドがある。これは，断続的に途切れ途切れで投与することで，血液中に Ca が溶け出す本来の作用よりも骨芽細胞が作られることによって骨形成が促進される作用を引き出し，骨形成を促進する薬剤であるが，THPT では背景として PTH が高く，THPT での報告例は皆無であり，投与の安全性，効果は不明であるため，現時点では使用に関しては推奨されない。

Ⅵ．Calcimimetics（シナカルセト）

シナカルセトは，欧米はもとよりわが国においても 2008 年より維持透析下の SHPT に対する治療薬として保険収載され，広く使用されている。THPT に対してシナカルセトを使用した 21 の研究，411 人の腎移植患者をまとめた報告[11]では，3〜24 カ月の観察期間で血清 Ca は 1.14 mg/dL（95％CI －1.00〜－1.28）低下し，リンは 0.46 mg/dL（95％CI 0.28〜0.64）上昇し，iPTH は 102 pg/mL（95％CI －69〜－134）低下し，治療の前後で Cre の変化は認めず，THPT に対し安全かつ効果的であったとしている。しかし，高 Ca 尿症をきたし移植腎結石のリスクを増やすという報告や，移植尿管結石や高 Ca 血症の持続のため最終的に手術療法が必要となったという報告もあり，その有用性には議論の余地がある[12]。

おわりに

THPT の内科的治療法としていくつかのオプションを提示してきたが，コンセンサスが得られて，かつ有効性の高い治療法はなく，症例に応じた対応ときめ細かなフォローアップが必要と思われる。今後内科的治療のエビデンスレベルの高い報告が待たれる。

文　献

1) Gwinner W, Suppa S, Mengel M, et al：Early calcification of renal allografts detected by protocol biop-

sies : causes and clinical implications. Am J Transplant 5 : 1934-1941, 2005
2) Ambuhl PM, Meier D, Wolf B, et al : Metabolic aspects of phosphate replacement therapy for hypophosphatemia after renal transplantation : impact on muscular phosphate content, mineral metabolism, and acid/base homeostasis. Am J Kidney Dis 34 : 875-883, 1999
3) Palmer SC, Strippoll GF, McGregor DO : Interventions for preventing bone disease in kidney transplant recipients : a systematic review of randomized controlled trials. Am J Kidney Dis 45 : 638-649, 2005
4) Rodd C : Bisphosphonates in dialysis and transplantation patients : efficacy and safety tissues. Perit Dial Int 21 (Suppl 3) : S256-S260, 2001
5) Jansson S, Morgan E : Biochemical effects from treatment with bisphosphonate and surgery in patients with primary hyperparathyroidism. World J Surg 28 : 1293-1297, 2004
6) El-agroudy AE, El-Husseini AA, El-Sayed M, et al : A prospective randomized study for prevention of postrenal transplantation bone loss. Kidney Int 67 : 2039-2045, 2005
7) De Sévaux RG, Hoitsma AJ, Corstens FH, et al : Treatment with vitamin D and calcium reduces bone loss after renal transplantation : a randomized study. J Am Soc Nephrol 13 : 1608-1614, 2002
8) Torres A, Garcia S, Gómez A, et al : Treatment with intermittent calcitriol and calcium reduces bone loss after renal transplantation. Kidney Int 65 : 705-712, 2004
9) Josephson MA, Schumm LP, Chiu MY, et al : Calcium and calcitriol prophylaxis attenuates posttransplant bone loss. Transplantation 78 : 1233-1236, 2004
10) 矢野彰三, 杉本利嗣 : 原発性副甲状腺機能亢進症とシナカルセト塩酸塩. 腎と骨代謝 21 : 139-145, 2008
11) Cohen JB, Gordon CE, Balk EM, et al : Cinacalcet for the treatment of hyperparathyroidism in kidney transplant recipients : a systematic review and meta-analysis. Transplantation 94 : 1041-1048, 2012
12) 山本貴之, 冨永芳博, 他 : 腎移植後遷延性副甲状腺機能亢進症に対する副甲状腺全摘前腕筋肉内自家移植術の意義. 日臨腎移植会誌 2 : 180-183, 2014

第4章　三次性副甲状腺機能亢進症（THPT）の治療

3. 手術適応

山本貴之

I. THPT に対する PTx の頻度

腎移植前の進行したSHPTは腎移植後も遷延し，THPTに移行しPTxを必要とすることがある．具体的には，腎移植患者の0.6〜5.6％にPTxが必要とされると報告されている[1]が，当科での検討でも，移植患者の約6％にPTxが必要であった．欧米と比較し，移植前の透析期間の長いわが国ではその割合が高い可能性がある．

II. 手術適応の実際と手術施行の至適時期

進行したSHPTがある透析患者においてPTxが最も有効な治療法であるのと同様に，進行したHPTのあるTHPTに対してもPTxが最も有効であると考えられるが，THPTに対する手術適応（表）と，移植後どの時期にPTxを施行するかについては議論のあるところである．症例によっては，移植後1年以内に問題となる高Ca血症が自然に改善する症例もあるため，こうした背景により，移植後1年以内のPTxを推奨しない意見もある[2]．しかし，腎移植後の移植腎石灰化（nephrocalcinosis），尿路結石，急速に進行する動脈石灰化，HPTに付随した骨病変，HPT存在下での病的骨折をきたすような症例では，それらの症状が認められた時点で手術適応であることには異論がない．高Ca血症の管理が目的である．シナカルセトを中心とした内科的治療が保険適用がないながらも実臨床で広く用いられているなかで，こうした内科的治療に抵抗する高Ca血症が手術適応であることは論を俟たない．しかしながら実臨床においては，その手術適応が明記された文献が少ないため，明らかにシナカルセトの効果が望めず，PTxの適応症例にも漫然とシナカルセトが使われている症例があるのも事実であろう．THPTに移行するリスク因子と同様に，THPTでPTxを

表　THPT に対する手術適応

1. Severe hypercalcemia（serum Ca＞12.0 mg/dL）
2. Persistent hypercalcemia（serum Ca＞11.0 mg/dL more than 3 to 12 months after RTx）
3. Severe osteopenia (low bone mineral density) and bone fracture
4. Renal stone and/or nephrocalcinosis
5. Symptomatic hyperparathyroidism（purities, fatigue, bone and joint pain, muscular weakness, mental disturbance, peptic ulcer, etc.）
6. Deterioration of kidney function associated with hyperparathyroidism at any time after RTx

（文献6）より引用）

要する予測因子としては移植前の長期透析期間，腫大した副甲状腺の検出，結節性過形成が報告されている[3]．具体的には，500 mg以上と予測される副甲状腺の9割が結節性過形成であり，こうした腺はVDRやCaSRによる改善は期待できず，内科的治療を早急に切り上げ，PTxを施行することが望ましいと報告されている[1]．術前所見から副甲状腺重量を推定する方法としては，エコーやCTなどの画像診断から最大副甲状腺の長径 a mm，短径 b mm，高さ c mmを測定し，$a \times b \times c \times \pi/6$（mg）が重量として計算できると報告されている[4]．

またSHPTでも報告があるように，HPTに関連した関節痛，筋力低下，倦怠感，イライラ感などの精神症状を有するTHPT症例に対してもPTxは有効である．

手術の至適時期については，先述したように，多くの施設がびまん性過形成の副甲状腺が縮小する移植後1年後に施行することを推奨しているが，いくつかの施設では移植後3カ月でのPTxを推奨している．この背景として，THPTに移行しない副甲状腺機能をもっている症例の大部分は，この時期までに副甲状腺機能が正常化するので，

逆に改善が見込めない THPT 症例に対し，できる限り早急に PTx を施行することは，THPT に付随する有害な影響をより軽減できる可能性があるためと報告している[5]。当科の検討[6]でも，移植後 2 週間の遷延する高 Ca 血症，高 ALP 血症は THPT に移行する独立したリスク因子であり，むやみに 1 年待機する必要はないと考える。血清 Ca が 3 カ月で 12 mg/dL，6 カ月で 11 mg/dL 以上を目安に，積極的に PTx を施行している。

文　献

1) Triponez F, Clark OH, Vanrenthergem Y, et al：Surgical treatment of persistent hyperparathyroidism after renal transplantation. Ann Surg 248：18-30, 2008
2) Park JH, Kang SW, Jeong JJ, et al：Surgical treatment of tertiary hyperparathyroidism after renal transplantation：a 31-year experience in a single institution. Endocr J 58：827-833, 2011
3) Taniguchi M, Tokumoto M, Matsuo D, et al：Persistent hyperparathyroidism in renal allograft recipients：vitamin D receptor, calcium-sensing receptor, and apoptosis. Kidney Int 70：363-370, 2006
4) Giangrande A, Castiglioni A, Solbiati L, et al：Ultrasound-guided percutaneous fine-needle ethanol injection into parathyroid glands in secondary hyperparathyroidism. Nephrol Dial Transplant 7：412-421, 1992
5) Gwinner W, Suppa S, Mengel M, et al：Early calcification of renal allografts detected by protocol biopsies：causes and clinical implications. Am J Transplant 5：1934-1941, 2005
6) Yamamoto T, Tominaga Y, Okada M, et al：Characteristics of persistent hyperparathyroidism after renal transplantation. World J Surg 40：600-606, 2016

第4章 三次性副甲状腺機能亢進症（THPT）の治療

4．手術術式

山本貴之

I．THPTに対する術式

THPTの至適術式を検討した文献は散見されるものの，術式同士を比較検討した報告は少ない。過去に報告された術式としては，腫大腺のみを摘出する術式，亜全摘術，全摘術自家移植なし，全摘術＋自家移植がある。腫大腺のみを摘出する術式は，短期成績のみを報告したものに関しては成績がよいものも散見されるが，長期フォローしたものでは再発が多く，また全摘術自家移植なしは重篤な副甲状腺機能低下症をきたしうるため，推奨されていない。以上から，亜全摘術と全摘術＋自家移植術が広く行われており，これらを中心に概説する。

II．副甲状腺亜全摘術（subtotal PTx：SPTx）

欧米ではTHPTに対し広く用いられている術式で，正常腺と同等の副甲状腺を温存することが，術後の副甲状腺機能低下と低Ca血症の予防に重要である。4腺確認し，最も正常腺に近い副甲状腺を残し，それ以外を摘出する方法である。報告にもよるが，SPTxでは副甲状腺全摘＋自家移植（total PTx with autograft：TPTx-AG）と比較し，術後の副甲状腺機能低下症が少なく，移植腎機能の悪化も少ないという報告が散見される[1]。2012年のHsiehらの報告[2]では，後ろ向きではあるがSPTxとTPTx-AGを比較し，両群間で再発や永続的な合併症発症に関して有意差はなく，TPTx-AG群で有意に術後のCaが低く，リンが高い副甲状腺機能低下症の状態をきたし，SPTxのほうが望ましいと報告している。一方Jaeらは，術式の違いによりPTx後の糸球体濾過量（GFR）に統計学的な有意差はないと報告している[3]。ただ，いずれの報告も少数例の検討ばかりで，十分なエビデンスのある報告はない。そのため，現時点ではTHPTに対しSPTxを選択するか，TPTx-AGを選択するかは施設で慣れた方法でよいと考える。ただし，腎移植および透析医療が進歩した現在では，PTx後移植腎機能が悪化し透析再導入となりTHPTがSHPTとして再発した場合，残存腺が頸部にあるSPTxでは頸部の再手術をする必要があるため，対象患者が若年者で，このような可能性がある症例についてはTPTx-AGが望ましいと考える。

III．副甲状腺全摘術＋自家移植術（TPTx-AG）

わが国でSHPTおよびTHPTに対し広く用いられている術式である。当科でも本術式を第一選択としており，その理由としては，腎移植患者は再度腎機能が悪化するリスクがあり，それにより再度HPTの再発をきたすリスクがあることから，頸部の再手術を回避し，より安全に再手術を行うことができる前腕に副甲状腺の一部を移植しておくことが，先まで見据えた治療と考えているためである。また危惧されるPTxに伴う移植腎機能障害であるが，われわれの施設では，移植腎機能が低下して透析再導入になる可能性がありうる症例は要因としてSHPTの病態が混在することと，透析再導入後はシナカルセトも使用できるため透析再導入の後，手術適応を再考している。

具体的な術式であるが，SHPTに対するPTxと同様に副甲状腺全摘を行い，術中PTHモニタリングにより，腫瘍切除後10分のintact PTH値（iPTH）が術前iPTHの30％以上に低下することによって病的副甲状腺摘出成功の指標とした。その後，バスキュラーアクセスのある患者はその対側に，ない患者は利き手と対側の前腕の筋肉内に自家移植術（移植腺として結節性過形成腺は避け，

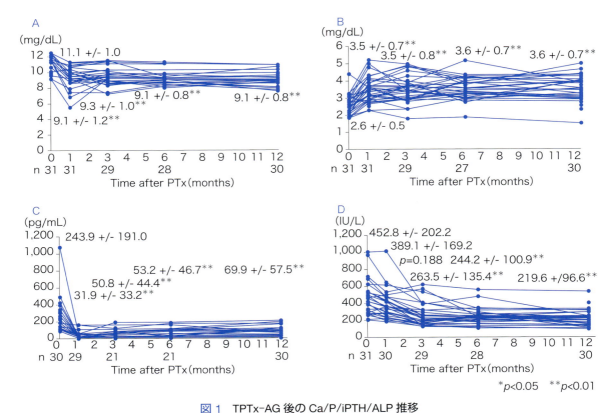

図1 TPTx-AG後のCa/P/iPTH/ALP推移
A：Serum Ca　B：Serum P　C：Serum iPTH　D：Serum ALP
*p＜0.05　**p＜0.01（文献4）より引用）

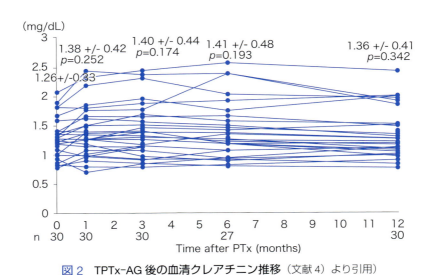

図2 TPTx-AG後の血清クレアチニン推移（文献4）より引用）

びまん性過形成腺を1×1×3 mmにスライスし30個移植，重量にして約90 mg）を施行している。

当科で施行した31例のTHPTに対し，TPTx-AG症例を検討した報告[4]を示す。図1に示したご

とく，PTx 前の血清 Ca 11.1±1.0 mg/dL，リン 2.6±0.5 mg/dL，iPTH 243.9±191.0 pg/mL，ALP 452.8±202.2 IU/L は，PTx 1 年後 Ca 9.1±0.8 mg/dL（$p<0.001$），リン 3.6＋/－0.7 mg/dL（$p<0.001$），iPTH 69.9±57.5 pg/mL（$p<0.001$），ALP 219.6±96.6 IU/L（$p<0.001$）と，有意に改善し，血清 Cre は 1.26±0.33 mg/dL から 1.36±0.41 mg/dL（$p=0.34$）と変化を認めなかった．ただし，術後 1 年経過しても Ca 製剤をオフできない症例が約 15% ほど存在し，移植腺重量について考察中である．

おわりに

THPT に対する PTx に関しては，腫大腺のみを摘出する術式の有効性を述べたものもあるが，腎移植患者が正常者と同等に完全に腎機能が回復することは稀であり，CKD ステージ 3～4 の患者と同等の腎機能であるということを念頭に置くべきである．

文　献

1) Schlosser K, Endres N, Celik I, et al：Surgical treatment of tertiary hyperparathyroidism：the choice of procedure matters! World J Surg 31：1947-1953, 2007
2) Hsieh TM, Sun CK, Chen YT, et al：Total parathyroidectomy versus subtotal parathyroidectomy in the treatment of tertiary hyperparathyroidism. Am Surg 78：600-606, 2012
3) Park JH, Kang SW, Jeong JJ, et al：Surgical treatment of tertiary hyperparathyroidism after renal transplantation：a 31-year experience in a single institution. Endocr J 58：827-833, 2011
4) Yamamoto T, Tominaga Y, Okada M, et al：Characteristics of persistent hyperparathyroidism after renal transplantation. World J Surg 40：600-606, 2016

第4章 三次性副甲状腺機能亢進症（THPT）の治療

5. 治療効果（内科的治療 vs 外科的治療も含む）

山本貴之

はじめに

THPT で手術適応を満たした症例は，可能な限り PTx を施行すべきである。PTx の効果について述べるべきと考えるが，本稿では内科的治療と外科的治療の比較も含め，各種治療法の治療効果に焦点を絞り，概説する。

I. 各種治療法の比較

各種治療法にターゲットを絞り，それぞれの治療法の有効性を述べた報告は多く存在するが，THPT の内科的治療と外科的治療の比較や，経過観察のみを行った症例との比較などに関する報告は非常に少ない。そのなかで 2012 年に Yang らが報告した THPT に対する治療方針別の特徴に関する論文[1]は，今回の命題に対する答えとして最も近いため引用する。後ろ向きコホート研究であるが，THPT の 83 症例を経過観察群（OBS 群）（n＝52），シナカルセト群（CIN 群）（n＝13），PTx 群（n＝18）の 3 群に分け，治療後 6 週，半年，1 年の血清 Ca レベル，移植腎機能（クレアチニンの推移）および治療前後での腹痛や疲労，うつ症状などの副甲状腺機能亢進症関連症状の変化をみた貴重な試験である。背景として，治療前の 3 群間の血清 Ca は OBS；11.27＋／－0.37 mg/dL，CIN；11.13＋／－0.96 mg/dL，PTx；11.24＋／－0.56 mg/dL と，差はなかった。これらに対し各種治療（経過観察を含む）を施行したところ，まず血清 Ca に関しては治療開始 6 週後 OBS；10.75＋／－1.62 mg/dL，CIN；10.20＋／－0.79 mg/dL と両者に有意差は認めないが，PTx 群は 9.28＋／－0.67 mg/dL と，OBS に対しても CIN に対しても有意に（$p<0.01$）低下を認めた。半年後 OBS；10.39＋／－0.54 mg/dL，CIN；10.00＋／－0.73 mg/dL と同様に有意差を認めないものの，PTx 群は 9.30＋／－1.25 mg/dL と，同様に両者に対し有意に低下（$p<0.05$）を認め，1 年後も OBS；10.30＋／－0.81 mg/dL，CIN；9.87＋／－0.63 mg/dL は同様に有意差を認めないものの，PTx；9.31＋／－0.84 mg/dL と，同様に両者に対し有意に低下（$p<0.05$）を認めた。つまり，血清 Ca 低下効果に関しては，CIN 群は OBS 群と有意差がなく有効性が限定的だが，PTx 群では直後から劇的な Ca の正常化が得られ，治療 1 年後も維持されており，3 群中最も有効性が高い。移植腎機能に関してであるが，治療前および治療 1 年後での血清 Cre の変化は，OBS 群 0.036＋／－1.11 mg/dL，CIN 群 0.056＋／－0.27 mg/dL，PTx 群 0.1＋／－0.25 mg/dL と 3 群間で有意差なく（$p=0.98$），危惧された PTx 後の移植腎機能障害も先述したわれわれの報告[2]と同様認められない。また，副甲状腺機能亢進症関連症状が治療介入前 OBS 群では約 15％，CIN 群約 25％，PTx 群約 40％認められたものが，治療後 OBS 群 25％，CIN 群約 8％，PTx 群 0％となっており，高 Ca 血症の改善だけでなく症状の改善のためにも，PTx が治療の第 1 選択であることは明らかであろう。

先述したわれわれの報告[2]でも示したごとく，PTx 後わずか 1 カ月で速やかに血清 Ca，iPTH は治療目標値まで低下しリンは正常域まで改善し，ALP は 3 カ月ほどかけて緩やかに正常域に改善する。しかし，severe な hungry bone を併存している症例，具体的には血清 ALP が 500 IU/L を超えているような症例は，骨の状態が落ち着くまで血液から骨への Ca，リンの移動が起こるため，数カ月の Ca/ビタミン D の補充を要する。この際の目標値としては，移植副甲状腺の早期機能回復と，Ca 製剤やビタミン D 製剤による腎障害のリスクを軽減するため，8.0 mg/dL 前後の低めに設定することが望ましいと考えている。PTx 後 DEXA

法での皮質骨の骨塩量は約10%増加し，骨折のリスクは減少することが報告されている[3]。Calciphylaxis や tumoral calcinosis が PTx 後劇的に改善することはよく知られているが，残念なことに血管の石灰化や弁の石灰化は不可逆的であり，PTx によっても改善できないため，これらが進行する前に PTx を施行することが望ましい。移植前に末梢動脈硬化性病変（PAD）や高度な弁の石灰化を認めた症例は，移植後に THPT を認めた場合は経過観察や内科的治療で引っ張ることなく，早急に PTx を施行することが望ましいと考えられる。

以上からも，THPT の治療法として PTx が第1選択となることは異論がないが，PTx が困難な症例が存在するのも事実である。具体的には，①手術，全身麻酔に対するリスクが高い超高齢者（>80歳），耐術能のない高度な心機能障害，脳血管障害，肝不全，呼吸不全症例など併存疾患のある症例，②摘出が侵襲的な部位に副甲状腺が存在する（縦隔内など），③PTH 過剰 origin が画像診断で診断できない（再発例，持続性 HPT 症例含む），④すべての副甲状腺組織の切除が困難（副甲状腺癌，parathyromatosis などによる再発），⑤手術により重大な合併症（両側反回神経麻痺など）の危険がある（再手術例，PEIT 後症例など）などである。これらの症例に対しては，シナカルセトやデノスマブなどの内科的治療を考慮してもよいと考える。

おわりに

最近報告された Pihlstrøm らの論文[4]によれば，THPT は移植後の全生存率およびグラフトロスに関わる独立したリスク因子であることが示されている。こうした背景からも経過観察はできる限り避け，まずは PTx を考慮するが，PTx が困難な症例に対しては，内科的治療を選択したほうが，HPT 関連症状改善だけでなく移植腎予後改善のためにも望ましいと考えられる。

文　献

1) Yang RL, Freeman K, Reinke CE, et al：Tertiary hyperparathyroidism in kidney transplant recipients：characteristics of patients selected for different treatment strategies. Transplantation 94：70-76, 2012
2) Yamamoto T, Tominaga Y, Okada M, et al：Characteristics of persistent hyperparathyroidism after renal transplantation. World J Surg 40：600-606, 2016
3) Tominaga Y：Surgical and medical management of tertiary hyperparathyroidism. World J Endocr Surg 2：105-109, 2010
4) Pihlstrøm H, Dahle DO, Mjøen G, et al：Increased risk of all-cause mortality and renal graft loss in stable renal transplant recipients with hyperparathyroidism. Transplantation 99：351-359, 2015

第4章 三次性副甲状腺機能亢進症（THPT）の治療

6. THPT に対する PTx の周術期管理のコツと合併症

山本貴之

はじめに

　THPT は腎移植後に起こる副甲状腺機能亢進症であり，THPT 術後管理には腎移植患者特有の免疫抑制薬の管理や薬物相互作用の理解，補液の管理が必要なだけでなく，副甲状腺機能亢進症患者に対する副甲状腺摘出後に必要なカルシウム/ビタミン D 補充の調整が必要である。周術期に移植腎機能をできるだけ保持しながら，PTx 後の副甲状腺機能低下の時期をできるだけ短縮するためには工夫が必要である。また，THPT に対する PTx 後には一時的に移植腎機能が悪化することが広く報告されており，適切な管理をしなければ永続的な移植腎機能低下をきたしかねない。本稿では，当科での経験を踏まえながら周術期管理のコツと本術式に特異的な合併症につき概説する。

I．周術期管理のコツ

　腎移植患者はみかけ上，血清クレアチニン値が正常範囲でも腎臓は移植腎の1個であり，腎機能障害患者と同等に薬剤や補液管理に注意する必要がある。当科においては，手術2時間前まで水分摂取を促し，術前補液は行っていない。免疫抑制薬に関して，腎移植患者ではカルシニューリン阻害薬のシクロスポリン（ネオーラル®）かタクロリムス（プログラフ®），プログラフ徐放製剤（グラセプター®）のいずれかに加え，代謝拮抗薬のミコフェノール酸モフェチル（セルセプト®）かミゾリビン（ブレディニン®），アザチオプリン（イムラン®，アザニン®）のいずれか，およびステロイド（プレドニン®，プレドニゾロン®，メドロール®）の3剤か，ステロイドか代謝拮抗薬の代わり，もしくは追加で mTOR 阻害薬であるエベロリムス（サーティカン®）を使用している。エベロリムスに関しては創傷治癒遅延をきたすことが

あり，術後の創離開やリンパ漏発生を増加させる可能性があり，症例に応じて周術期の休薬が望ましいことがある。ただしエベロリムスは，カルシニューリン阻害薬濃度に影響を与える薬剤であるため，休薬に関しては必ず担当の移植外科医と連携をとって行う必要がある。それ以外の薬剤に関しては手術当日朝に通常どおり内服させ，夜分も内服が可能であれば，通常どおり内服させて問題ない。当科では，手術当日朝は通常どおり内服させ，夜内服分はスキップし，翌日朝に水分摂取を行い問題ないことを確認し，手術翌日朝から内服再開としている。この時点で内服が困難であった際は，シクロスポリンに関しては1日内服量の1/3量を，タクロリムスに関しては1日内服量の1/4量を，24時間の持続点滴で行い，ステロイドに関しては内服量と同量のステロイド（プレドニン®）投与を朝1回点滴で行う。代謝拮抗薬に関しては点滴製剤がないため，胃管などを使用して投与可能であれば，できる限り早急に内服を再開する。また後述するが，PTx 直後，特に12時間以内は尿量が激減することがある。主なメカニズムとしては，PTH による血管拡張作用が消失したことによる一過性の移植腎糸球体血流や尿細管血流の低下が考えられるが，術中の十分な補液にもかかわらず尿量が激減した際はこのメカニズムによるものと考え，ループ利尿薬を使用すると反応性が良好なことが多い。

　術後補液に関して，移植腎機能が不変の経過良好の患者に関しては，通常どおりの K 排泄能力が移植腎にあるので，3号液を80 mL/hr 程度で手術翌日の嚥下機能を確認するまで継続する。保存期腎不全患者や移植腎機能不良の腎移植患者ではK排泄が低下していることがあるので，術前に24時間蓄尿を行っておき，K 排泄の低下を認める症例では4号液を選択し，K 排泄が問題ない症例では

3号液を選択するようにしている。ただ，これら術後補液に関しても術後2時間程度経過し，患者の意識が清明になった後試飲をさせ，問題がなければ術後補液はせず経口水分のみでも問題はない。ただし移植腎の脱水，特にPTx後の移植腎の脱水はさらに移植腎組織障害をきたす可能性があるため，十分な水分摂取をできないのであれば術後補液を継続すべきである。

薬剤相互作用の観点からの注意点は，グレープフルーツ，八朔，文旦，スウィーティーなどはカルシニューリン阻害薬と相互作用があり，これらの薬剤濃度を上昇させ移植腎機能を悪化させる可能性があるため，食事として出さないようにしている。ただし，オレンジやミカン，レモンは問題ない。また，術後高血圧に対する降圧薬としてカルシウム（Ca）拮抗薬，特にヘルベッサー®やペルジピン®を使用すると，カルシニューリン阻害薬の濃度が上昇し移植腎機能悪化の原因となるため，使用に際しては移植外科医との連携が重要である。

副甲状腺全摘＋自家移植術を施行した場合は，移植腺の機能が回復するまで2～4週要するため，その間Caおよび活性型ビタミンD製剤の補充が必要となる。Ca製剤には炭酸Caと乳酸Caがある。腎移植患者では，特に移植後半年以内の患者では，ステロイド性消化管潰瘍の予防としてプロトンポンプ阻害薬（PPI）を処方されていることが多い。PPI内服中の患者に炭酸Caを服用させても吸収障害をきたし，十分な効果を期待できない。そのためPPI内服の有無を確認し，PPI内服をしている患者には乳酸Caを選択している。活性型ビタミンD製剤には $1\alpha(OH)D_3$ 製剤（アルファロール®）と $1,25(OH)_2D_3$ 製剤（ロカルトロール®）の2つがあるが，$1\alpha(OH)D_3$ 製剤のほうが急激な血中 $1,25(OH)_2D_3$ 濃度の上昇をきたしにくいことと1日1回の内服でよいため，まずは $1\alpha(OH)D_3$ 製剤から開始している。この際の目標値としては，移植副甲状腺の早期機能回復とCa製剤，ビタミンD製剤による腎障害のリスクを軽減するため，8.0 mg/dL前後の低めに設定することが望ましい。

II．特異的な合併症

THPTに対するPTx後に最も問題となる合併症は，一過性の副甲状腺機能低下症による低Ca血症と一過性の移植腎機能障害である。一過性の低Ca血症に関しては，文献的にも副甲状腺亜全摘術を施行した症例の10％程度に起こり，副甲状腺全摘自家移植術を施行した症例の100％に起こり，その後の永続的な副甲状腺機能低下症に至った症例は0～10％と報告されている[1]。当科でも，術後1年でCa補充がオフできていない症例が約15％ほど存在し，移植腺の増量を行い，現在検討中であることは先述したとおりである。一過性の移植腎機能障害に関しては，低Ca血症の原因ともなる一過性の副甲状腺機能低下症が原因の可能性があると報告されている。PTHは糸球体の流入血管の血管拡張作用があることが報告されており[2]，PTxによりこのPTHによる糸球体血流維持が劇的に低下すると一過性の糸球体の虚血が起こり，これが一過性の移植腎機能障害の原因となりうると考えられている。こうした背景からSchwarzらは，PTx後のPTHの減少程度とクレアチニンクリアランスの低下程度が相関すると報告している[3]。こうした背景から，副甲状腺全摘自家移植術よりも副甲状腺亜全摘術のほうがPTHの減少程度が緩やかなため，一過性の移植腎機能障害もきたしにくく，副甲状腺亜全摘術が望ましいという意見もあるが，当科の先述の検討[4]やほかの報告[5]でもあるとおり，PTx 1年後には移植腎機能は元に戻るため，いずれの術式でも問題がないことは「手術術式」の稿で述べたとおりである。

文　献

1) Triponez F, Clark OH, Vanrenthergem Y, et al：Surgical treatment of persistent hyperparathyroidism after renal transplantation. Ann Surg 248：18-30, 2008
2) Massfelder T, Parekh N, et al：Effect of intrarenally infused parathyroid hormone-related peptide-(1-34) in humans. J Clin Endocrinol Metab 82：2548-2551, 1996
3) Schwarz A, Rustien G, Merkel S, et al：Decreased

renal transplant function after parathyroidectomy. Nephrol Dial Transplant 22 : 584-591, 2007
4) Yamamoto T, Tominaga Y, Okada M, et al : Characteristics of persistent hyperparathyroidism after renal transplantation. World J Surg 40 : 600-606, 2016
5) Park JH, Kang SW, Jeong JJ, et al : Surgical treatment of tertiary hyperparathyroidism after renal transplantation : a 31-year experience in a single institution. Endocr J 58 : 827-833, 2011

第4章 三次性副甲状腺機能亢進症（THPT）の治療

7. THPT治療の今後の展望

冨永芳博

わが国のTHPTの今後の展望を語るためには，わが国の腎移植の現状について認識する必要がある．

腎移植は社会性の高い医療である．つまり，各国の医療経済，経済効率（cost effectiveness）などに左右される．最近のわが国，われわれのgroupの腎移植の現況は下記のごとくである．

1）生体腎移植が大半を占め，献腎移植は10%程度である．

2）腎移植の件数に大きな増減はない．

3）レシピエントは高齢化している．

4）夫婦間移植が多いため，ドナーも高齢化している．

5）Pre-emptiveな症例（透析導入前に腎移植）が約50%を占める．

6）糖尿病性腎症例は約30%で，うち数例は毎年，膵・腎同時移植が施行される．

7）血液型不適合間移植を含め，移植腎の生着率は良好である．

8）SHPTを含め合併症を有した症例，ハイリスク症例が少なからず存在する．

またCKD-MBDに関しては，腎移植後THPTが進行し，移植腎機能に関与してくる可性があることを認識することが重要である．移植医は概して，免疫反応による拒絶反応をいかに抑制するかに注目してしまうが，CKD-MBDにもまずは目を向けるべきである．もちろん，高度なSHPTに関しては維持透析患者と同様にPTxの適応があれば，たとえ腎移植のcandidateであれ，PTxを施行すべきである．PTx施行のtimingに関しては，腎移植前であれば大きな問題はないが，ただし著しいhypoparathyroidismは避けるべきである．腎移植後，血清Ca，PTH値は徐々に低下し，著しい高Ca血症に対してはシナカルセトで一次的に回避することは可能なので（シナカルセトではCKDステージ5D以外は保険収載されていない），PTxの時期が遅れる感がある．腫大した副甲状腺（結節性過形成）の存在はTHPTにおける重大な要因であり，腎移植前に腫大した副甲状腺が確認されればTHPTが発症し，PTxが必要になる可能性があることを十分認識すべきである．

今後pre-emptiveな症例にPTxを行う機会が増加すると考えられるが，それらの症例でも少なからずSHPTは進行しているので留意が必要である．高齢の症例が増加するが，ステロイドのほか，免疫抑制薬の影響もあり，osteoporosis由来の骨折のリスクは無視できない．

THPTの症例で，PTxを施行した症例と施行せず様子観察した群で，生命予後，ADLの改善，骨折のリスク，骨量の減少，移植腎機能などを比較した臨床研究が望まれる．

第5章

原発性副甲状腺機能亢進症(PHPT)の治療

第5章 原発性副甲状腺機能亢進症（PHPT）の治療

1. 定義，診断

冨永芳博

I．疫学，分類[1]

PHPTの頻度は欧米では500〜1,000人に1人，わが国では2,000〜3,000人に1人程度と報告されている。性別は1：3と，女性優位である。

病型は，約80％が散発性，20％が家族性（遺伝性）である。病理組織像は約80〜85％が腺腫（single adenoma），3〜5％がdouble adenoma，10〜15％が過形成，1％が癌である（図1・2）。

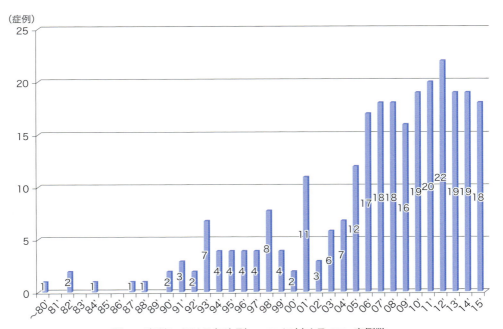

図1 当科における年次別PHPTに対するPTx症例数

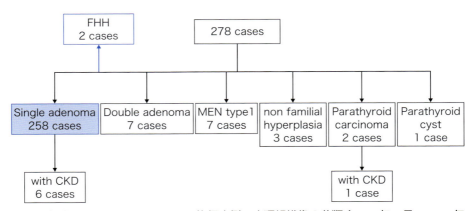

図2 当科におけるPHPTへのPTx施行症例の病理組織像の分類（1979年2月〜2016年2月）

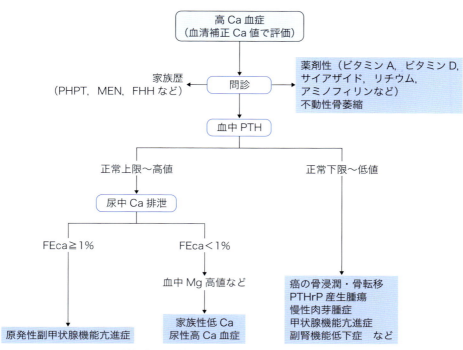

図3 原発性副甲状腺機能亢進症の診断手順（文献2）より引用）

Ⅱ．診断

　PHPTの診断は，基本的に高Ca血症，高PTH値で行われる．臨床像は，基本的には骨型，腎結石型，無症候性に分類される．PHPTの臨床像はSHPTの臨床像に類似する．われわれの経験では，骨型は現在はほぼ皆無で，腎結石型が30%程度，約70%が無症候性である．

　高Ca血症の診断，鑑別のアルゴリズムを図3に示す[3,4]．無症候性と分類される症例も，神経・筋・精神症状（筋力低下，不眠，うつ，集中力低下など）を呈することが多い．ほかに消化器症状（嘔気，嘔吐，消化性潰瘍，便秘，膵炎など），心血管症状（LVH，伝導障害，QT interval 短縮など），多飲，多尿を呈することがある．検診のスクリーニングで高Ca血症を指摘され，PHPTと診断されることが最も多いが，最近では骨粗鬆症の治療開始時のCa，PTH値のチェックで高Ca血症を指摘される症例が増加している．

　問診はPHPT診断に重要である．まずは，家族歴の詳細な聴取が必要である．家族性高Ca血症，PHPTの詳細を表に示した[5]．いずれも頻度の低い疾患である．

　MEN（多発性内分泌腫瘍症）type 1 は家族性HPTのうち，最も高頻度である．Autosomal dominant，100,000人に2~3人，男女比は約1：1である．PHPTがほかの臓器障害より先んじて出現する．病変の種類と浸透率は表のごとくである[6]．発生臓器腫瘍とその頻度，高Ca血症の出現年齢，その経過，家族歴を聴取すべきである．若年発生の高Ca血症ではまず，MEN type 1 を疑う．MEN type 1 の臨床的診断は①PHPT，②膵，消化管神経内分泌腫瘍，③下垂体腫瘍のうち2つ以上を有する．①~③のうち1つを有し，第一度近親者（親，子，同胞）にMEN type 1 と診断された人が存在する．①~③のうち1つを有し，かつMEN遺伝子の異常が確認されていることが診断基準である．PHPTから始まるMEN type 1 診断アルゴリズムを図4に示す[7]．

　遺伝子診断で chromosome 11q13 の germline mutation が確認されれば，診断は確実となる．遺伝子診断に際しては，十分倫理的な観点に留意す

表　家族性PHPTの特性

病名	発生	HPT合併率	ほかの異常	原因となる遺伝子	適切な外科治療
MEN 1	<30 yr (20〜25)	High (90〜100%)	膵腫瘍 ガストリノーマ 胃潰瘍 Zollinger-Ellison syndrome	MEN 1 (11q13)	Multigland excision
MEN 2A	>30 yr	Low (15〜30%)	MTC 褐色細胞腫	RET (10q21)	Enlarged glands only
HPT-JT	>30 yr (32 yr)	High (80%) PTG癌	Fibro-osseous maxilla mandible	CDC73 (1q 21-32) HRPT2	Multigland excision
ADMH	40〜48 yr	High (100%)		CaSR (3q21-24)	Multigland excision
FHH	Young (before 10 yr)	High	Asymptomatic hypercalcemia	CaSR (3q 21-24)	Asymptomatic, no treatment
NSHPT	Birth〜6 M	Low (12〜14%)		CaSR (3q 21-24)	Multigland excision
FIHPT	Variable	Low (12〜14%)	Very rare	MEN 1 CaSR HRPT2	Multigland excision

ADMH：autosomal dominant mild hyperparathyroidism

（文献5）より引用）

べきである。

　MEN type 2Aに出現するPHPTは軽度であり，発症率も20%程度である[4,5]）。

　そのほかで問診が重要な点は薬剤の内服歴である。ビタミンA，D，サイアザイド，リチウムの内服などはPHPTの診断から除外すべきである。

　PTH値に関しては，その測定方法について考慮すべきである（第2章3-2）の項参照）。PTH値が正常下限〜低値を示せばPHPTは否定的で，高Ca血症の原因は，$1,25(OH)_2D$が低値であれば癌の骨浸潤，骨転移，PTHrP産生腫瘍，甲状腺機能亢進症など，$1,25(OH)_2D$が高値であればサルコイドーシス慢性肉芽腫などで，これらを鑑別診断すべきである。PHPTと最も鑑別が困難となる病態はFHH（家族性低Ca尿性高Ca血症）である。FHHはautosomal dominantの遺伝性の病態で，100%penetrateで，責任遺伝子はCaSR（3p21-24）である。

　FHHは全くの無症状で，生命予後は良好である。PTxの適応にはならない。やや高Ca血症で，10〜15%でPTH値もやや高値を示すことが多い。血清Mg値は上昇する。PHPTとの鑑別点の1つは尿中Ca排泄量でFECa（fractional excretion of calcium：Caクリアランス/Crクリアランス）<0.01，24時間Ca尿中排泄量<100 mgが目安となるが，必ずしも正しい診断ができるわけでない。

　Normocalcemic primary hyperparathyroidismが最近話題となっている。

　Entity（疾患単位）であるという報告があるが，総Ca濃度は正常（イオン化Ca値は上昇という定義と，正常という定義がある），PTH値は高値を示す。ビタミンD欠乏，CKDなどSHPTの原因となるような要因はないことが条件である。尿中へCaが漏出する症例では，サイアザイドで尿Caの漏出は抑制されるので血清Ca値は上昇する。本症は無症候性であるが骨量が減少するので，PTxをすべきという意見と，時間が経過するにつれてHPTは進行し症状が明瞭となるので，その後にPTxを考えるべきだとの意見が存在する[2〜6]）。

文　献

1) 近藤剛史，遠藤逸郎，松本俊夫：副甲状腺関連疾患

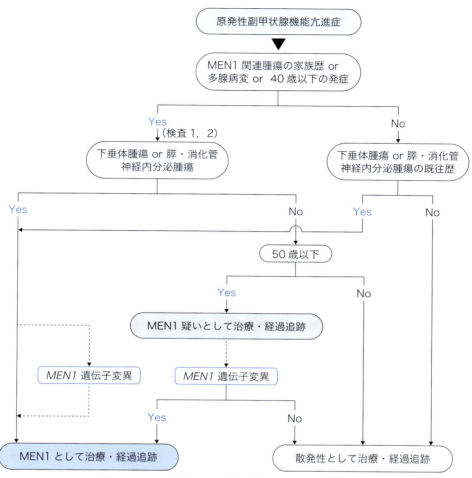

図4 MEN1 診断のアルゴリズム（文献7）より引用）

内科から．副甲状腺・骨代謝疾患診療マニュアル，平田結喜緒監修，pp26-29，診断と治療社，東京，2013
2) 千葉優子：高カルシウム血症の鑑別診断．副甲状腺・骨代謝疾患診療マニュアル，平田結喜緒監修，pp44-45，診断と治療社，東京，2013
3) 山内美香，杉本利嗣：原発性副甲状腺機能亢進症 病態・診断．副甲状腺・骨代謝疾患診療マニュアル，平田結喜緒監修，pp48-51，診断と治療社，東京，2013
4) Wang TS, Yen TWF, Evans DB：Parathyroid management in the MEN syndromes. Surgery of the Thyroid and Parathyroid Gland (Randolf GW 2nd eds), pp605-612, Elsevier, Philadelphia, 2013
5) Randolf GW, Grant CS, Kamani D：Princeples in surgical management of primary hyperparathyroidism. Surgery of the Thyroid and Parathyroid Gland (Randolf GW 2nd eds), pp546-566, Elsevier, Philadelphia, 2013
6) Silverberg SJ, Bilezikian JP：Primary hyperparathyroidism：pathophysiology, surgical indications, and preoperative workup. Surgery of the Thyroid and Parathyroid Gland (Randolf GW 2nd eds), pp531-538, Elsevier, Philadelphia, 2013
7) 多発性内分泌腫瘍症診療ガイドブック編集委員会編：多発性内分泌腫瘍症診療ガイドブック，金原出版，東京，2013

第5章 原発性副甲状腺機能亢進症（PHPT）の治療

2. 治療の概要

冨永芳博

Ⅰ. 術式の変遷

1980年頃，PHPTに対するPTxに関するわが国のreview articleには，PTx 100例以上の経験がない外科医はPTxをすべきでないと述べられていたことを鮮明に思い出す．その時，わが国でPTx 100例以上の経験がある外科医は，2人（藤本先生と園田先生）しかいらっしゃらなかった．画像診断もない時期で，経験が最も重要な時代であった．その頃のわれわれの経験は，SHPTに対するPTx症例は100例，PHPTは5例程度であった．そこで，筆者は1989年SwedenのUppsala大学に留学した．主にPHPTの適応，術式，病的副甲状腺がみつからないときどうするかが知りたかった．

1989年，当時のUppsala groupのPHPTに対するPTxはbilateral neck explorationで，過剰副甲状腺を含むすべての腺を確認し，最も大きい腺と2番目に大きい腺を切除し，病理検査に送っていた．病理教室には内分泌病理を専門とするGrimelius先生が待ち受け，迅速病理診断で，2番目に大きな腺が正常か，異常（過形成，腺腫，癌）かを見極める．2番目に大きな腺が正常であれば，手術は終了する．病的であれば，第3番目に大きな腺も切除するか，亜全摘出術を追加する．正常か，病的かは比重法（腺の比重によって過形成の程度を判断）によっても判断していた．彼らは過形成の存在を危惧していた．術者には，すべての腺を確認する能力と，内分泌病理医の眼（経験）が必要であった．

帰国してUppsalaの方法を最初踏襲したが，正常の副甲状腺を必ずしもすべて確認することが困難であったこと，術中迅速病理診断が必ずしも容易でなかったため，すべての腺を肉眼的に確認し，病的な大きな腺のみ切除し，残りの腺は肉眼的に正常であることを確認して手術を終了した．わが国にはUppsalaほどmulti gland diseaseは多くなく，PHPTは家族性HPTを除くと，ほとんどがsingle gland diseaseであることも判明してきた．

1980年頃，SwedenのLund大学のTibilinたちが，unilateral neck explorationでPHPTのsingle gland diseaseでは十分であることを提唱した．USで病的副甲状腺が存在すると思われる側のみ開創し，病的副甲状腺（腺腫）を切除し，同側のもう1腺が肉眼的に正常と思われれば手術は終了してよいという主張である．世界中の多くの内分泌外科医より異論が続出した．①USで果たして病的腺腫を確認できるのか？ ②同側だけの検討で反対側の病的副甲状腺の存在を見落とすことはないか？ ③double, adenoma, hyperplasiaを正しく診断・対応できるのか？ といった懸念であった．

2000年に入ると，minimally invasive parathyroidectomy（MIP）という概念が導入された．MIPは術前画像診断で確認された腺のみ小切開で切除する方法である（Focused exploration, Focused parathyroidectomy）．MIPは侵襲が小さく，入院も短期間で，医療経済的にも優れる．Focused PTxを成功させるためには，PHPTのうち家族性HPTは除外する．感度のよい画像診断が必要である．またmissed glandがないことを確認するために，MiamiのIrvinらは，術中PTH monitoringで病的副甲状腺切除後，PTH値が十分低下することで確認できることを提唱した[1〜4]．

Ⅱ. 術前画像診断

PHPTの術前検査としては，USとMIBIの併用が推奨される．われわれは通常，さらにCTを加えている．

2. 治療の概要

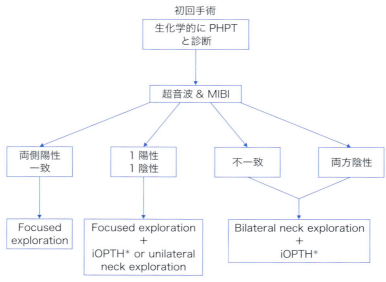

図1 副甲状腺部位診断アルゴリズム（文献5）より引用）
*iOPTH：intra-operative PTH monitering

図1はPHPTにおける画像診断のアルゴリズムである。両モダリティでも腫大副甲状腺が検出できないときで，PHPTが明らかに診断されていれば，両側頸部を開創し両側で病的副甲状腺を検出する。PHPTが軽度で診断が確実でないときは様子観察することもありうる。USとMIBIで検出部位が異なる（disconcordant）時は両側開創する。片側陽性，片側陰性の場合は片側開創かFocused explorationとなる。両方とも同部位に検出されれば，Focused explorationで，どの場合もiOPTHが必要である[5]。

Ⅲ．治療手順

PHPTの治療手順をアルゴリズム（図2）に示す[6]。基本的に手術（PTx）に勝るPHPTの治療法はない。症候性のPHPTの手術適応を選択することには問題はない。画像診断で腫大した副甲状腺が確認されれば，PHPTの診断はより確実になる。

問題は，無症候性PHPTの手術適応である。NIHガイドラインの手術適応について最新版を表に示す[7]。現実的には，NIHのrecommendationを満たさなくてもPHPTと診断され，手術リスク

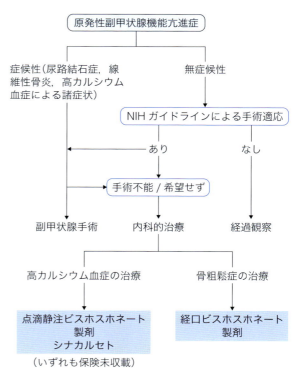

図2 原発性副甲状腺機能亢進症の治療手順（文献6）より引用）

表 無症候性 PHPT における手術適応（文献 7）より引用）

	2013
Measurement serum calcium (＞upper limit of normal)	1.0 mg/dL (0.25 mmol/L)
Skeletal	A. BMD by DXA：T-score＜－2.5 at lumbar spine, total hip, femoral neck, or distal 1/3 radius B. vertebral fracture by X-ray, CT, MRI, or VFA
Renal	A. Creatinine clearance ＜ 60 mL/min B. 24h urine for calcium＞400 mg/d (＞10 mmol/d) and increased stone risk by biochemical stone risk analysis C. Presence of nephrolithiasis or nephrocalcinosis by X-ray, ultrasound, or CT
Age（y）	＜50

が大きくなければ PTx を施行している。

Ⅳ．術中 PTH モニタリング

詳細については，第 3 章 6-1）の項参照。

われわれは Miami method に準じて iOPTH モニタリングを施行している。術前動脈ラインを挿入し，執刀前に採血し intact PTH を測定する（前値）。病的副甲状腺切除後 10 分で採血し PTH を測定する（後値）。後値/前値＜50％で病的副甲状腺は切除できたと判断する[8]。

文 献

1) Randolf GW, Grant CS, Kamani D：Princeples in surgical management of primary hyperparathyroidism. Surgery of the Thyroid and Parathyroid Glands (Randolf GW, 2nd eds), pp546-566, Elsevier, Philadelphia, 2013
2) Siperstein AE, Stephne AE, Milas M：Standard bilateral parathyroid exploration. Surgery of the Thyroid and Parathyroid Glands (Randolf GW, 2nd eds), pp567-579, Elsevier, Philadelphia, 2013
3) Perrier ND, Parangi S：Minimally invasive single gland exploration. Surgery of the Thyroid and Parathyroid Glands (Randolf GW, 2nd eds), pp580-589, Elsevier, Philadelphia, 2013
4) Pawell AC Libutti ST：Reoperation for sporadic primary hyperparathyroidism. Surgery of the Thyroid and Parathyroid Glands (Randolf GW, 2nd eds), pp657-664, Elsevier, Philadelphia, 2013
5) Mitmaker EJ, Grogan RH, Yang DUH：Guide to preoperative parathyroid localization testing. Surgery of the Thyroid and Parathyroid Glands (Randolf GW, 2nd eds), pp605-612, Elsevier, Philadelphia, 2013
6) 竹内靖博：原発性副甲状腺機能亢進症 治療の適応と内科的治療．副甲状腺・骨代謝疾患診療マニュアル，平田結喜緒監修，pp52-56，診断と治療社，東京，2013
7) Bilezikian JP, Brandi ML, Eastell R, et al：Guidelines for the management of asmptomatic primary hyperparathyroidism：summary statement from the fourth international workshop. J Clin Endocrinol Metab 99：3561-3569, 2014
8) Carneiro-PLA D, Pellitteri PK：Intraoperative PTH monitoring parathyroid surgery. Surgery of the Thyroid and Parathyroid Glands (Randolf GW, 2nd eds), pp605-612, Elsevier, Philadelphia, 2013

第5章　原発性副甲状腺機能亢進症（PHPT）の治療

3. 術式の選択と実際

冨永芳博

Ⅰ. Single gland disease

1. 副甲状腺腺腫[1〜5]

家族性 HPT が否定されれば，画像診断のアルゴリズムに従い Focused PTx を選択する。

われわれは Focused PTx でも，胸骨柄上縁より2横指頭側で，左右胸鎖乳突筋内縁を結ぶ横切開（3〜4 cm）で皮膚切開する。この切開であると，bilateral neck exploration に convert しやすい。型のごとく皮膚弁を作製するが，通常 XS サイズの wound retractor が挿入可能な範囲内で操作可能である。

前頸筋群を正中で切開し，副甲状腺腺腫が存在する領域で，甲状腺と総動脈の間を剝離し腺腫に到達する。NIM で反回神経の損傷がないことを確認しつつ，腺腫を切除する。術中迅速病理診断で病的副甲状腺であることを確認し，IOPTH で PTH の低下を確認後，12F の閉鎖式ドレーンを1本留置して手術を終了する。PTH の十分な低下が得られないときは，bilateral neck exploration に convert する。

2. 副甲状腺癌

副甲状腺癌は稀な疾患である。PHPT の約1%にすぎない。生命予後は5年生存率20〜90%，10年生存率42〜80%との報告がある。副甲状腺癌の臨床的診断は困難である。良性副甲状腺腫瘍に比して特有な症状はなく，血清 Ca 値は高値で，骨病変など臨症所見は高度である。ときに固い腫瘤を頸部に触れる。円形に腫大する。周囲組織への浸潤，遠隔転移，リンパ節転移が認められれば，癌が強く疑われる。

発癌の責任遺伝子としては HRPT2（1q25-q32）が挙げられるが，副甲状腺癌の発生機序はほかにもありそうである[6]。

病理組織診断も困難である。凍結病理組織診断は不可能である。病理組織像の診断としては，Shantz と Casteleman の報告が有名である。癌に特徴的な項目としては，被膜浸潤，血管浸潤，周囲組織への浸潤，所属リンパ節への転移，遠隔転移が definitive な項目である。Follow up 中に遠隔転移がみつかり，初回手術時に切除した腫瘍が癌と診断されることも稀ではない。

上記の特徴より術前，術中に副甲状腺癌を疑えば，同側甲状腺葉部を含め en-bloc に切除する。

同側の旁気管領域，リンパ節に転移が確認されれば，外側域のリンパ節郭清を併せて施行する[6]。

Ⅱ. Multi gland disease

1. Double adenoma

わが国での double adenoma の頻度は3〜5%である。Double adenoma の存在は，術前画像診断か IOPTH にて PTH の低下が著しくなく，bilateral neck exploration した際に発見することがほとんどである。3個以上存在することは稀で，腫大した腺腫のみ切除すればよい。

2. Hyperplasia（sporadic）

わが国ではきわめて稀である。Hyperplasia と adenoma の鑑別点を表に示す[7,8]。

わが国では SHPT 以外に hyperplasia と診断する病理医は多くないが，多結節性で polyclonal な増殖を示す腺を hyperplasia と診断する病理医が存在する。

表　副甲状腺過形成と腺腫の組織学的鑑別点（文献7より引用）

1. 個々の細胞では全く区別がつかない。
2. 過形成は通常多結節性であり，腺腫は単結節性である。
3. 腺腫には腫瘤周囲に normal rim と称される萎縮した腺組織が観察される。

Sweden 留学中に non-familial primary hyperplasia の病理像と臨床像を比較研究する機会を得た。病理組織像の特徴は asymmetric enlargement, oxyphilic cell の増加，結節をつくる傾向で SHPT の hyperplasia と変わりなかった。Primary hyperplasia で水明様細胞が増殖する water clear cell hyperplasia が存在するが，われわれは遭遇したことがない[9]。

どちらにせよ，non-familial primary hyperplasia は subtotal PTx が適当と考える。

3. MEN type 1

Subtotal PTx か，total PTx with forearm autograft のどちらかになる。再発時の再手術を考慮すると，total PTx with forearm autograft が適当である。機能低下症が問題になるが，ビタミン D と Ca の補充療法で対応可能である。

手術の実際は，SHPT に対する PTx 症例と変わらない[4]。

4. MEN type 2

副甲状腺病変が involve されることは 20% 程度で，しかも軽度であるので，副甲状腺の処理の仕方には議論がある。腫大した副甲状腺のみ切除し，in situ に頸部に温存する外科医が多いと考えられる。同時に medullary carcinoma の手術を施行する場合には，in situ に副甲状腺を残存させることは困難であり，われわれは副甲状腺を全摘し，前腕筋肉内に自家移植することを基本としている。

5. ほかの家族性副甲状腺機能亢進症

HPT-JT，NSHPT，FIHPT はいずれも multigland disease で多腺切除が適当と書かれているが，自験例はない[4,8]。

Ⅲ．PTx の効果

PTx による PHPT の臨床効果については，いくつかの報告が認められる。

生化学的な異常（Ca，P，ALP，PTH など）は速やかに正常化する。血清 Ca 値は通常，正常値以下に低下することはないが，骨病変（hungry bone syndrome）が著しい症例，術前血清 Ca 値が著しく高値な症例では低 Ca 血症症状を呈することが多く，Ca 補充療法を要する。著しい低 Ca 血症が予測される症例では，SHPT と同様中心静脈カテーテル留置が必要である。

腎結石は，90% の症例で PTx 後新しい結石のエピソードは観察されないと報告されている。

いわゆる神経・筋・精神症状は，PTx 後明らかに改善することが多い。患者は朗らかになり，食欲も亢進し，快適となる。これらの症状の改善を客観的に表すことは困難であるが，いくつかのアンケートによる研究があり，提示されている[10]。

PTx 後 BMC が増加する。部位によりその動向は異なるが，橈骨遠位端 1/3，腰椎，大腿骨頸部ともに PTx 10～15 年までは維持または増加する。骨折のリスクは PHPT で高いが，PTx によりリスクは低下する[11]。

消化性潰瘍，高血圧は PTx にて改善は困難である。生命予後の改善についても controversial である。

いずれにせよ，適応を満たす PHPT が存在すれば，PTx を施行することに躊躇する必要はない。

文　献

1) Randolf GW, Grant CS, Kamani D：Princeples in surgical management of primary hyperparathyroidism. Surgery of the Thyroid and Parathyroid Glands (Randolf GW, 2nd eds), pp546-566, Elsevier, Philadelphia, 2013
2) Siperstein AE, Stephne AE, Milas M：Standard bilateral parathyroid exploration. Surgery of the Thyroid and Parathyroid Glands (Randolf GW, 2nd eds), pp567-579, Elsevier, Philadelphia, 2013
3) Perrier ND, Parangi S：Minimally invasive single gland exploration. Surgery of the Thyroid and Parathyroid Glands (Randolf GW, 2nd eds), pp580-589, Elsevier, Philadelphia, 2013
4) Akerstrom G, Stlberg P：Surgical management of multiglandular parathyroid disease. Surgery of the Thyroid and Parathyroid Glands (Randolf GW, 2nd eds), pp620-638, Elsevier, Philadelphia, 2013
5) Pawell AC, Libutti ST：Reoperation for sporadic primary hyperparathyroidism. Surgery of the Thyroid and Parathyroid Glands (Randolf GW, 2nd eds), pp657-664, Elsevier, Philadelphia, 2013
6) Pasieka JL, Toro Serra RO, Clayman G, et al：Parathyroid carcinoma. Surgery of the Thyroid and Parathyroid Glands (Randolf GW, 2nd eds), pp605-612, Elsevier, Philadelphia, 2013
7) 亀山香織：病理学から．平田結喜緒（監修），副甲状

腺・骨代謝疾患診療マニュアル，pp34-35，診断と治療社，東京，2013
8) Delellis RA：Surgical pathology of the parathyroid glands. Surgery of the Thyroid and Parathyroid Glands（Randolf GW, 2nd eds），pp605-612, Elsevier, Philadelphia, 2013
9) Tominaga Y, Grimelius L, Johansson H, et al：Histological and clinical features of non-familial primary parathyroid hyperplasia. Pathol Res Pract 188：115-122, 1992
10) Pasieka JL, Parsons LL：A prospective surgical outcome study assessing the impact of parathyroidectomy on symptoms in patients with secondary and tertiary hyperparathyroidism. Surgery 128：531-539, 2000
11) Silverberg SJ, Bilezikian JP：Primary hyperparathyroidism：pathophysiology, surgical indicasions, and preoperative workup. Surgery of the Thyroid and Parathyroid Glands（Randolf GW, 2nd eds），pp531-538, Elsevier, Philadelphia, 2013

第5章 原発性副甲状腺機能亢進症（PHPT）の治療

4．PHPTの内科的治療

冨永芳博

　NIHの無症候性PHPTでNIHのガイドラインを満たしても手術を拒否する症例，合併症で手術ができない症例でのfollow-upの方法についてもガイドラインは詳細に述べている。進行していればPTxを強く勧める。PTxに勝る内科的治療は存在しないが，どうしてもPTxができない症例に対しては内科的治療を試みる。

　ビタミンDの投与が一般的とされる。わが国でビタミンDの投与は一般的ではない。高Ca血症の進行には留意が必要である。最近使用が可能となったデノスマブはRANKLに対する抗体で，線維性骨炎を強力に抑制するため，低Ca症状を呈することがある。シナカルセトは欧米，わが国ともCKDステージ5Dの患者に使用可能であるが，PHPTに対しても試みられている。シナカルセトは血清Ca値を低下させるがPTHの低下は著しくなく，BMCの改善は認められないため，無症候性PHPTの適応として認められない。一方，シナカルセトは外科治療のrescue therapyとして使用が認められている。つまり，外科治療で改善が困難なPHPT，あるいは手術にて切除が困難な副甲状腺癌由来の高Ca血症に対してである。特に副甲状腺癌に対する治療法としては，外科治療以外に有効な治療な方法はなく，高Ca血症が直接的な死因で，有効な抗癌剤が存在しないことを考えると朗報である。Ca値の低下に比してPTH値の低下が著しくないことは，Ca値の低下はPTH値の低下を介してではないことがうかがわれる。消化器症状により多量なシナカルセトの内服が困難であることも問題である[1,2]。

文　献

1) Silverberg SJ, et al：Cinacalcet hydrochloride reduces the serum calcium concentration in inoperable parathyroid carcinoma. J Clin Endocrinol Maetab 92：3803-3808, 2007
2) 山本貴之，冨永芳博：シナカルセトの適応拡大後の原発性副甲状腺機能亢進症，副甲状腺癌に対する治療戦略　日内分泌・甲状腺外会誌 31：205-209, 2014

付 章

副甲状腺に関する業績

英語論文（主に副甲状腺に関する論文）

1) Takagi H, Tominaga Y, Uchida K, Yamada N, Ishii T, Morimoto T, Yasue M：Preoperative diagnosis of secondary hyperparathyroidism using computed tomography. J Comput Assist Tomogr 6：527-528, 1982

2) Takagi H, Uchida K, Tominaga Y, Yamada N, Ishii T, Morimoto T, Yasue M：Chronic hypophosphatemia in the renal homograft recipient. Nagoya J Med Sci 44：83-87, 1982

3) Takagi H, Tominaga Y, Uchida K, Yamada N, Kano T, Kawahara K, Suzuki H：Polymorphism of parathyroid glands in patients with chronic renal failure and secondary hyperparathyroidism. Endocrinol Jpn 30：463-468, 1983

4) Takagi H, Tominaga Y, Uchida K, Yamada N, Morimoto T, Yasue M：Image diagnosis of parathyroid glands in chronic renal failure. Ann Surg 198：74-79, 1983

5) Takagi H, Uchida K, Yamada N, Morimoto T, Yasue M, Tominaga Y, Kawai M, Kano T, Kawahara K：Major surgery in patients undergoing hemodialysis. Nagoya J Med Sci 46：109-116, 1984

6) Takagi H, Tominaga Y, Uchida K, Yamada N, Kawai M, Kano T, Morimoto T：Subtotal versus total parathyroidectomy with forearm autograft for secondary hyperparathyroidism in chronic renal failure. Ann Surg 200：18-23, 1984

7) Takagi H, Tominaga Y, Uchida K, Yamada N, Kano T, Morimoto T：Comparison of imaging methods for diagnosing enlarged parathyroid glands in chronic renal failure. J Comput Assist Tomogr 9：733-737, 1985

8) Takagi H, Tominaga Y, Uchida K, Yamada N, Kawai M, Kano T, Funahashi H, Mizuno S：Evaluation of image-diagnosing methods of enlarged parathyroid glands in chronic renal failure. World J Surg 10：605-611, 1986

9) Takagi H, Tominaga Y, Tanaka Y, Uchida K, Orihara A, Yamada N, Kawai M, Hayashi S, Taira N, Kano T：Total parathyroidectomy with forearm autograft for secondary hyperparathyroidism in chronic renal failure. Ann Surg 208：639-644, 1988

10) Tominaga Y, Tanaka Y, Uchida K, Kano T, Yamada N, Orihara A, Kawai M, Taira N, Takagi H：Surgical treatment of renal hyperparathyroidism. the result 160 patients. Endocrine Surgery 6：59-64, 1989

11) Tominaga Y, Grimelius L, Falkmer UG, Johansson H, Falkmer S：DNA ploidy pattern of parathyroid parenchymal cells in renal secondary hyperparathyroidism. Anal Cell Pathol 3：325-333, 1991

12) Tominaga Y, Tanaka Y, Sato K, Numano M, Uchida K, Takagi H：Surgical treatment of secondary hyperparathyroidism. J Bone Miner Met 9：56-62, 1991

13) Tominaga Y, Grimelius L, Johansson H, Rudberg C, Johansson H, Ljunghall S, Bergström R, Rastad J, Akerström G：Histological and clinical features of non-familial primary parathyroid

hyperplasia. Pathol Res Pract 188：115-122, 1992

14) Tominaga Y, Tanaka Y, Sato K, Numano M, Uchida K, Falkmer U, Grimelius L, Johansson H, Takagi H：Recurrent renal hyperparathyroidism and DNA analysis of autografted parathyroid tissue. World J Surg 16：595-603, 1992

15) Tominaga Y, Uchida K, Sato K, Numano M, Tanaka Y, Takagi H：Parathyroidectomy before and after renal transplantation. Transplant Proc 24：1861-1862, 1992

16) Fukuda N, Tanaka H, Tominaga Y, Fukagawa M, Kurokawa K, Seino Y：Decreased 1,25-dihydroxyvitamin D3 receptor density is associated with more severe form of parathyroid hyperplasia in chronic uremic patients. J Clin Invest 92：1436-1443, 1993

17) Tanaka Y, Seo H, Tominaga Y, Funahashi H, Matsui N, Takagi H：Factors related to the recurrent hyperfunction of autografts after total parathyroidectomy in patients with severe secondary hyperparathyroidism. Surg Today 23：220-227, 1993

18) Tominaga Y, Sato K, Numano M, Tanaka Y, Takagi H：Surgical treatment of renal hyperparathyroidism. Asian J Surg 17：121-126, 1994

19) Tominaga Y, Numano M, Uchida K, Katayama A, Haba T, Asano H, Sato K, Tanaka Y, Takagi H：Parathyroidectomy for patients with renal hyperparathyroidism refractory to calcitriol pulse therapy. J Bone Miner Met 12：S99-S104, 1994

20) Tominaga Y, Numano M, Uchida K, Sato K, Asano H, Haba T, Katayama A, Yokoyama I, Suzuki K, Tanaka Y, Takagi H：Lung metastasis from parathyroid carcinoma causing recurrent renal hyperparathyroidism in a hemodialysis patient：report of a case. Surg Today 25：984-986, 1995

21) Tominaga Y, Sato K, Tanaka Y, Numano M, Uchida K, Takagi H：Histopathology and pathophysiology of secondary hyperparathyroidism due to chronic renal failure. Clin Nephrol 44：S42-S47, 1995

22) Tanaka Y, Funahashi H, Imai T, Tobinaga J, Murase H, Andoh H, Wada M, Matsuyama T, Tominaga Y, Takagi H：Heterotransplantation of human parathyroid glands into nude mice. Endocr J 42：9-14, 1995

23) Tominaga Y, Kohara S, Namii Y, Nagasaka T, Haba T, Uchida K, Numano M, Tanaka Y, Takagi H：Clonal analysis of noudular parathyroid hyperplasia in renal hyperparathyroidism. World J Surg 20：744-752, 1996

24) Tominaga Y, Sato K, Numano M, Tanaka Y, Uchida K, Asano H, Katayama A, Takagi H：Indication for parathyroidectomy in renal hyperparathyroidism. Acta Chirurgica Austriaca 124：10-14, 1996

25) Tominaga Y, Tanaka Y, Sato K, Numano M, Uchida K, Asano H, Haba T, Kawai M, Yokoyama I, Takagi H：Supernumerary parathyroid glands in surgery for renal hyperparathyroidism. Acta Chirurgica Austriaca 124：16-20, 1996

26) Tanaka Y, Tominaga Y, Funahashi H, Sato K, Numano M, Takagi H：Preoperative localization studiese in secondary hyperplasia. Acta Chirurgica Austriaca 142：14-16, 1996

27) Takagi H, Tominaga Y, Tanaka Y, Sato K, Numano M, Uchida K：Experiences of total para-

thyroidectomy with forearm autografts for 254 patients with renal hyperparathyroidism. Acta Chirurgica Austriaca 124：28-32, 1996

28) Tominaga Y, Tanaka Y, Sato K, Numano M, Uchida K, Asano H, Haba T, Falkmer U, Grimelius L, Johansson H, Takagi H：DNA studies in graft-dependent hyperparathyroidism. Acta Chirurgica Austriaca 124：65-68, 1996

29) Tanaka Y, Funahashi H, Imai T, Wada M, Tominaga Y, Mishra SK, Takagi H：Functional and morphometric study of cryopreserved human parathyroid tissue transplanted into nude mice. World J Surg 20：692-699, 1996

30) Tanaka Y, Funahashi H, Imai T, Seo H, Tominaga Y, Takagi H：Oxyphil cell function in secondary parathyroid hyperplasia. Nephron 73：580-586, 1996

31) Uemura O, Goto Y, Iwasa M, Ando T, Sato K, Tominaga Y, Uchida K, Ichiki T, Sugiyama N：Secondary carnitine palmitoyltransferase deficiency in chronic renal failure and secondary hyperparathyroidism. Tohoku J Exp Med 178：307-314, 1996

32) Tominaga Y, Takagi H：Molecular genetics of hyperparathyroid disease. Curr Opin Nephrol Hypertens 5：336-341, 1996

33) Tanaka Y, Funahashi H, Imai T, Tominaga Y, Takagi H：Parathyroid function and bone metabolic markers in primary and secondary hyperparathyroidism. Semin Surg Oncol 13：125-133, 1997

34) Uchida K, Tominaga Y, Tanaka Y, Takagi H：Renal transplantation and secondary hyperparathyroidism. Semin Surg Oncol 13：97-103, 1997

35) Takagi H, Tominaga Y, Tanaka Y, Uchida K：Surgery for renal hyperparathyroidism—experience of 640 cases. Nagoya J Med Sci 60：15-22, 1997

36) Tominaga Y, Numano M, Tanaka Y, Uchida K, Takagi H：Surgical treatment of renal hyperparathyroidism. Semin Surg Oncol 13：87-96, 1997

37) Tominaga Y, Tanaka Y, Sato K, Nagasaka T, Takagi H：Histopathology, pathophysiology and indications for surgical treatment of renal hyperparathyroidism. Semin Surg Oncol 13：78-86, 1997

38) Tominaga Y, Johansson H, Johansson H, Takagi H：Secondary hyperparathyroidism：pathophysiology, histopathology, and medical and surgical management. Surg Today 27：787-792, 1997

39) Tanaka Y, Funahashi H, Imai T, Tominaga Y, Takagi H：Parathyroid function and bone metabolic markers in primary and secondary hyperparathyroidism. Semin Surg Oncol 13：125-133, 1997

40) Sato K, Tominaga Y, Ichikawa F, Uchida K, Tsuchiya T, Kubodera N, Takagi H：Suppression of parathyroid hormone secretion by 22-oxa-calcitriol in human parathyroid hyperplasia due to uremia in vitro. Nephrology 4：177-182, 1998

41) Numano M, Tominaga Y, Uchida K, Orihara A, Tanaka Y, Takagi H：Surgical significance of supernumerary parathyroid glands in renal hyperarathyroidism. World J Surg 22：1098-1103, 1998

42) Tominaga Y, Uchida K, Haba T, Katayama A, Yamada K, Sato T, Hibi Y, Tsuzuki T, Tanaka Y, Takagi H : Thyroid lesions in patients with renal hyperparathyroidism. Thyroidol Clin Exp 10 : 275-277, 1998

43) Funahashi H, Tanaka Y, Imai T, Wada M, Tsukamura K, Hayakawa Y, Matsuura N, Kikumori T, Oiwa M, Tominaga Y, Takagi H : Parathyroid hormone suppression by 22-oxacalcitriol in the severe parathyroid hyperplasia. J Endocrinol Invest 21 : 43-47, 1998

44) Tanaka Y, Imai T, Matuura N, Oiwa M, Kikumori T, Mase T, Shibata A, Hayashi H, Hayakawa Y, Wada M, Tominaga Y, Funahashi H : Normal parathyroid autotransplantation in operations for differentiated thyroid cancer : an experimental transplant study on nude mice. Thyroidl Clin Exp 10 : 271-273, 1998

45) Tominaga Y, Tsuzuki T, Uchida K, Haba T, Otsuka S, Ichimori T, Yamada K, Numano M, Tanaka Y, Takagi H : Expression of PRAD1/cyclin D1, retinoblastoma gene products, and Ki67 in parathyroid hyperplasia caused by chronic renal failure versus primary adenoma. Kidney Int 55 : 1375-1383, 1999

46) Fukagawa M, Kitaoka M, Tominaga Y, Akizawa T, Kurokawa K : Selective percutaneous ethanol injection therapy (PEIT) of the parathyroid in chronic dialysis patients—the Japanese strategy. Nephrol Dial Transplant 14 : 2574-2577, 1999

47) Tominaga Y : Surgical management of secondary hyperparathyroidism in uremia. Am J Med Sci 317 : 390-397, 1999

48) Tominaga Y : Mechanism of parathyroid tumourigenesis in uraemia. Nephrol Dial Transplant 14 (Suppl) : 63-65, 1999

49) Hayakawa Y, Tanaka Y, Funahashi H, Imai T, Matsuura N, Oiwa M, Kikumori T, Mase T, Tominaga Y, Nakao A : Hyperphosphatemia accelerates parathyroid cell proliferation and parathyroid hormone secretion in severe secondary parathyroid hyperplasia. Endocr J 46 : 681-686, 1999

50) Fukagawa M, Tominaga Y, Kitaoka M, Kakuta T, Kurokawa K : Medical and surgical aspects of parathyroidectomy. Kidney Int Suppl 73 : S65-S69, 1999

51) Tominaga Y : Management of renal hyperparathyroidism. Biomed Pharmacother 54(Suppl 1) : 25-31, 2000

52) Tanaka Y, Naruse T, Funahashi H, Imai T, Suzumura K, Mase T, Tominaga Y : Bone metabolic analysis in patients with primary hyperparathyroidism. Biomed Pharmacother 54 (Suppl 1) : 97-99, 2000

53) Hibi Y, Tominaga Y, Uchida K, Takagi H, Imai H, Funahashi H, Nakao A : Preoperative imaging diagnosis for persistent renal hyperparathyroidism. Asian J Surg 24 : 153-159, 2001

54) Yajima A, Tanaka K, Tominaga Y, Ogawa Y, Tanizawa T, Inou T, Otsubo O, Otsubo K : Early changes of bone histology and circulating markers of bone turnover after parathyroidectomy in hemodialysis patients with severe hyperparathyroidism. Clin Nephrol 56 : 27-34, 2001

55) Sato T, Tominaga Y, Iwasaki Y, Kazama JJ, Shigematsu T, Inagaki H, Watanabe I, Katayama A, Haba T, Uchida K, Fukagawa M : Osteoprotegerin levels before and after renal transplanta-

tion. Am J Kidney Dis 38(Suppl 1)：S175-S177, 2001

56) Tominaga Y, Uchida K, Haba T, Katayama A, Sato T, Hibi Y, Numano M, Tanaka Y, Inagaki H, Watanabe I, Hachisuka T, Takagi H：More than 1,000 cases of total parathyroidectomy with forearm autograft for renal hyperparathyroidism. Am J Kidney Dis 38(Suppl 1)：S168-S171, 2001

57) Tominaga Y：Uremic calciphylaxis syndrome：calcified uremic arteriolopathy. Internal Med 40：1174-1175, 2001

58) Fukagawa M, Kitaoka M, Tominaga Y, Kurokawa K：Imaging and intervention of parathyroid hyperplasia. The Spectrum of Renal Osteodystrophy, pp421-438, Oxford Medical Publications, 2001

59) Hibi Y, Tominaga Y, Sato T, Katayama A, Haba T, Uchida K, Ichimori T, Numano M, Tanaka Y, Takagi H, Imai T, Funahashi H, Nakao A：Reoperatin for renal hyperparathyroidism. World J Surg 26：1301-1307, 2002

60) Hibi Y, Tominaga Y, Uchida K, Takagi H, Imai T, Funahashi H, Nakao A：Cases with fewer than four parathyroid glands in patients with renal hyperparathyroidism at initial parathyroidectomy. World J Surg 26：314-317, 2002

61) Fukagawa M, Kitaoka M, Tominaga Y, Akizawa T, Kakuta T, Onoda N, Koiwa F, Yumita S, Kurokawa K：for the Japanese Society for Parathyroid Intervention：Guidelines for percutaneous ethanol injection therapy of the parathyroid glands in chronic dialysis patients. Nephrol Dial Transplant 18(Suppl 3)：iii31-iii33, 2003

62) Tominaga Y, Katayama A, Sato T, Matsuoka S, Goto N, Haba T, Hibi Y, Numano M, Ichimori T, Uchida K：Re-operation is frequently required when parathyroid glands remain after initial parathyroidectomy for advanced secondary hyperparathyroidism in uraemic patients. Nephrol Dial Transplant 18(Suppl 3)：iii65-iii70, 2003

63) Sato T, Inagaki A, Uchida K, Ueki T, Goto N, Matsuoka S, Katayama A, Haba T, Tominaga Y, Okajima Y, Ohta K, Suga H, Taguchi S, Kakiya S, Itatsu T, Kobayashi T, Nakao A：Diabetes mellitus after transplant：relationship to pretransplant glucose metabolism and tacrolimus or cyclosporine A-based therapy. Transplantation 76：1320-1326, 2003

64) Yajima A, Ogawa Y, Takahashi HE, Tominaga Y, Inou T, Otsubo O：Changes of bone remodeling immediately after parathyroidectomy for secondary hyperparathyroidism. Am J Kideney Dis 42：729-738, 2003

65) Miyazaki S, Igarashi M, Nagata A, Tominaga Y, Onodera K, Komoda T：Development of immunoassays for type-5 tartrate-resistant asid phosphatase in human serum. Clin Chim Acta 329：109-115, 2003

66) Tanaka M, Tominaga Y, Sawatari E, Itoh K, Matsushita K, Matsushita K, Matsuoka S, Ueki T, Goto N, Sato T, Katayama A, Haba T, Uchida K：Infarction of mediastinal parathyroid gland causing spontaneous remission of secondary hyperparathyroidisim. Am J Kideney Dis 44：762-767, 2004

67) Sato T, Tominaga Y, Ueki T, Goto N, Matsuoka S, Katayama A, Haba T, Uchida K, Nakanishi

S, Kazama JJ, Gejyo F, Yamashita T, Fukagawa M : Total parathyroidectomy reduces elevated circulating fibroblasat growth factor 23 in advanced secondary hyperparathyroidism. Am J Kidney Dis 44 : 481-487, 2004

68) Tominaga Y, Matsuoka S, Sato T : Surgical indications and procedures of parathyroidectomy in patients with chronic kidney disease. Ther Apher Dial 9 : 44-47, 2005

69) Matsuoka S, Tominaga Y, Uno N, Goto N, Sato T, Katayama A, Haba T, Uchida K, Kobayashi K, Nakao A : Calciphylaxis : a rare complication of patients who required parathyroidectomy for advanced renal hyperparathyroidism. World J Surg 29 : 632-635, 2005

70) Goto N, Tominaga Y, Matsuoka S, Sato T, Katayama A, Haba T, Uchida K : Cardiovascular complications caused by advanced secondary hyperparathyroidism in chronic dialysis patients ; special focus on dilated cardiomyopathy. Clin Exp Nephrol 9 : 138-141, 2005

71) Tanaka M, Ito K, Matsushita K, Matsushita K, Tominaga Y, Matsuoka S, Ueki T, Goto N, Sato T, Katayama A, Haba T, Uchida K : Usefulness of power Doppler ultrasonography for the diagnosis of autoinfarction of parathyroid gland in secondary hyperparathyroidism. Clin Calcium 15 (Suppl 1) : 46-50, 2005

72) Tahara H, Yumita S, Ishida M, Tsuruta Y, Cunningham J, Fukagawa M, Tominaga Y, Tokumoto M, Onoda N : Present status and problems in vitamin D and sevelamer therapy (discussion). Clin Calcium 15 (Suppl 1) : 225-228, 2005

73) Hibi Y, Kambe F, Tominaga Y, Mizuno Y, Kobayashi H, Iwase K, Imai T, Seo H : Up-regulation of the gene encoding protein kinase A type I α regulatory subunit in nodular hyperplasia of parathyroid glands in patients with chronic renal failure. J Clin Endocrinol Metab 91 : 563-568, 2006

74) Tominaga Y, Inaguma D, Matsuoka S, Tahara H, Kukita K, Kurihara S, Onoda N, Tsuruta Y, Tsutsui S, Ohta K, Kuwahara M, Tanaka M, Nishizawa Y (PTG study group) : Is the volume of the parathyroid gland a predictor of maxacalcitol response in advanced secondary hyperparathyroidism? Ther Apher Dial 10 : 198-204, 2006

75) Tanaka M, Tominaga Y, Itoh K, Matsushita K, Matsushita K, Matsuoka S, Ueki T, Goto N, Sato T, Katayama A, Haba T, Uchida K : Autoinfarction of the parathyroid gland diagnosed by power Doppler ultrasonography in a patients with secondary hyperparathyroidism. Nephrol Dial Transplant 21 : 1092-1095, 2006

76) Dusso AS, Sato T, Arcidiacono MV, Alvarez-Hernandez D, Yang J, Gonzalez-Suarez I, Tominaga Y, Slatopolsky E : Pathogenic mechanisms for parathyroid hyperplasia. Kidney Int Suppl (102) : S8-S11, 2006

77) Tominaga Y : Surgical treatment of secondary hyperparathyroidism due to chronic kidney disease. Ups J Med Sci 111 : 277-292, 2006

78) Matsuoka S, Tominaga Y, Uno N, Goto N, Sato T, Katayama A, Uchida K, Nakao A : Surgical significance of undescended parathyroid gland in renal hyperparathyroidism. Surgery 139 : 815-820, 2006

79) Matsuoka S, Tominaga Y, Sato T, Uno N, Goto N, Katayama A, Uchida K, Tsuzuki T : Recur-

rent renal hyperparathyroidism caused by parathyromatosis. World J Surg 31：299-305, 2007

80）Matsuoka S, Tominaga Y, Sato T, Uno N, Goto N, Katayama A, Uchida K, Takami H：QuiCk-intraOperative Bio-intact PTH assay at parathyroidectomy for secondary hyperparathyroidism. World J Surg 31：824-831, 2007

81）Yajima A, Inaba M, Tominaga Y, Ito A：Miniimodeling reduces the rate of cortical bone loss in patients with secondary hyperparathyroidism. Am J Kidney Dis 49：440-451, 2007

82）Tominaga Y, Matsuoka S, Sato T, Uno N, Goto N, Katayama A, Haba T, Uchida K（Yagoto PTx Forum）：Clinical features and hyperplastic patterns of parathyroid glands in hemodialysis patients with advanced secondary hyperparathyroidism refractory to maxacalcitol treatment and required parathyroidectomy. Ther Apher Dial 11：266-273, 2007

83）Yajima A, Inaba M, Ogawa Y, Tominaga Y, Tanizawa T, Inou T, Otsubo O：Significance of time-course changes of serum bone markers after parathyroidectomy in patients with uraemic hyperparathyroidism. Nephrol Dial Transplant 22：1645-1657, 2007

84）Dusso AS, Arcidiacono MV, Sato T, Alvarez-Hemandez D, Yang J, Gonzalez-Suarez I, Tominaga Y, Slatopolsky E：Molecular basis of parathyroid hyperplasia. J Ren Nutr 17：45-47, 2007

85）Yamashiro N, Tominaga Y, Matsuoka S, Uno N, Goto N, Sato T, Katayama A, Hashiba M, Tsuzuki T, Uchida K：A supernumerary parathyroid gland located in an unusual site, parapharyngeal space, in a patient with persistent renal hyperparathyroidism. Nephrol Dial Transplant 23：419-420, 2008

86）Arcidiacono MV, Sato T, Alvarez-Hernandez D, Yang J, Tokumoto M, Gonzalez-Suarez I, Lu Y, Tominaga Y, Cannata-Andia J, Slatopolsky E, Dusso AS：EGFR activation increases parathyroid hyperplasia and calcitriol resistance in kidney disease. J Am Soc Nephrol 19：310-320, 2008

87）Eriguchi R, Umakoshi J, Tominaga Y, Sato Y：Successful treatment of inoperable recurrent secondary hyperparathyroidism with cinacalcet HCl. Nephrol Dial Transplant Plus 1：218-220, 2008

88）Tominaga Y, Tsuzuki T, Matsuoka S, Uno N, Sato T, Shimabukuro S, Goto N, Nagasaka T, Uchida K：Expression of parafibromin in distant metastatic parathyroid tumors in patients with advanced secondary hyperparathyroidism due to chronic kidney disease. World J Surg 32：815-821, 2008

89）Tominaga Y：Current status of parathyroidectomy for secondary hyperparathyroidism in Japan. Nephrol Dial Transplant Plus（Suppl 3）：iii35-iii38, 2008

90）Komaba H, Takeda Y, Shin J, Tanaka R, Kakuta T, Tominaga Y, Fukagawa M：Reversed whole PTH/intact PTH ratio as an indicator of marked parathyroid enlargement：five case studies and a literature review. Neprol Dial Transplant Plus 1（Suppl 3）：iii54-iii58, 2008

91）Onoda N, Fukagawa M, Tominaga Y, Kitaoka M, Akizawa T, Koiwa F, Kakuta T, Kurokawa K；for the Japanese Society for Parathyroid Intervention：New clinical guideline for selective direct injection therapy of the parathyroid glands in chronic dialysis patients. Nephrol Dial

Transplant Plus (Suppl 3) : iii26-iii28, 2008

92) Kakuta T, Fukagawa M, Kitaoka M, Koiwa F, Onoda N, Tominaga Y, Akizawa T, Kurokawa K, for the Japanese Society for Parathyroid Intervention : Percutaneous ethanol injection therapy for advanced renal hyperparathyroidism in Japan : 2004 survey by the Japanese Society for parathyroid intervention. Nephrol Dial Transplant Plus (Suppl 3) : iii21-iii25, 2008

93) Tominaga Y, Matsuoka S, Uno N, Sato T : Parathyroidectomy for secondary hyperparathyroidism in the era of calcimimetics. Ther Apher Dial 12 (Suppl 1) : S21-S26, 2008

94) Matsuoka S, Tominaga Y, Sato T, Uno N, Hiramitsu T, Goto N, Nagasaka T, Uchida K : Relationship between the dimension of parathyroid glands estimated by ultrasonography and the hyperplastic pattern in patients with renal hyperparathyroidism. Ther Apher Dial 12 : 391-395, 2008

95) Uno N, Tominaga Y, Matsuoka S, Tsuzuki T, Shimabukuro S, Sato T, Goto N, Nagasaka T, Katayama A, Uchida K : Incidence of parathyroid glands located in thymus in patients with renal hyperparathyroidism. World J Surg 32 : 2516-2519, 2008

96) Yajima A, Inaba M, Tominaga Y, Ito A : Bone formation by minimodeling is more active than remodeling after parathyroidectomy. Kidney Int 74 : 775-781, 2008

97) Sato K, Tominaga Y, Ichikawa F, Uchida K, Takezawa J, Tsuchiya T, Kubodera N, Takagi H : In vitro suppression of parathyroid hormone secretion by 22-oxa-calcitriol in human parathyroid hyperplasia due to uraermia. Nephrology 4 : 177-182, 2008

98) Nakai S, Akiba T, Kazama J, Yokoyama Y, Fukagawa M, Tominaga Y, Iseki K, Tsubakihara Y : Effects of serum calcium, phosphorous, and intact parathyroid hormone levels on survival in chronic hemodialysis patients in japan. Ther Apher Dial 12 : 49-54, 2008

99) Nanasato M, Goto N, Isobe S, Unno K, Hirayama H, Sato T, Matsuoka S, Nagasaka T, Tominaga Y, Uchida K, Murohara T : Restored cardiac conditions and left ventricular function after parathyroidectomy in a hemodialysis patient—parathyroidectomy improves cardiac fatty acid metabolism assesed by ^{123}I-BMIPP—. Circ J 73 : 1956-1960, 2009

100) Sato T, Fukagawa M, Uchida K, Katayama A, Nagasaka T, Matsuoka S, Goto N, Tominaga Y, Kobayashi T, Nakao A : 1,25-dihydroxyvitamin D synthesis after renal transplantation : the role of fibroblast growth factor 23 and cyclosporine. Clin Transplant 23 : 368-374, 2009

101) Tominaga Y, Matsuoka S, Uno N, Tsuzuki T, Hiramitsu T, Goto N, Nagasaka T, Watarai Y, Uchida K : Surgical and medical treatment of secondary hyperparathyroidism in patients on continuous dialysis. World J Surg 33 : 2335-2342, 2009

102) Tominaga Y, Matsuoka S, Uno N : Removal of autografted parathyroid tissue for recurrent renal hyperparathyroidism in hemodialysis patients. World J Surg 34 : 1312-1317, 2010

103) Tominaga Y : Cinacalcet HCL treatment in patients with chronic kidney disease stage 3-4. Clin Med Ther 1 : 1465-1466, 2009

104) Komaba H, Goto S, Fujii H, Hamada Y, Kobayashi A, Shibuya K, Tominaga Y, Otsuki N, Nibu K, Nakagawa K, Tsugawa N, Okano T, Kitazawa R, Fukagawa M : Depressed expression of Klotho and FGF receptor 1 in hyperplastic parathyroid glands from uremic patients. Kidney

Int 77 : 232-238, 2010

105) Tominaga Y : Surgical and medical management of tertiary hyperparathyroidism. World J Endocr Surg 2 : 105-109, 2010

106) Yajima A, Inaba M, Tominaga Y, Nishizawa Y, Ikeda K, Ito A : Increased osteocyte death and mineralization inside bone after parathyroidectomy in patients with secondary hyperparathyroidism. J Bone Miner Res 25 : 2374-2381, 2010

107) Sato T, Kikkawa Y, Hiramitsu T, Yamamoto T, Goto N, Matsuoka S, Nagasaka T, Watarai Y, Uchida K, Tominaga Y : Role of multifunctional cell cycle modulators in advanced secondary hyperparathyroidism. Ther Apher Dial 15 : 26-32, 2011

108) Okada M, Tominaga Y, Izumi K, Nobata H, Yamamoto T, Hiramitsu T, Tsujita M, Goto N, Nanmoku K, Watarai T, Uchida K : Tertiary hyperparathyroidism resistant to cinacalcet treatment. Ther Apher Dial 15 : 33-37, 2011

109) Tanaka M, Tokunaga K, Maruyama T, Otagiri M, Tominaga Y, Itoh K, Matsushita K, Komaba H, Fukagawa M : Parathyroidectomy markedly reduces oxidative stress in a patient with primary hyperparathyroidism. Ther Apher Dial 15 (Suppl 1) : 38-41, 2011

110) Hashimoto K, Morimoto A, Kato M, Tominaga Y, Maeda N, Tsuzuki T, Yokoi T, Nagasaka T : Immunocytochemical analysis for differential diagnosis of thyroid lesions using liquid-based cytology. Nagoya J Med Sci 73 : 15-24, 2011

111) Taniguchi M, Tanaka M, Hamano T, Nakanishi S, Fujii H, Kato H, Koiwa F, Ando R, Kimata N, Akiba T, Kono T, Yokoyama K, Shigemathu T, Kakuta T, Kazama JJ, Tominaga Y, Fukagawa M : Comparison between whole and intact parathyroid hormone assays. Ther Apher Dial 15 : 42-49, 2011

112) Yajima A, Tominaga Y, Satoh S, Otsubo S, Inaba M, Nitta K, Ito A : Morphological analysis of bone dynamics and metabolic bone disease. A case report of recurrent renal hyperparathyroidism. Clin Calcium 21 : 603-608, 2011

113) Tominaga Y : Surgical management of secondary and tertiary hyperparathyroidism. Gregory W Randolph, Surgery of the Thyroid and Parathyroid Glands, Second Edition, Elsevier, 639-647, 2012

114) Yamamoto T, Tominaga Y, Tsuzuki T, Hiramitsu T, Nanmoku K : Metastatic prostate carcinoma detected at lymph node dissection for thyroid papillary carcinoma : report of a case. Int Canc Conf J 1 : 24-26, 2012

115) Yajima A, Inaba M, Tominaga Y, Tanaka M, Otsubo S, Nitta K, Ito A, Satoh S : Impact of lanthanum carbonate on cortical bone in dialysis patients with adynamic bone disease. Ther Apher Dial 17 (Suppl 1) : 41-48, 2013

116) Nobata H, Tominaga Y, Imai H, Uchida K : Hypocalcemia immediately after renal transplantation. Clin Transplant 27 : E644-648, 2013

117) Akizawa T, Akiba T, Hirakata H, Kinugasa E, Tominaga Y, Fukagawa M, Yokoyama K, Zhang W, Linde PG, Suzuki M : Comparison of paricalcitol with maxacalcitol injection in Japanese hemodialysis patients with secondary hyperparathyroidism. Ther Apher Dial 19 : 225-234,

2015

118) Tsujita M, Inaguma D, Goto N, Yamamoto T, Hiramitsu T, Katayama A, Takeda A, Kobayashi T, Morozumi K, Uchida K, Narumi S, Watarai Y, Tominaga Y：Beneficial effects of preemptive kidney transplantation on calcium and phosphorus disorders in early post-transplant recipients. Clin Exp Nephrol 19：319-324, 2015

119) Hiramitsu T, Tominaga Y, Okada M, Yamamoto T, Kobayashi T：A retrospective study of the impact of intraoperative intact parathyroid hormone monitoring during total parathyroidectomy for secondary hyperparathyroidism：STARD Study. Medicine 94：e1213, 2015

120) Ito K, Goto N, Futamura K, Okada M, Yamamoto T, Tsujita M, Hiramitsu T, Narumi S, Tominaga Y, Watarai Y：Death and kidney allograft dysfunction after bacteremia. Clin Exp Nephrol 20：309-315, 2016

121) Tominaga Y, Kakuta T, Yasunaga C, Nakamura M, Kadokura Y, Tahara H：Evaluation of parathyroidectomy for secondary and tertiary hyperparathyroidism by the Parathyroid Surgeons' Society of Japan. Ther Apher Dial 20：6-11, 2016

122) Yamamoto T, Tominaga Y, Okada M, Hiramitsu T, Tsujita M, Goto N, Narumi S, Watarai Y：Characteristics of persistent hyperparathyroidism after renal transplantation. World J Surg 40：600-606, 2016

日本語論文 （主に副甲状腺に関する論文）

1) 高木　弘，冨永芳博，打田和治，山田宣夫，石井高博，森本剛史，安江満悟，加納忠行，渡辺有三：腎性上皮小体機能亢進症の診断と治療．腎と透析 11：295-302，1981
2) 高木　弘，安江満悟，森本剛史，石井高博，打田和治，山田宣夫，冨永芳博，浅井幹一，両角国男，山崎親雄，増子和郎，川原弘久，成田真康：腎性副甲状腺機能亢進症に対する外科的治療．日外会誌 81：791-801，1981
3) 高木　弘，森本剛史，安江満悟，冨永芳博，打田和治，山田宣夫，石井高博，吉田篤博，加納忠行，川原勝彦：腎性骨異栄養症に対する上皮小体摘出術とその適応．日本医事新報 3022：25-29，1982
4) 高木　弘，森本剛史，赤座達也，安江満悟，打田和治，山田宣夫，石井高博，冨永芳博，吉田篤博，加村ひろみ，小原節子：移植腎機能の特性．移植 17：25-30，1982
5) 高木　弘，打田和治，冨永芳博，山田宣夫，石井高博，河合真千夫，森本剛史，安江満悟，加納忠行，川原勝彦：腎移植患者と骨カルシウム．腎と透析 13：81-87，1982
6) 冨永芳博，高木　弘，打田和治，山田宣夫，河合真千夫，鈴木春見，森本剛史，安江満悟，吉田篤博，後藤　泉，加納忠行，川原勝彦，石井高博，両角國男：腎性上皮小体機能亢進症に対する上皮小体全摘出術と自家移植術．透析会誌 16：149-155，1983
7) 高木　弘，冨永芳博，石井高博，打田和治，山田宣夫，森本剛史，安江満悟，加納忠行，川原勝彦：腎性骨異栄養症における上皮小体画像診断の意義について．日外会誌 83：352-356，1983
8) 高木　弘，冨永芳博：続発性上皮小体機能亢進症．内分泌外科 1：189-197，1984
9) 冨永芳博，打田和治，山田宣夫，河合真千夫，加納忠行，川原勝彦，高木　弘，森本剛史，安江満悟：腎性上皮小体機能亢進症の診断と外科的治療．泌尿紀要 30：989-992，1984
10) 冨永芳博，高木　弘，鈴木春見，近藤達平：腎性上皮小体機能亢進症の病理組織学的特性と臨床像．日外会誌 86：630-639，1985
11) 高木　弘，冨永芳博：腎性上皮小体機能亢進症—外科治療．腎と骨代謝 19：1185-1187，1985
12) 高木　弘，打田和治，冨永芳博，山田宣夫，加納忠行，河合真千夫，森本剛史：腎性上皮小体機能亢進症の治療．臨牀透析 1：1721-1730，1985
13) 高木　弘，冨永芳博，打田和治，山田宣夫，加納忠行，折原　明，仲西直治，河合真千夫：上皮小体機能亢進症．腎と透析 21：23-28，1986
14) 冨永芳博，高木　弘，打田和治，山田宣夫，加納忠行，河合真千夫：二次性上皮小体機能亢進症の外科治療に関する問題点とその対策．透析会誌 19：437-445，1986
15) 冨永芳博，高木　弘：腎性上皮小体機能亢進症における上皮小体摘出術の適応．臨牀透析 2：1088-1089，1986
16) 冨永芳博，打田和治，山田宣夫，河合真千夫，仲西直治，加納忠行，高木　弘：上皮

小体の画像診断．画像情報 18：618-620，1986
17) 冨永芳博：腎性上皮小体機能亢進症をめぐって．内分泌外科 3：52-69，1986
18) 冨永芳博，打田和治，高木　弘：移植後合併症（1）骨合併症（二次性上皮小体機能亢進症）．臨牀透析 3：1935-1942，1987
19) 冨永芳博，高木　弘：続発性上皮小体機能亢進症．ホルモンと臨床 35：979-985，1987
20) 冨永芳博，田中勇治，高木　弘：続発性上皮小体機能亢進症．外科治療 29：178-186，1987
21) 冨永芳博，打田和治，山田宣夫，折原　明，河合真千夫，田中勇治，森本剛史，加納忠行，佐竹　満，平　昇，加藤　裕，幅　俊人，浅野浩史，林　衆治，高木　弘：腎移植後のホルモン調節—上皮小体機能．臨牀透析 3：527-534，1987
22) 田中勇治，冨永芳博，打田和治，山田宣夫，折原　明，幅　俊人，平　昇，加藤　裕，河合真千夫，林　衆治，蜂須賀丈博，加納忠行，高木　弘：二次性上皮小体機能亢進症に対する上皮小体摘出術後の管理．腎と骨代謝 1：287-294，1988
23) 冨永芳博，田中勇治，打田和治，山田宣夫，加納忠行，折原　明，河合真千夫，幅　俊人，浅野浩史，加藤　裕，林　衆治，高木　弘：腎性上皮小体機能亢進症の再発例の検討．腎と骨代謝 1：369-380，1988
24) 高木　弘，冨永芳博，田中勇治：上皮小体．外科 50：1117-1124，1988
25) 高木　弘，冨永芳博，田中勇治，打田和治：上皮小体の機構および機能異常—続発性上皮小体機能亢進症．新外科学大系第 15 巻．pp367-408，中山書店，1989
26) 田中勇治，冨永芳博，佐藤圭介，高木　弘：tertiary hyperparathyroidism．THE BONE 3：71-82，1989
27) 冨永芳博，田中勇治，打田和治，加納忠行，山田宣夫，河合真千夫，高木　弘：腎性上皮小体機能亢進症における過剰・異所性上皮小体に対する術前画像診断．日外会誌 90：1057-1064，1989
28) 冨永芳博，田中勇治，打田和治，加納忠行，山田宣夫，河合真千夫，高木　弘：腎性上皮小体機能亢進症の部位診断としての画像診断の意義．腎と骨代謝 2：315-323，1989
29) 冨永芳博，田中勇治，河合真千夫，打田和治，山田宣夫，森はつみ，後　峰代，安田直津子，伊藤はつ子，高木　弘：甲状腺，上皮小体．臨牀透析 5：1183-1204，1989
30) 冨永芳博：続発性上皮小体機能亢進症．術後再発と再手術．内分泌外科 6：131-165，1989
31) 冨永芳博，高木　弘：上皮小体の外科．外科治療 62：165-173，1990
32) 冨永芳博，田中勇治，打田和治，加納忠行，山田宣夫，折原　明，河合真千夫，平　昇，加藤　裕，幅　俊人，林　衆治，高木　弘：腎性上皮小体機能亢進症手術後の移植上皮小体機能について．腎と骨代謝 3：327-336，1990
33) 冨永芳博，高木　弘：二次性（腎性）上皮小体機能亢進症—外科から．臨床外科 45：1567-1571，1990
34) 冨永芳博，高木　弘：腎性上皮小体機能亢進症—外科治療．腎と透析 29（増）腎・

日本語論文

尿路疾患診療指針 '90：437-439, 1990

35) 田中勇治, 冨永芳博, 林　衆治, 佐藤圭介, 打田和治：腎性上皮小体機能亢進症に対する上皮小体全摘出後前腕筋肉内自家移植術後の上皮小体ホルモンの変化. 日本外科学会雑誌 92：57-63, 1991

36) 冨永芳博, 佐藤圭介, 沼野正浩, 打田和治, 田中勇治, 高木　弘：上皮小体摘出術—外科側からの評価と最近の適応. 腎と骨代謝 4：333-339, 1991

37) 佐藤圭介, 冨永芳博, 沼野正治, 浅野浩史, 小林孝彰, 児島泰樹, 打田和治, 河合真千夫, 田中勇治, 幅　俊人, 高木　弘：異所性石灰化からみた腎性上皮小体機能亢進症と手術適応. 腎と骨代謝 4：405-411, 1991

38) 冨永芳博, 河合真千夫, 高木　弘：腎性上皮小体機能亢進症の手術. 内分泌外科標準手術アトラス, pp143-152, インターメルク, 1992

39) 冨永芳博, 高木　弘：続発性上皮小体機能亢進症の病態と治療. THE BONE 6：93-101, 1992

40) 高木　弘, 冨永芳博（共著）：腎性上皮小体機能亢進症の外科, 医歯薬出版, 1993

41) 冨永芳博, 高木　弘：腎移植で透析患者の骨病変は改善できるか. 透析フロンティア 3：14-17, 1993

42) 冨永芳博：腎性上皮小体機能亢進症における上皮小体摘出術の適応. 臨牀透析 9：961-963, 1993

43) 冨永芳博：スウェーデンにおける原発性上皮小体機能亢進症. ホルモンと臨床 41：41-46, 1993

44) 冨永芳博：腎性上皮小体機能亢進症に対する手術適応. 医学のあゆみ 167：36-40, 1993

45) 冨永芳博：二次性副甲状腺機能亢進症に関する研究. 平成4年度厚生科学研究腎不全医療研究事業研究報告書, pp110-113, 1993

46) 両角國男, 打田和治, 冨永芳博, 横山逸男, 高木　弘：再透析症例はどのように管理すべきか（3）内科医の立場から. 臨牀透析 9：83-88, 1993

47) 水本大城, 湯沢由紀夫, 渡辺有三, 青井直樹, 冨永芳博：慢性腎不全に合併した原発性上皮小体機能亢進症2例の診断と治療. 腎と骨代謝 6：497-501, 1993

48) 田中勇治, 舟橋啓臣, 今井常夫, 冨永芳博, 高木　弘：画像診断. 内分泌外科 11：17-22, 1994

49) 冨永芳博：二次性副甲状腺機能亢進症に関する研究. 平成5年度厚生科学研究腎不全医療研究事業研究報告書, 71-73, 1994

50) 冨永芳博：上皮小体摘出術後の骨の変化. CLINCAL CALCIUM 4：54-56, 1994

51) 冨永芳博, 沼野正浩, 佐藤圭介, 田中勇治, 高木　弘：上皮小体摘出術（PTx）. 臨牀透析 10（増）：687-698, 1994

52) 冨永芳博, 打田和治, 高木　弘：腎性骨症　外科的治療. 越川昭三（編）：透析療法における合併症, pp379-384, 医療ジャーナル社, 1994

53) 冨永芳博：パルス療法の問題点—外科から. 腎と骨代謝 8：199-206, 1995

54) 冨永芳博：腎性上皮小体機能亢進症に対する上皮小体摘出術. 第17回名古屋腎カン

ファレンス講演集，pp27-36，1995

55) 冨永芳博：上皮小体（副甲状腺）の手術療法について．全腎協 149：22，1995
56) 冨永芳博，高木　弘：二次性上皮小体機能亢進症に対する上皮小体摘出術の適応と予後．阿岸鉄三（編）：血液浄化におけるコントラヴァシー（異論・争論），pp183-189，金原出版，1995
57) 冨永芳博，高木　弘：腎性骨異栄養症に対する外科手術．medicina 32：2076-2077，1995
58) 冨永芳博，打田和治，高木　弘：腎移植後の再透析例の骨変化について―成人例．腎と骨代謝 8：383-388，1995
59) 冨永芳博：副甲状腺摘除術の適応基準．第38回日本腎臓学会学術総会記念：腎臓病学の診断アプローチ，p170，1995
60) 田中勇治，舟橋啓臣，今井常夫，高木　弘，冨永芳博：上皮小体の手術．外科治療 72：624-627，1995
61) 高見　博，三村　孝，小原孝男，中澤英樹，小林信や，舟橋啓臣，冨永芳博：原発性上皮小体機能亢進症における尿中Ⅰ型コラーゲン架橋N-ペプチド（NTx）測定の臨床的意義．ホルモンと臨床 44：321-326，1995
62) 田中勇治，舟橋啓臣，今井常夫，冨永芳博，高木　弘：上皮小体機能亢進症手術．臨床外科 50：22-28，1995
63) 田中勇治，舟橋啓臣，今井常夫，冨永芳博，高木　弘：上皮小体腫瘍．外科治療 75：177-182，1996
64) 冨永芳博，打田和治，幅　俊人，高木　弘：長期透析患者における腎移植―第40回日本透析医学会ワークショップより―．透析会誌 29：351-358，1996
65) 冨永芳博：副甲状腺細胞の増殖調節と腫瘍化機構．腎と骨代謝 9：299-306，1996
66) 冨永芳博：上皮小体過形成の原因．CLINCAL CALCIUM 6：50-52，1996
67) 冨永芳博：二次性上皮小体（副甲状腺）機能亢進症．日本医師会雑誌 115：1868，1996
68) 冨永芳博，打田和治，高木　弘：腎性上皮小体機能亢進症の外科的治療．腎と透析 40 別冊腎不全外科 '96：92-96，1996
69) 冨永芳博：魅惑な，小さな臓器―上皮小体．臨牀透析 12：1241-1242，1996
70) 冨永芳博，田中勇治，高木　弘：慢性透析患者の副甲状腺機能低下症（6）PTx後の副甲状腺機能．臨牀透析 13：107-113，1997
71) 冨永芳博，長坂隆治，田中勇治，高木　弘：副甲状腺の画像診断．臨牀透析 13：39-45，1997
72) 冨永芳博：invited commentary．内分泌外科 14：56，1997
73) 冨永芳博：透析こぼれ話．透析ケア 3：108-109，1997
74) 冨永芳博，田中勇治，高木　弘：病理組織と病態生理．内分泌外科 14：87-95，1997
75) 冨永芳博：原発性上皮小体機能亢進症．日本臨牀別冊腎臓症候群：175-177，1997
76) 冨永芳博，打田和治，高木　弘：治療（4）腎移植の効果．臨牀透析 13：1269-1274，1997
77) 田中勇治，冨永芳博，舟橋啓臣，今井常夫，高木　弘：再発，持続性上皮小体機能亢

進症による再手術. 内分泌外科 14：109-112, 1997

78) 渡辺有三, 冨永芳博：腎性骨異栄養症　移植期腎不全. 黒川　清（監修）：腎と骨代謝ハンドブック, pp210-220, 日本メディカルセンター, 1997

79) 冨永芳博：二次性上皮小体機能亢進症の分子生物学. 医学のあゆみ 183：338-343, 1997

80) 冨永芳博：二次性上皮小体機能亢進症の上皮小体組織像と臨床像. CLINCAL CALCIUM 8：620-623, 1998

81) 冨永芳博, 打田和治：アミロイドーシス. 泌尿器外科 11：1137-1140, 1998

82) 冨永芳博, 打田和治, 高木　弘：腎性骨異栄養症と二次性上皮小体機能亢進症. 腎と透析 45：502-505, 1998

83) 冨永芳博, 打田和治, 高木　弘：上皮小体機能と腎性骨症. 髙橋公太（編）：腎移植後のフォローアップ, pp299-308, 日本医学館, 1998

84) 幅　俊人, 打田和治, 冨永芳博：消化器症状. 髙橋公太（編）：腎移植後のフォローアップ, pp208-214, 日本医学館, 1998

85) 一森敏弘, 冨永芳博, 日比八束, 山田和弘, 片山昭男, 幅　俊人, 打田和治, 吉田篤博, 高木　弘：硬化性被嚢性腹膜炎に対して外科的治療が有効であった1例. 腎と透析 44 別冊腎不全外科 '98：50-52, 1998

86) 一森敏弘, 冨永芳博, 日比八束, 山田和弘, 片山昭男, 幅　俊人, 打田和治, 高木　弘：上皮小体全摘出後前腕筋肉内自家移植術の移植腺再発診断における magnetic resonance（MR）の有用性. 腎と透析 44 別冊腎不全外科 '98：65-66, 1998

87) 冨永芳博：慢性腎不全患者の無形成骨　質疑応答. 日本医事新報 3905：103-105, 1999

88) 冨永芳博：副甲状腺過形成の分子生物学. 黒川　清（監修）：透析骨病変, pp53-65, 日本メディカルセンター, 1999

89) 冨永芳博：副甲状腺摘出術と術後管理. 黒川　清（監修）：透析骨病変, pp172-181, 日本メディカルセンター, 1999

90) 冨永芳博：透析患者における至適 PTH 濃度はいかにすべきか. 透析会誌 32：257-259, 1999

91) 冨永芳博：上皮小体（副甲状腺）細胞のモノクローナルな増殖機序. CLINCAL CALCIUM 9：71-74, 1999

92) 冨永芳博, 高木　弘：副甲状腺摘除術の Knack & Pitfalls 腎性副甲状腺機能亢進症の場合. 幕内雅敏（監修）：Knack & Pitfalls 内分泌外科の要点と盲点, pp140-143, 文光堂, 1999

93) 冨永芳博, 高木　弘：術後管理と経過観察の Knack & Pitfalls 腎性副甲状腺機能亢進症の場合. 幕内雅敏（監修）：Knack & Pitfalls 内分泌外科の要点と盲点, pp148-150, 文光堂, 1999

94) 冨永芳博：どうなったら手術するのか？　太田和夫（編）：透析療法 Q & A, pp69-71, 医薬ジャーナル社, 1999

95) 冨永芳博：透析患者の上皮小体（副甲状腺）機能亢進症の治療とその選択. 丸茂文

昭, 秋葉 隆 (編):透析療法 new wave, pp147-155, 中外医学社, 1999
96) 冨永芳博:副甲状腺(上皮小体)の経皮的エタノール注入法. 中本雅彦, 佐中 孜, 秋澤忠男 (編):透析療法辞典, pp293-294, 医学書院, 1999
97) 冨永芳博:副甲状腺(上皮小体)摘出術. 中本雅彦, 佐中 孜, 秋澤忠男 (編):透析療法辞典, pp294-295, 医学書院, 1999
98) 冨永芳博:上皮小体機能亢進症の治療. 外科治療 81:40-46, 1999
99) 冨永芳博, 貴田岡正史, 深川雅史, 秋澤忠男, 黒川 清:選択的副甲状腺 PEIT に関するガイドライン(暫定案). 透析会誌 32:1099-1103, 1999
100) 冨永芳博:腎性上皮小体機能亢進症の病態と治療. 大阪透析研究会会誌 17:115-122, 1999
101) 冨永芳博, 木全 司:上皮小体(副甲状腺)機能亢進症. 臨床外科 54 巻増刊号薬物療法マニュアル:201-204, 1999
102) 冨永芳博:超音波ガイド下の腎性上皮小体機能亢進症治療―質疑応答. 日本医事新報 3946:110-111, 1999
103) 田中勇治, 冨永芳博:副甲状腺機能亢進症の診断の Knack & Pitfalls. 腎性副甲状腺機能亢進症の場合. 幕内雅敏(監修):Knack & Pitfalls 内分泌外科の要点と盲点, pp132-133, 文光堂, 1999
104) 上村 博, 志水麻実子, 岩佐充二, 安藤恒三郎, 幅 俊人, 冨永芳博, 打田和治, 杉山成司:小児末期腎不全患者の血清カルニチン分画に与える生体腎移植の影響. 日本小児科学会雑誌 103:869-870, 1999
105) 田中勇治, 冨永芳博, 成瀬隆吉, 舟橋啓臣:上皮小体画像診断の進歩. 腎と骨代謝 13:311-316, 2000
106) 佐藤哲彦, 冨永芳博:腎性上皮小体機能亢進症手術適応の変遷. 腎と骨代謝 13:323-327, 2000
107) 日比八束, 冨永芳博:腎性上皮小体機能亢進症術式と問題点. 腎と骨代謝 13:329-335, 2000
108) 片山昭男, 稲垣浩子, 佐藤哲彦, 渡辺 出, 幅 俊人, 冨永芳博, 打田和治, 高木 弘:透析患者における後天性嚢胞化萎縮腎(ACDK)合併腎細胞癌の検討. 腎と透析 48 別冊腎不全外科 2000:91-93, 2000
109) 深川雅史, 冨永芳博, 貴田岡正史, 秋澤忠男, 黒川 清:選択的副甲状腺 PEIT に関するガイドライン 2000. 透析会誌 33:1343-1345, 2000
110) 冨永芳博:上皮小体(副甲状腺)のモノクローナルな増殖機序. 腎と透析 48:479-483, 2000
111) 冨永芳博:上皮小体過形成の進展機序とその管理. 透析会誌 33:327-328, 2000
112) 冨永芳博:二次性上皮小体機能亢進症の病態とその治療. 乳腺, 甲状腺外科 Practical Discussion 9 横浜カンファレンス 1999:75-85, 2000
113) 冨永芳博:腎移植と骨塩定量. 腎と骨代謝 13:233-239, 2000
114) 冨永芳博:甲状腺の腫瘍性疾患 多発性内分泌腫瘍症. 外科治療 82(2000 増刊)今日の腫瘍外科―最新の治療指針:1056-1061, 2000

115) 冨永芳博：二次性副甲状腺機能亢進症　外科的摘出術．透析フロンティア 10：10-13，2000
116) 冨永芳博：腎性上皮小体機能亢進症の病態と治療．日本透析医会雑誌 15：231-239，2000
117) 冨永芳博，打田和治，幅　俊人，片山昭男，山田和弘，日比八束，佐藤哲彦，高木弘：他施設で初回手術を受け，持続性上皮小体機能亢進症または再発のため当院で再手術を施行した腎性上皮小体機能亢進症の検討．腎と透析 48 別冊腎不全外科 2000：99-102，2000
118) 冨永芳博：多発性内分泌腫瘍症．外科治療 82：414-419，2000
119) 冨永芳博：外科的治療．medicina 別冊 21：2722-2726，2001
120) 冨永芳博：腎性上皮小体機能亢進症に対する上皮小体摘出術．腎と透析 50 別冊腎不全外科 2001：24-28，2001
121) 寺町真理，木全　司，荒川利治，冨永芳博，稲垣浩子，佐藤哲彦，渡辺　出，片山昭男，幅　俊人，打田和治：二次性上皮小体機能亢進症手術後の服薬管理．腎と透析 50 別冊腎不全外科 2001：119-121，2001
122) 渡辺　出，稲垣浩子，佐藤哲彦，片山昭男，幅　俊人，冨永芳博，打田和治：超高齢者腎性上皮小体機能亢進症に対する治療法の検討．腎と透析 50 別冊腎不全外科 2001：102-103，2001
123) 冨永芳博：内分泌疾患（甲状腺クリーゼなど）．臨牀透析 17：337-342，2001
124) 冨永芳博：慢性腎不全におけるビタミン D 療法の新しい展開（6）腎移植患者へのビタミン D 療法．臨牀透析 17：213-218，2001
125) 冨永芳博：二次性副甲状腺（上皮小体）機能亢進症の外科療法．医薬ジャーナル 37：182-185，2001
126) 冨永芳博：腎性上皮小体（副甲状腺）機能亢進症の治療．ホルモンと臨床 49：639-646，2001
127) 冨永芳博，松岡　慎，佐藤哲彦，後藤憲彦，片山昭男，幅　俊人，打田和治，岩瀬仁一，田嶋一喜：一期的に摘出し得た縦隔内上皮小体の存在した腎性上皮小体機能亢進症の 1 例．臨牀透析 18：243-248，2002
128) 冨永芳博：上皮小体（副甲状腺）とリン．腎と骨代謝 15：51-58，2002
129) 冨永芳博：上皮小体（副甲状腺）摘出術．THE BONE 16：57-61，2002
130) 冨永芳博：上皮小体摘出術の効果．CLINICAL CALCIUM 12：71-75，2002
131) 冨永芳博，打田和治：腎移植後および上皮小体（副甲状腺）摘除後再発．内分泌外科 19：251-256，2002
132) 冨永芳博：感性．腎と骨代謝 15：315-316，2002
133) 冨永芳博：透析骨症治療の新しい展開．Bioclinica 17：76-80，2002
134) 冨永芳博：上皮小体（副甲状腺）摘出術の適応と予後．腎と透析 52：457-463，2002
135) 冨永芳博：腎不全における上皮小体（副甲状腺）過形成の進展機構．腎と骨代謝 15：117-128，2002
136) 冨永芳博，都築豊徳，片山昭男，打田和治，幅　俊人，佐藤哲彦，松岡　慎，後藤憲

彦：肺に上皮小体転移巣を認めた腎性上皮小体機能亢進症の3例，果たして上皮小体癌か？ ホルモンと臨床50：144-145，2002

137) 冨永芳博：腎性上皮小体機能亢進症の手術適応．外科治療86：266-270，2002
138) 矢島愛治，木村太一，稲生綱政，大坪 修，八木 繁，大坪公子，小川由英，秦野 直，冨永芳博：PTXにより骨芽細胞面の増加が認められなかった1症例．腎と透析54別冊腎不全外科2003：91，2003
139) 片山昭男，冨永芳博，後藤憲彦，松岡 慎，佐藤哲彦，幅 俊人，打田和治：腎性上皮小体機能亢進症に合併した縦隔腫瘍の2例．腎と透析54別冊腎不全外科2003：97-100，2003
140) 冨永芳博：二次性上皮小体（副甲状腺）機能亢進症．内分泌外科20：55-58，2003
141) 冨永芳博，片山昭男，松岡 慎，植木常雄，後藤憲彦，幅 俊人，打田和治：二次性上皮小体（副甲状腺）機能亢進症の周術期管理．内分泌外科20：379-389，2003
142) 伊藤和子，田中元子，松下和孝，冨永芳博：原発性副甲状腺機能亢進症の術後27年目に二次性副甲状腺機能亢進症を発症した血液透析患者の1例．日本腎臓学会誌45：706-712，2003
143) 冨永芳博：移植した腎臓がだめになったらどうなるのですか．透析ケア2003年冬季増刊腎移植サポートブック，pp106-176，2003
144) 佐藤哲彦，冨永芳博：腎性上皮小体（副甲状腺）機能亢進症の手術適応．日本内分泌外科学会（編）：内分泌外科標準手術アトラス改訂版，pp181-184，インターメルク，2003
145) 冨永芳博：腎性上皮小体（副甲状腺）機能亢進症の手術．日本内分泌外科学会（編）：内分泌外科標準手術アトラス改訂版，pp185-194，2003
146) 冨永芳博：上皮小体（副甲状腺）機能亢進症がどこまで進行したら上皮小体摘出術が必要か？ 中山書店，2003
147) 冨永芳博：二次性上皮小体（副甲状腺）機能亢進症の外科療法と塩酸セベラマー．医薬ジャーナル39：147-149，2003
148) 冨永芳博：ROD患者のPTx治療．CLINICAL CALCIUM 13：100-103，2003
149) 冨永芳博：上皮小体（副甲状腺）全摘出後自家移植術後のフォローアップ─再発防止のために─．臨牀透析19：79-89，2003
150) 冨永芳博，貴田岡正史，秋澤忠男，深川雅史，弓田 滋，角田隆俊，小岩文彦，小野田教高，黒川 清：わが国の腎性上皮小体（副甲状腺）機能亢進症に対する上皮小体摘出術の現況．透析会誌36：1361-1369，2003
151) 冨永芳博：腎性副甲状腺機能亢進症．内分泌外科21：28-32，2004
152) 松岡 慎，冨永芳博，植木常雄，後藤憲彦，片山昭男，幅 俊人，打田和治：下降不全上皮小体の重要性．腎と透析57別冊腎不全外科2004：70-72，2004
153) 矢島愛治，嘉手川豪心，稲生綱政，大坪 修，小川由英，冨永芳博：PTX前後の骨吸収および1-84PTH/large C-PTHについて．腎と透析57別冊腎不全外科2004：69，2004
154) 矢島愛治，小川由英，稲生綱政，大坪 修，八木 繁，冨永芳博：腎性上皮小体機能

亢進症に対する上皮小体全摘除術の骨に対する治療効果とその限界．内分泌外科 21：182-185，2004

155）冨永芳博：PTH制御の新しいインターベンション．CLINICAL CALCIUM 14：51-55，2004

156）冨永芳博：腎不全患者に対する手術と輸血．治療学 38：83-85，2004

157）冨永芳博：上皮小体（副甲状腺）インターベンションと外科治療．日本臨牀 62：574-577，2004

158）冨永芳博，松岡　慎，後藤憲彦，片山昭男，佐藤哲彦，植木常雄，幅　俊人，打田和治：副甲状腺（上皮小体）摘出術のタイミング（2）外科医の立場から．腎と骨代謝 17：277-283，2004

159）冨永芳博：上皮小体摘出術は高度腎性上皮小体（副甲状腺）機能亢進症の1st choice. 透析会誌 37：27-29，2004

160）冨永芳博：長期成績から見た腎性上皮小体機能亢進症に対するGold Standard．内分泌外科 21：179-181，2004

161）冨永芳博：PEITとPTx―その選択となる根拠は何か．臨牀透析 20：952-960，2004

162）冨永芳博：重症二次性上皮小体（副甲状腺）機能亢進症．CLINICAL CALCIUM 14：106-111，2004

163）冨永芳博：K/DOQIの腎機能障害における骨代謝障害ガイドラインについて考える．臨牀透析 21：153-154，2005

164）冨永芳博：カルシウム，リン代謝障害．透析ケア 11：44-47，2005

165）冨永芳博：原発性上皮小体（副甲状腺）機能亢進症の手術適応．CLINICAL CALCIUM 15：79-84，2005

166）冨永芳博：副甲状腺をとってしまえば，二次性副甲状腺機能亢進症は治る？　透析ケア 11：52-53，2005

167）冨永芳博：副甲状腺（上皮小体）摘出術のコツと注意点．手術 60：1959-1964，2006

168）冨永芳博，松岡　慎：続発性副甲状腺（上皮小体）機能亢進症の治療成績．内分泌外科 23別冊：24-28，2006

169）冨永芳博：二次性（続発性，腎性）副甲状腺（上皮小体）機能亢進症．内分泌外科 23別冊：172-177，2006

170）冨永芳博：上皮小体（副甲状腺）摘出術の適応は？　秋澤忠男（編）：透析療法これは困ったぞ，どうしよう！，pp125-127，中外医学社，2006

171）冨永芳博：副甲状腺摘出手術（parathyroidectomy：PTx）に関するガイドライン．腎と骨代謝 20：129-134，2007

172）冨永芳博：外科的治療　透析患者の骨代謝・二次性副甲状腺機能亢進症．日本透析医会：透析患者の合併症と対策 16，pp83-89，2007

173）冨永芳博：副甲状腺機能亢進症ガイドライン―副甲状腺インターベーション．透析療法ネクストⅥ慢性透析療法とガイドライン，pp34-39，医学図書出版，2007

174）冨永芳博：副甲状腺（上皮小体）摘出術と術後．越川昭三（監）：症例に学ぶ透析療法，pp210-215，中外医学社，2007

175）冨永芳博：副甲状腺の画像診断（CT，MRI，シンチグラム）．透析患者の検査値の読み方改訂第2版．日本メディカルセンター，pp386-389，2007
176）冨永芳博：二次性副甲状腺（上皮小体）機能亢進症の外科的治療．慢性腎臓病に伴う骨ミネラル代謝異常（CKD-MBD）．医薬ジャーナル社，pp125-133，2007
177）冨永芳博：副甲状腺摘出術の適応と管理は？ EBM透析療法．中外医学社，pp350-353，2007
178）冨永芳博：一般手技による副甲状腺摘除手術のKnack & Pitfalls 腎性副甲状腺機能亢進症の手術 ①Wells法．小原孝男（編）：Knack & Pitfalls 内分泌外科の要点と盲点第2版．文光堂，pp240-243，2007
179）冨永芳博：副甲状腺機能亢進症診断のKnack & Pitfalls 腎性副甲状腺機能亢進症．小原孝男（編）：Knack & Pitfalls 内分泌外科の要点と盲点第2版．文光堂，pp210-212，2007
180）冨永芳博：術後管理と経過観察のKnack & Pitfalls 腎性副甲状腺機能亢進症．小原孝男（編）：Knack & Pitfalls 内分泌外科の要点と盲点第2版．文光堂，pp262-264，2007
181）冨永芳博：副甲状腺インターベンション．日本透析医会雑誌22：17-20，2007
182）冨永芳博：機能性副甲状腺（上皮小体）機能亢進症．外科69：1379-1385，2007
183）冨永芳博：副甲状腺摘出術の適応とその手技．日本透析医会雑誌22：433-434，2007
184）冨永芳博：周術期の観察点とサポート．臨牀透析23：1707-1712，2007
185）冨永芳博：機能性副甲状腺（上皮小体）機能亢進症．外科69（11月増刊）外科治療データブック：1379-1385，2007
186）冨永芳博：副甲状腺（上皮小体）外科の最近の話題．日本内分泌学会雑誌84(Suppl)：11-14，2008
187）冨永芳博：副甲状腺（上皮小体）摘出術．西沢良記（編）：最新透析医学．pp344-348，医薬ジャーナル社，2008
188）松岡 慎，冨永芳博，宇野暢晃，佐藤哲彦：腎性副甲状腺機能亢進症PTx症例における1-84PTH測定の意義．腎と骨代謝21：233-237，2008
189）冨永芳博：副甲状腺インターベンションとシナカルセト塩酸塩．腎と骨代謝21：153-158，2008
190）冨永芳博：副甲状腺摘出術の適応とその手技．日本透析医会雑誌22：433-434，2007
191）冨永芳博：手術困難な副甲状腺（上皮小体）機能亢進症治療におけるcalcimimetics．CLINICAL CALCIUM 18：67-71，2008
192）冨永芳博：副甲状腺摘出術(PTx)の実際．副甲状腺インターベンション研究会(編)：副甲状腺インターベンションガイド，pp49-56，文光堂，2008
193）冨永芳博：シナカルセト塩酸塩は副甲状腺インターベンションをどう変えたか．Nephrology Frontier 7：41-45，2008
194）稲熊大城，長屋 啓，原 和弘，立松美穂，鈴木祥代，倉田 圭，冨永芳博：PTxを施行した透析導入前慢性腎不全の一例．第19回日本腎性骨症研究会，メディカルレビュー社，pp57-59，2008

195）冨永芳博：二次性副甲状腺機能亢進症に対する副甲状腺摘出術の変遷―副甲状腺インターベンション研究会が果たしたこと．第13回副甲状腺インターベンション研究会．腎と骨代謝 22：89-90，2008
196）冨永芳博，松岡　慎：腎性副甲状腺機能亢進症に対する副甲状腺全摘・自家移植．日本外科学会雑誌 2：96-100，2009
197）冨永芳博：副甲状腺摘出術後の輸液．綜合臨牀 58（増）今すぐに役立つ輸液ガイドブック：194-196，2009
198）冨永芳博：副甲状腺インターベンションの適応と今後の展望　CKD（慢性腎臓病）と骨．CLINICAL CALCIUM 19：77-82，2009
199）冨永芳博：シナカルセト発売後の副甲状腺摘出術の適応について．日本透析医会雑誌 24：129-133，2009
200）冨永芳博：副甲状腺摘出術　副甲状腺インターベンション．深川雅史（編）：CKD-MBDハンドブック，日本メディカルセンター，pp147-153，2009
201）冨永芳博：国際内分泌外科学会に参加～オーストラリア，アデレード～．International Association of Endocrine Surgeons：IAES 医療の広場 12：22-23，2009
202）冨永芳博，松岡　慎，宇野暢晃，橋本光弘，阿知波雅人：血中インタクトPTH測定試薬　アーキテクト・PTHの評価．医学と薬学 61：921-925，2009
203）中山ゆみ，奥村百合子，佐藤哲彦，冨永芳博：シャントの管理．三木隆己，白田久美子（編）：ナースのための透析看護ハンドブック改訂3版，医薬ジャーナル社，pp52-56，2009
204）矢島愛治，稲葉雅章，冨永芳博，伊藤明美：PTX後骨細胞性骨代謝回転と術後低骨折率の関連性について．腎と透析 66別冊腎不全外科2009：62-63，2009
205）冨永芳博：原発性副甲状腺機能亢進症．CLINICAL CALCIUM 20：100-106，2010
206）冨永芳博：副甲状腺インターベンションの実際とその予後は？　深川雅史（編）：EBM透析療法2010-2011，中外医学社，pp152-154，2010
207）冨永芳博：副甲状腺機能亢進症．外科 72（増）必読セカンドオピニオン：1452-1457，2010
208）冨永芳博：高カルシウム血症に対する薬物療法のトピックス．内分泌外科 27：99-102，2010
209）冨永芳博：副甲状腺腫瘍の治療戦略；概論．日本臨牀 69（増）内分泌腺腫瘍：440-444，2011
210）冨永芳博：シナカルセト時代のPTx．日本透析医会雑誌 26：203-208，2011
211）冨永芳博：副甲状腺機能亢進症．medicina 48 増刊号：482-484，2011
212）矢島愛治，冨永芳博，佐藤　滋，大坪　茂，稲葉雅章，新田孝作，伊藤明美：再発性腎性副甲状腺機能亢進症の1例．CLINICAL CALCIUM 21：95-100，2011
213）冨永芳博：原発性副甲状腺機能亢進症．別冊日本臨牀 18 腎臓症候群（第2版）下：308-312，2012
214）冨永芳博：副甲状腺腫大の治療法をどう選択するか？―手術と内科的治療法および限界．臨牀透析 28（増）：954-960，2012

215）冨永芳博：腎性副甲状腺機能亢進症に対する外科治療．日本内分泌・甲状腺外科学会雑誌 29：21-25，2012
216）冨永芳博：CKD-MBD 新ガイドラインの見極め　内科的治療の見極めと副甲状腺インターベンションの適応．腎と骨代謝 4：351，2012
217）冨永芳博：腎と骨 UPDATE〜CKD-MBD 概念の登場から 5 年を経て〜二次性副甲状腺機能亢進症の外科治療．CLINICAL CALCIUM 22：1083-1088，2012
218）冨永芳博：CKD・透析関連領域におけるガイドラインを日常診療にどう生かすか．CKD-MBD ガイドライン　副甲状腺腫大の治療法をどう選択するか？　手術と内科的治療法および限界．臨牀透析 28（増）：954-960，2012
219）松浦有希子，稲熊大城，板脇大輔，隅　智子，中川星明，岡田昭次，高木茂樹，新城　響，冨永芳博，両角國男：透析液カルシウム濃度 3.0 mEq/L から 2.75 mEq/L への変更は血清 PTH 濃度に影響しない．透析会誌 45：873-880，2012
220）冨永芳博：二次性副甲状腺機能亢進症に対する PTx—わが国の現況と未来—．日本透析医会雑誌 29：476-477，2014
221）山本貴之，冨永芳博：シナカルセトの適応拡大後の原発性副甲状腺機能亢進症，副甲状腺癌に対する治療戦略．日本内分泌・甲状腺外科学会雑誌 31：205-209，2014
222）山本貴之，冨永芳博，岡田　学，辻田　誠，平光高久，後藤憲彦，鳴海俊治，渡井至彦：腎移植後遷延性副甲状腺機能亢進症に対する副甲状腺全摘前腕筋肉内自家移植術の意義．日本臨床腎移植学会雑誌 2：180-183，2014
223）成山真一，冨永芳博，澁谷浩二，杉木雅彦，野口哲也，澁谷浩司，西岡正登，藤田嘉一，依藤良一，粕本博臣，櫨木　聡，中西　健：二次性副甲状腺機能亢進症を合併した透析患者の副甲状腺摘出術において術中 intact PTH モニタリングを行った 1 例．透析会誌 47：493-499，2014
224）山本貴之，冨永芳博：透析患者の悪性腫瘍の危険因子と予防対策（5）甲状腺がんの早期発見．臨牀透析 31：53-57，2015
225）冨永芳博：骨関節障害・CKD-MBD の概念を再考する IV 副甲状腺（2）PTx の適応例—どんな症例で PTx が必要なのか．臨牀透析 31：689-696，2015
226）冨永芳博：Cinacalcet HCl 導入前後の SHPT に対する PTx の変遷．腎と透析 78 別冊腎不全外科 2015：6-12，2015
227）冨永芳博：二次性副甲状腺機能亢進症に対する外科的治療．医薬ジャーナル　177-186，2016
228）冨永芳博：二次性副甲状腺機能亢進症の外科的治療．腎臓内科・泌尿器科 3：482-487，2016

編集後記

冨永芳博

　PHPT はありふれた内分泌疾患ではあるが，一生経験したことのない医師も少なからず存在すると推察する．臨床症状が多岐にわたり，日頃，血清 Ca 値，リン値に関心が乏しいことも一因と考える．人体で最も小さく，そして最後に発見された魅力ある臓器がもたらす臨床所見，病理所見，腫瘍化の機序，病態生理などなど，解明されていないことが多々存在する．あの小さな臓器を切除しただけで，全身の症状が著しく改善することを経験すると副甲状腺のすごい力に感動する．

　留学先の Sweden の Uppsala 大学から帰国する少し前に，non-familial parathyroid hyperplasia について研究した際，ご指導いただいた Clas Rudberg が，彼の勤務する Vasterosa という町の病院で SHPT に対する PTx をするからと招待してくださった．その病院の駐車場で，「日本へ帰ったら毎日 PTx をしたいな」と話したことがある．私は，これを Vasterosa の夢と呼んでいる．彼は婦人科の医者と仲よくしなさいとアドバイスしてくださった．当時 Sweden の 60 歳以上の女性の 3% が PHPT であった．

　帰国して，Vasterosa の夢は現実のものとなった．PHPT で紹介いただく科は内分泌内科，腎臓内科，総合内科，泌尿器科，整形外科と多岐にわたる．しかしながら，娘は産婦人科へ進んだけれど，PHPT 症例の紹介はいまだない．

　広くこの疾患を知っていただき，われわれに紹介いただくのが次の大きな step であろう．

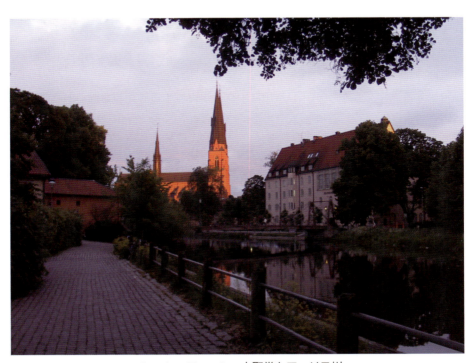

Sweden, Uppsala　大聖堂とフェリス川

索 引

欧文

adynamic bone disease 37
β遮断薬 80, 102
Berry 靱帯 94, 113
bilateral neck exploration 164, 167
bone mineral density 38
calcimimetics 144
calciphylaxis 33, 153
calcium-sensing receptor (CaSR) 23
Ca非含有リン吸着薬 55
chief cell 15
CKD 22, 37, 54, 83, 87, 126
CKD-MBD 25, 55, 59, 71, 140, 144, 157
cost effectiveness 77, 99, 136, 157
CT 41, 43, 110, 164
cyclin D1 12, 17
DCM like heart 31, 80, 98, 110
disconcordant 165
double adenoma 17, 160, 167
epidermal growth factor receptor (EGFR) 13, 29
erythropoietin stimulating agent (ESA) 31
extra capsular parathyroid hemorrhage 127
Felix Mandl 6
FGF23 13, 23, 29, 37, 54, 63, 140, 144
FIHPT 168
FNAB（穿刺吸引細胞診） 117
Focused exploration 164
Focused parathyroidectomy 164
Focused PTx 167
GATA3 16
Gcm2 遺伝子 10
HE 染色 17
HPT-JT 168
HRPT2 122, 167
hungry bone 32, 34, 38, 95, 152, 168
hypoparathyroidism 22, 157
intact PTH 104, 109, 110, 128, 149
intact PTH assay 25, 35
intrathyroidal parathyroid gland 116
IOPTH 89, 113
Ivar Sandström 8

Klotho 23, 37
lamellar bone 37
LigaSure Small Jaw® 135
McGRATH® 喉頭鏡 84
MEN type 1 161, 168
MEN type 2 168
Miami criterion 128
MIBI 110
MIBI scintigraphy 49
MIBI-SPECT/MDCT 融合画像 51
migration 93
min PTH 106, 109
minimally invasive parathyroidectomy 65, 164
mixed osteodystrophy 37
MRI 41, 46
multi gland disease 87, 167
multiple adenoma 17
nephrocalcinosis 147
neuro-muscular-psychiatric symptoms 31
NIM 84, 89, 95, 111, 167
NIM TriVantage® EMG tube 84, 130
non-familial primary hyperplasia 168
normal rim 17
normocalcemic primary hyperparathyroidism 162
NSHPT 168
Nurr1 (nuclear receptor associated protein-1) 24
osteitis fibrosa 37
osteomalacia 37
osteoprotegerin 23
oxyphil cell 15
parafibromin 122
parathyromatosis 87, 119, 122
percutaneous calcitriol injection therapy 66
percutaneous ethanol injection therapy 65
percutaneous maxacalcitol injection therapy 66
PHPT 42, 160
PHPT の内科的治療 170

PMCA (plasma membrane calcium ATPase) 23
proper type 113
PTH 22, 23, 37, 54, 65, 104
PTH gradient 104, 106
PTHrP 産生腫瘍 162
PTH 測定法 35
PTx 152, 154, 157, 164
PTx の欠点 100
PTx の実際 89
PTx の周術期管理 95
PTx の術式 87
PTx の利点 97
RANKL 39, 170
receptor activator of NF-κB ligand (RANKL) 23, 145
renal osteodystrophy 31
Richard Owen 7
RLN 117
rudimentary type 113
rugger jersey spine 32
salt and pepper appearance 32
sclerostin 37
secondary hyperparathyroidism (SHPT) 42
Sherrard 分類 39
SHPT に合併する甲状腺癌 101
single adenoma 160
single gland disease 164, 167
spontaneous remission 126
subtotal PTx 168
supernumerary gland 11, 87
surgical device 133
^{99m}Tc-methoxy isobutyl isonitrile scintigraphy (MIBI) 41
tertiary hyperparathyroidism (THPT) 140
tetany 38
THPT に対する PTx の周術期管理のコツと合併症 154
THPT に対する術式 149
TIVA（経静脈麻酔） 83
total PTx with forearm autograft 168
trade-off 仮説 28
transforming growth factor-α（TGF-

索引

a) 29
TRPV5（transient receptor potential vanilloid 5） 23
tumoral calcinosis 33, 153
ultrasonography（US） 41
undescended parathyroid gland 114
unilateral neck exploration 164
US 42, 106, 126, 164
VDRA 61, 136
vitamin D receptor（VDR） 23, 25
water clear cell 15
whole PTH 35
wound retractor 89, 167
woven bone 37

あ行

アセトアミノフェン 85
亜全摘出術 87, 96
アミロイド関節症 31, 97
アルガトロバン 81
アルファカルシドール 55, 61, 145
アルミニウム時代 54
移植腎機能障害 155
移植腎石灰化 147
移植腺 19
移植副甲状腺切除術 108
移植副甲状腺の機能検査 104
異所性石灰化 33, 87, 98
異所性腺 112
異所性副甲状腺 19
咽頭嚢 10
インドサイ 7
エベロリムス 154
エルデカルシトール 145
遠隔転移 19
塩酸セベラマー 55

か行

化学発光免疫測定法 35
拡張型心筋症様心 31
下降不全の副甲状腺 114
カサノバテスト 106
過剰副甲状腺 11, 113
家族性高 Ca 血症 161
家族性低 Ca 尿性高 Ca 血症 162
活性型ビタミン D 12, 23, 25, 28, 37
活性型ビタミン D 製剤 155
カルシウム 23
カルシウム感知受容体 13, 23
カルシトニン 23, 25
カルシトニン製剤 144
カルシトリオール 55, 61, 145
カルチコール 96
冠動脈の石灰化 34
胸腺舌部の切除 90, 112
虚血性心疾患 34, 80, 83
虚血性脳血管障害 80
筋電図波形 131
区域麻酔 86
クエン酸第二鉄 55, 57, 60
グリメリウス染色 15
クロモグラニン A 15
経胸壁心エコー検査 83
経口 VDRA 時代 55
経口パルス療法時代 55
頸椎症 31
血液透析 80
血管シーリングシステム 134
結節性過形成 13, 16, 65, 69, 87, 106, 140, 147
原発性副甲状腺機能亢進症 16, 42
原発性副甲状腺機能亢進症患者の麻酔 86
原発性副甲状腺機能亢進症の治療 160
高 ALP 血症 142, 148
高 Ca 血症 12, 17, 55, 65, 86, 110, 122, 140, 144, 147, 161, 170
高 PTH 血症 140
抗 RANKL 抗体製剤 145
高カリウム血症 80, 82
抗血小板薬 81
好酸性細胞 15
甲状腺機能亢進症 102, 162
甲状腺腫瘍 66, 101
甲状腺内完全埋没副甲状腺 113, 116
甲状腺内副甲状腺 45
酵素免疫測定法 35
高リン血症 28, 34, 65, 110
骨・関節痛 31, 97
骨塩量 38, 144

さ行

鰓嚢 10
サルコイドーシス慢性肉芽腫 162
三次性副甲状腺機能亢進症 17, 30, 140
三次性副甲状腺機能亢進症（THPT）の治療効果（内科的治療 vs 外科的治療も含む） 152
三次性副甲状腺機能亢進症（THPT）の内科的治療 144
三次性副甲状腺機能亢進症患者の麻酔 86
三次性副甲状腺機能亢進症の治療 140
残存副甲状腺の診断 109
持続性再発性副甲状腺機能亢進症に対する再手術 110
シナカルセト 17, 56, 61, 65, 72, 99, 119, 126, 136, 142, 145, 152, 170
シナプトフィジン 15
縦隔内副甲状腺 117
周術期の血液透析の方法 81
主細胞 15
手術後再発 106
手術後のさまざまな二次性副甲状腺機能亢進症 104
腫大副甲状腺 66, 110
出血性梗塞 126, 137
術後補液 154
術中 intact PTH モニタリング 128
術中神経モニタリング 130
術中迅速診断 19
術中病理検査 91
術中病理診断 113
腫瘤状石灰化 33
上喉頭神経外枝 130
食事療法 60
食事療法によるリン制限 54
腎移植 140, 154, 157
心胸比 82
神経・筋・精神症状 31, 97, 161, 168
神経周囲侵襲 19
腎硬化症 136
腎性骨異栄養症 31
心臓弁の石灰化 34
スガマデクス 84
スクロオキシ水酸化鉄 55, 60
ステロイド 86, 140, 144, 154
声帯麻痺 130, 132
脊柱管狭窄症 31
セベラマー 60
線維性骨炎 32, 69, 96
腺腫 160
選択的副甲状腺 PEIT 66, 67
全摘出後自家移植術 87
創部後出血 95
続発性骨粗鬆症 140

た行

第 1 期炭酸 Ca 時代 54
第 2 期炭酸 Ca 時代 54

索引

大動脈弁狭窄症　34, 80, 83, 98
大動脈弁石灰化　98
多発甲状腺囊胞　43
多発性内分泌腫瘍症　12, 161
ダブルマスター心電図　80
炭酸 Ca　60
炭酸ランタン　55, 57, 60
中心静脈カテーテル　84, 89, 168
超音波凝固切開装置　133
チロシンキナーゼ　13
低 Ca 血症　28, 87, 96, 126, 155
低侵襲内甲状腺摘出術　65
低リン血症　86, 96, 140
低リン血症性骨軟化症　38
摘出腺数と摘出重量　100
デノスマブ　145, 170
テリパラチド　145
電解質コントロール　85
電気化学発光免疫測定法　35
透析液　56, 61
透析患者　102
糖尿病性腎症　136, 157
動脈石灰化　147

な行

内視鏡下手術　65
内胚葉細胞　10
二次性副甲状腺機能亢進症　16, 42
二次性副甲状腺機能亢進症患者の麻酔　83
二次性副甲状腺機能亢進症の手術適応　69
二次性副甲状腺機能亢進症の治療　54
尿路結石　147

は行

ハーモニックフォーカス®　134
破骨細胞分化抑制因子　23
バスキュラーアクセス　92, 104, 149
パルナパリンナトリウム　81

反回神経　10, 89, 111, 167
反回神経損傷のリスク　87
反回神経麻痺　95, 126, 130
ビキサロマー　55, 60
ビスホスホネート　144
ビタミン D　25
ビタミン D 受容体　13, 23, 25, 65
ビタミン D 受容体作動薬（VDRA）　55
ビタミン D 製剤　145
ビタミン D の多面的作用　63
びまん性過形成　17, 69, 87, 106, 140
病的副甲状腺摘出　128
ファレカルシトリオール　61
負荷心電図　83
副甲状腺亜全摘術　65, 149
副甲状腺インターベンション　65, 71
副甲状腺エタノール注入療法　65
副甲状腺過形成　29
副甲状腺癌　13, 19, 122, 167
副甲状腺機能亢進症　16, 22
副甲状腺機能亢進症-顎腫瘍（HPT-JT）症候群　13
副甲状腺腫　17
副甲状腺出血　127
副甲状腺腺腫　167
副甲状腺全摘術　65
副甲状腺全摘術＋自家移植術　149
副甲状腺全摘後前腕筋肉内自家移植術　104
副甲状腺探索のアルゴリズム　92
副甲状腺摘出術における麻酔　83
副甲状腺内カルシトリオール局所注入療法　66
副甲状腺内マキサカルシトール局所注入療法　66
副甲状腺の位置異常　113
副甲状腺の数の異常　113
副甲状腺の画像診断　41
副甲状腺の線維化　137

副甲状腺ホルモン　15, 22, 23, 37, 54
腹膜透析症例における周術期管理　81
腹膜透析の MBD に対する治療　62
不整脈　81
フルルビプロフェンアキセチル　85
プロトンポンプ阻害薬（PPI）　155
プロポフォール　83
分葉状構造　15
閉塞性動脈硬化症　98
ヘンレの上行脚　25
保存期 SHPT　57
保存期の MBD に対する治療　62
ホメオスターシス　23

ま行

マキサカルシトール　39, 61, 70
末梢血管閉塞症　80
末梢静脈路確保　84
慢性腎臓病　22, 28, 54, 83
慢性腎臓病に伴う骨・ミネラル代謝異常の診療ガイドライン　59
ミダゾラム　84
脈管侵襲　19
無症候性 PHPT　165, 170
メシル酸ナファモスタット　81
免疫抑制薬　86, 144, 154

ら行

リガシュアハンドピース®　135
立体画像 CT　51
菱脳節　10
リン　23
リン／たんぱく質比　60
リン吸着薬　54, 60
リン補充療法　144
レミフェンタニル　83, 84
ロクロニウム　83, 84

わ行

ワルファリン　81

副甲状腺機能亢進症の外科

定価（本体 5,400 円＋税）
消費税変更の場合，上記定価は税率の差額分変更になります．

2016 年 10 月 20 日　発行

編集 ……………………………………………………………………………… 冨永芳博
発行者 …………………………………………………………………………… 蒲原一夫
発行所 …………………………………………………………………… 株式会社 東京医学社
〒113-0033 東京都文京区本郷 3-35-4
編集部 ………………………………………… TEL. 03-3811-4119　FAX. 03-3811-6135
販売部 ………………………………………… TEL. 03-3265-3551　FAX. 03-3265-2750
URL: http://www.tokyo-igakusha.co.jp　E-mail: hanbai@tokyo-igakusha.co.jp　振替口座00150-7-105704
ⓒYoshihiro Tominaga, Printed in Japan 2016

印刷・製本／三報社印刷
乱丁，落丁などがございましたら，お取り替えいたします．
・本書の複製権・翻訳権・上映権・譲渡権・公衆送信権（送信可能化権を含む）は株式会社東京医学社が保有します．
・ JCOPY〈（社）出版者著作権管理機構委託出版物〉
本書の無断複製は著作権法上での例外を除き禁じられています．複製される場合は，そのつど事前に，一般社団法人出版者著作権管理機構（電話 03-3513-6969，FAX 03-3513-6979，e-mail: info@jcopy.or.jp）の許諾を得てください．

ISBN978-4-88563-269-3 C3047 ¥5400E